农业工程开拓者　教育园地耕耘人

——崔引安教授诞辰100周年纪念

主　编：马承伟　李保明
副主编：韩鲁佳　滕光辉
龙吉生　张天柱

中国农业大学出版社
·北京·

图书在版编目（CIP）数据

农业工程开拓者　教育园地耕耘人：崔引安教授诞辰100周年纪念/马承伟，李保明主编．—北京：中国农业大学出版社，2017.12

ISBN 978-7-5655-1935-2

Ⅰ．①农…　Ⅱ．①马…　②李…　Ⅲ．①崔引安（1917—2007）—纪念文集　Ⅳ．①K826.3-53

中国版本图书馆CIP数据核字（2017）第260559号

书　名　农业工程开拓者　教育园地耕耘人——崔引安教授诞辰100周年纪念
作　者　马承伟　李保明　主编
　　　　韩鲁佳　滕光辉　龙吉生　张天柱　副主编

策划编辑　郑万萍　　责任编辑　洪重光　郑万萍
封面设计　郑　川
出版发行　中国农业大学出版社
社　址　北京市海淀区圆明园西路2号　　邮政编码　100193
电　话　发行部010-62818525，8625　　读者服务部010-62732336
　　　　编辑部010-62732617，2618　　出版部010-62733440
网　址　http://www.cau.edu.cn/caup　　E-mail　cbsszs@cau.edu.cn
经　销　新华书店
印　刷　涿州市星河印刷有限公司
版　次　2017年12月第1版　　2017年12月第1次印刷
规　格　787×1 092　16开本　21.5印张　270千字
定　价　138.00元

前　言

2017年是我们敬爱的崔引安教授诞辰100周年，也是他逝世10周年的纪念年。

崔先生是创建我国现代农业工程事业的老前辈之一。他1948年留美回国，在国家战乱将近结束，百废待兴、百业待举的年代，全身心地投入我国农业工程事业初创的工作中，做出了突出的贡献。

1981年，在“文革”结束之后，农业工程科研、教育与国家其他各项事业一样，正处于全面恢复和新发展的关键时期，崔先生在他已64岁的年迈之际，受命来到北京农业机械化学院，倾心投入到我国农业生物环境工程学科的创立和高级人才培养事业中。从此，从年过花甲到耄耋之年，历经20余载，创造了他一生最为辉煌的业绩。

他与北京农业机械化学院农田水利系（现中国农业大学水利与土木工程学院）的老师们一道，创办了我国最早的农业生物环境工程学科，培养了该学科的一大批高级专业技术人才，其中的不少人，成为我国农业建筑与生物环境工程等专业领域的领军人物，现正活跃在农业工程的多个专业领域。

崔先生以及其他农业工程界老前辈开创的我国农业工程事业，现正日益兴旺，今天我们不应忘记他们的功绩。他们的爱国、爱事业的热情与艰苦奋斗的精神，值得我们永远学习。他们的奋斗之路，是我国农业工程事业发展历程的一个部分。因此，纪念他们，不仅是我们不忘师恩的个人之朴素情怀，而且对于我们回顾中国农业大学水利与土木工程学院、农业生物环境工程学科，以至我国农业工程事业发展的道路，以为未来之借鉴，都是一件非常有意义的事情。

因此，我们联络了崔老师在改革开放以后培养的已毕业的硕士、博士研究生，以及部分崔老师生前的同事，汇集各自的回忆文字等资料，编辑出版了这本纪念文集。

纪念文集包括20余篇回忆短文、30余位弟子毕业以后工作发展的简况，以及近140幅崔老师在各时期的照片。

在回忆短文中，崔老师的弟子们回顾了在崔老师指导下的研究生生活，反映了崔老师的学术造诣和业绩、工作精神、生活态度和工作作风，以及教书育人，对弟子从学习到生活以及个人成长的关怀。这些弟子们的亲身经历，具体、生动，不仅反映了弟子们对崔老师教育之恩的感恩之意，对自己研究生学习生活的怀念之情，也是我国在改革开放初期，国家教育和科技事业发展，科技人员培养、成长情况的一个缩影。部分崔老师生前的同事回忆了崔老师的工作精神，对于农业生物环境工程学科发展的突出贡献，以及艰苦朴素的生活等。这些对于我们今天的学校，教师和同学的学习、工作和生活，对于当今的科技和教育工作，都具有教育、启示与借鉴意义。

文中收集了30余位崔老师培养的硕士、博士研究生的个人简历。这些人的业绩，正是崔老师一生对农业工程事业贡献的突出体现。崔老师一生从事农业工程教育事业，桃李满天下，这些硕士、博士研究生是部分突出的代表。其中很多人现已成为国内多所院校或研究单位、企事业单位的负责人，农业工程多个专业领域的学术带头人、领军人物，多人在各种专业领域担任全国性以及国际性学术组织或专业机构的负责人。他们中间的一些人，进入了全国或地方的人大、政协或政府机构，参政议政。在美国、加拿大等国外大学与研究机构、企业中，也有不少崔老师的弟子活跃在那里。弟子们在各专业领域的科研、技术开发、科技推广以及发展实业的成就，硕果累累；在教育、人才培养方面，也已桃李满天下，他们所培养的我国农业工程第三代高级专业人才，也开始活跃在各专业领域的舞台。

本书的资料收集与编辑、出版的工作，得到崔老师各位弟子的大力支持，部分崔老师生前的同事以及崔老师的家人，也提供了有力的协助。但由于种种原因，崔老师工作后期培养毕业的50位研究生中，目前尚有十余位未能联系上。回忆短文、个人简介等材料，由于多数弟子目前正处于事业发展的高峰时期，工作异常繁忙，所以不能有充分的时间回忆、整理和撰写，收集到的回忆短文仅有 20 余篇，简历仅收到 30 余篇，留下一些遗憾。

但总而言之，文集的出版，实现了我们这些崔老师弟子的一桩心愿，是献给崔引安教授诞辰 100 周年的最好纪念物。

这些回忆文字，寄托了我们对老师的感恩、思念之情；珍贵的照片，可以让我们回忆起与老师相处的岁月。同时，这些文字与照片，也是我们这些崔老师的弟子对自己人生道路的回顾和纪念，值得我们永久地珍藏。

本书的出版，由崔先生的两位从事实业的弟子——张天柱和龙吉生先生资助，在此对他们表示感谢。

编　者

2017 年 9 月

目 录

爱荷华州立大学校长就崔先生百年诞辰致中国农业大学信函

IOWA STATE UNIVERSITY
OF SCIENCE AND TECHNOLOGY

Office of the Senior Vice President
and Provost
1550 Beardshear Hall
515 Morrill Road
Ames, Iowa 50011-2103
515 294-0070
FAX 515 294-8844
http://www.provost.iastate.edu

September 21, 2017

Dr. Qixin SUN, President
China Agricultural University
17 Qinghua East Road, Haidian District
Beijing 100083, CHINA

Subject: *Celebrating the legacy of Professor Emerson Ying-an Tsui on the centennial of his birth*

Dear President Sun,

We wish to express our most heartfelt congratulations on this special occasion of celebrating the centennial anniversary of Professor Emerson Ying-an Tsui's birth, as well as his extraordinary academic legacy at China Agricultural University! Professor Tsui began his M.S. graduate studies in the Department of Agricultural Engineering at Iowa State University in fall 1945 and successfully completed his degree program in December 1947. He then embarked on an incredible academic journey in China.

We take immense pride in Professor Tsui's pioneering leadership and exemplary contributions to establishing and developing the agricultural engineering field China, especially in the areas of animal and plant bioenvironmental engineering. Throughout his academic career, Professor Tsui trained untold numbers of graduate and undergraduate agricultural engineering students, who then became academic, industry, and government agency leaders in China. These former advisees have carried his legacy, cultivating the next generation of professionals, and advancing mission-oriented research, which has profoundly impacted China's advancement in modern agriculture.

Alumni like Professor Tsui are true testimonials to Iowa State University's unwavering commitment to academic excellence and diversity, life-long learning, scholarly discovery, and the constant pursuit of improving our global quality of life. It is also because of the outstanding graduates like Emerson that ISU has enjoyed sustained academic prominence both in the United States and abroad. Incidentally, the Department of Agricultural and Biosystems Engineering at ISU now ranks the first in the United States in both undergraduate and graduate education programs (http://www.abe.iastate.edu/).

China Agricultural University and Iowa State enjoy a fruitful, rewarding, and strategic partnership that continues to expand with time. We look forward to celebrating more legacies resulting from our collaborations in the years to come.

Sincerely,

Jonathan Wickert, PhD
Senior Vice President and
Provost

Wendy Wintersteen, PhD
Endowed Dean, College of
Agriculture and Life Sciences

Steve Mickelson, PhD
Endowed Professor and Chair
Agricultural & Biosystems
Engineering

C: Hongwei Xin, Distinguished Professor and Assistant Dean for Research

---

注：崔先生 1945—1948 年在爱荷华州立大学留学，获得农业工程硕士学位。

崔引安教授生平[1]

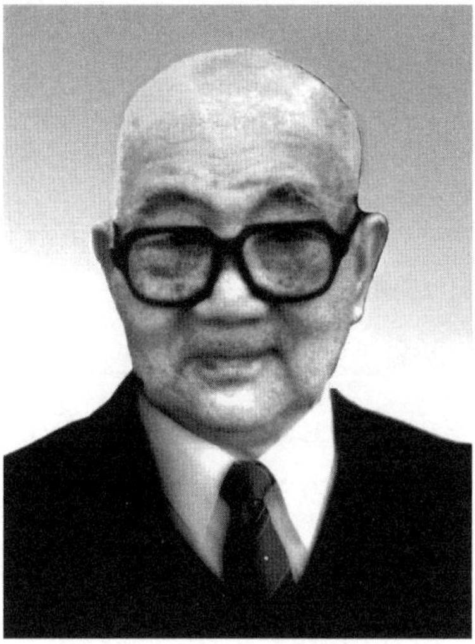

崔引安（1917—2007），著名的农业工程学家、农业生物环境工程专家、中国现代农业生物环境工程学科的奠基人、杰出的农业科技教育家。1917年2月13日生于湖北省武昌县（今武汉市武昌区）。1956年加入九三学社，1985年加入中国共产党。他曾先后在我国几所大学主持创建过4个新专业，担任过近30门课程，为我国高教事业做出了重要的贡献。他曾作为导师培养过本校及来自全国的青年教师30人，培养过研究生70余名，其中，在我国实行学位授予制度后的、在国内毕业的研究生中，28人获得硕士学位，20人获得博士学位。他主编了具有开创意义的《农业及农业机械基础》《农业生物环境工程》等全国统编教材；后者1997年获农业部优秀教材一等奖、国家教委二等奖。他主译了《农业机械原理》，独译了《悬挂犁及挖穴机》《免耕法文集》等书，以及其他重要文献。从《农业工程学报》创刊开始他曾连续四届担任副主编，为这个获得全国性优秀学报称号的一级学报的成长与发展做出了贡献。

1 摘引自《中国科学技术专家传略·农业编·综合卷2》，本书略有修改。

崔引安出身于一个旧官僚家庭。父亲崔昌阀（号英先）毕业于满清武备学堂第一期。这个学校是在我国创建新式国防军之始创院校。崔昌阀的同学后来都当了督军或省长之类的大官。他由于内心倾向革命，不肯与他们同流合污，一直待在武汉，等待迎接革命军。崔引安一直受到父亲的熏陶，自幼便逐步坚定了立志挽救祖国的危亡，科学救国，振兴邦家的决心。他父亲深受仕途黑暗之苦，教育子女要从事科学技术工作，不要做官。1930 年崔引安考上了湖北省立第一中学，虽是从全省近百个县中选拔出来的 50 名业务尖子，一年后却留级 25 人，淘汰之严格可见一斑。初中毕业时，崔引安在全省会试中取得第七名的好成绩，1933 年考入湖北省立高级中学，那是湖北省发奋办学，专为提高大学升学率而创建的一所中学，几年之后这所中学即被教育部选拔为全国著名中学之一。1936 年考入武汉大学农学院农学系，是武汉大学创办农学院后招收的第一届学生。1938 年因抗战后无力再创建新院系，奉教育部命合并于重庆国立中央大学农学院。1940 年大学毕业后即留在母校当助教。两年后即代替生慢性病的教授，担任了全院共同必修基础课的讲课任务，教学效果好，很受学生欢迎。代课一直延续到他于 1945 年因考取教育部公费留美研究生而出国时为止。留美期间在美国爱荷华州立大学（Iowa State College, Ames）攻读农业工程硕士学位，成为我国第一批研学农业工程的研究生。1947 年底在该校获得农业工程科学硕士（Master of Science）。1948 年上半年在美国进行工厂及农场实习后返回祖国，在南京国立中央大学农业工程系任副教授兼代理系主任。该校在中华人民共和国成立后改名国立南京大学。当时他主持筹建我国最早的农业工程专业。由于师资匮乏，他曾为这个新专业开出多门新的专业课。除了承担与农业机械有关的三门课程外，还承担了“水土保持”“灌溉与排水”等课程。1952 年他出任山东工学院（济南）副教授，兼任汽车教研室主任。

主持了汽车设计与制造这个新专业的创建工作，力克各种困难，取得了较好的办学成绩，保证了较高的办学质量。1955 年在长春汽车拖拉机学院（后改成现在的吉林工业大学）任副教授，教授，兼农业机械系副主任。为主持创建农业机械设计与制造新专业和培养大批新师资做出了重大的贡献。1981 年后在北京农业机械化学院（后改为北京农业工程大学，中国农业大学东校区）任教授，兼农田水利系主任，名誉系主任，农业部设施农业生物环境工程重点开放实验室学术委员会主任等职。他为主持创建农业生物环境工程这个新专业做出了突出的贡献，培养了硕士、博士研究生 70 余名。

创建新专业工作中的艰辛

要想从无到有创建一个新专业所遇到的艰难险阻可不是一点点，可谓一言难尽。何况崔引安教授先后主持创建过四个新专业，当然更是尝尽了艰辛。一言以蔽之，教材、师资、设备、经验等无处不是困难。崔引安面对这些困难，知难而上，机智灵活，勇于克服困难，打开前进的局面。往往是车到山前疑无路，犹如一粒种子，只要敢于在石头缝里往外钻，终会柳暗花明又一村，享受成功的喜悦。例如，他在山东工学院创建汽车设计与制造专业时，面对执行教学计划时遇到的诸多困难，敢于采取灵活的态度，对那些因缺乏师资、教材而实在无法应付的课程适当减少一些学时；对那些教材较为丰富，师资尚能勉强应付的课程则适当增加一些学时，总学时保持不变，使学生能充分利用在校学习时间，缺点仅为教学计划执行得不够均衡理想而已。又如，那时中国还根本没有设计制造过自己的汽车，唯一的一个汽车制造厂（第一汽车制造厂）尚在土建施工之中，谈不上有什么汽车设计制造的经验。那时他便采用了粮食不足瓜菜代的策略，加强了学生在汽车维修使用方面的训练。不能到汽车制造厂去实习，就安排学生到我国最大的上海汽车修理厂去。

由于学生动手拆装修理的能力较强，下厂后分成几组一齐动手，没几天就把工人师傅一个月的工作完成了，工人师傅便有工夫向学生仔细传授他们的毕生工作经验。这些方面的知识虽不是汽车设计本身，但却是设计好汽车的基础。那时中国汽车靠进口，上海便成了世界汽车的博物馆，学生在那里有机会接触到五花八门各种类型的汽车，熟悉它们在使用磨损等方面出现的问题，以后才真能设计出适用的汽车。这种经历对培养汽车设计师来说是十分难能可贵的。又例如学生在青岛汽车修理厂实习时，崔引安便发动学生同工人师傅在业余时间搞技术革命，诸如将提高汽车蓄电池的性能和寿命，节省油料消耗，减少机件的磨损等课题分组进行实践。这样一来学生与工人互教互学，掀起了一股钻研技术的热潮，使学生学有所用，情绪高涨，密切了与工人师傅的关系。当学生离厂返校时，工人师傅放弃休息时间，晚上纷纷到火车站为学生送行（非厂方或工会组织的）。那种依依惜别，不忍分离的情景是令人感动不已的。

崔引安一生担任过不少行政领导工作，对学生总是有事大家商量，苦口婆心，以身作则，从来没有处分过学生。他一生进行过的唯一的一次行政处分却是针对自己的。在济南开汽车驾驶课时，由于人多车少，每次驾驶课，一个学生只能摊到十来分钟的时间自己驾驶。为了能多跑几圈过过瘾，大家拼命竞相开快车，有两次几乎撞死人，任课教师虽多方劝阻仍少有效果。崔引安为此亲自找学校领导，要求对汽车教研室进行公开通报批评。那时他身为汽车教研室主任实际上就是自请处分自己。这样才将一场可能发生的车毁人亡的恶性事故平抑下来了。此类看起来平凡的事很多，限于篇幅，于此只能解剖一个麻雀，以示一斑。

应国家创办新专业之需要，勇开新课30门

崔引安在大学内开过这么多课程，并非由于这山望着那山高，挑精

选肥，不断跳槽的结果。他不断开新课，完全出于工作需要。例如在中央大学任教时，已经担任了本专业的农业机械学的全年重头课，为机械系及农学院开了两门农业机械课。这三门课名称虽同，课程内容及要求则完全不同，完全属于三门不同的课程。对兼任系领导的他来说，教学任务已十分饱满了。可根据教学计划，还有“水土保持”“灌溉与排水”两门课无人肯教。在重工轻农的思想指导下，谁也不肯教这种吃力不讨好、不受学生重视的冷门课。身为系领导的他，逼上梁山只好自己把这两门课全包下来了。更值得一提的是，他在山东工学院任教时，有这么一门课叫“燃料与润滑油”，当时既无苏联教材，也无英美教材，总之无任何一点可供参考的东西。这样的课自然无人问津，无人敢于承担。当时已承担四五门课的崔引安，完全无责任去做这个工作，可他本着“我不入地狱，谁入地狱”的牺牲精神，毅然地把它承担了下来。他亲自到中国洋油进口的发源地、历史悠久的上海浦东高桥油库去取经，找资料，千方百计地到处搜集教材，自编了一本讲义，不料一出版就被山东工学院列为向全国推荐交流的讲义，农业工程老前辈张季高教授看了以后说“不知道老崔从哪里找的这些资料”。后来这本讲义被教此课的老师稍加补充修改，即成了全国汽车专业的统编教材。当然他教的这么多课程不都是被逼上梁山的，有些课程则是为了提高我国新专业课的科技水平，争取与世界当代教育接轨的课程。他自讨苦吃，主动提出而对研究生开设的。例如他曾为农业生物环境工程专业的研究生开出过家畜环境原理、家畜环境管理、环境因素测试技术、农业建筑、生物环境工程专题探讨等课程。这些课程大都在我国院系第一次开出，其中有的是在世界上也才露面的新课程，他就能立即在我国开出。紧跟世界发展趋势，是非常迅速而及时的。当崔引安的一个硕士生到日本留学深造时，他的日本导师看完他的成绩单后，十分惊讶地对他说，“你的中国导师竟能为你们开出这么多的专业新课程？”例如1983年刚出版的《家畜环境管理》一书，是世界上刚露面的一门新学科的研究成果，崔引安在1984年收到这本新书后立即在国内也争先开出。它是家畜环境控制的理论基础，全书共30章，约70万字，包括有关论文资料数千篇的题录，是一本科技巨著。该书不但仔细地阐明了为什么要进行环境控制的原理及如何控制的具体办法，而且开拓了学生的思路意境，启发学生如何去开展这方面的研究。搞畜牧的学者嫌它的内涵涉及工程技术的内容过多而难以看明白，搞工程的又嫌它包括农学方面的内容过多，看起来有些格格不入，属于一种两不管的边缘学科。崔引安以他的广博知识及执着的治学精神迅速地掌握了全书内容，不仅对本专业的研究生讲过五次以上，也受聘于北京农业大学（即现在的中国农业大学西校区），作为兼职教授为学畜牧的研究生讲授过四遍。对推动我国畜禽环境工程学的研究起过相当大的作用。

崔引安讲授过这么多的课程也受到部分学者的非议，认为开课过多贬低了教授的身份，非学有专长，不能在大学随便开课。谁都知道死抱一门课数十年不更改，是既舒适，又安全的办法。崔引安根据国家的需要，不顾艰难险阻，不计个人成败，勇敢地担起重任，并胜利地完成任务，受到有关方面人士的大力欢迎与支持。凡事必先有数量然后才能谈到质量，凡事从无到有总有一个过程。只有不畏险阻勇于攀登的人，才能从干中学，在干中去求质量。

培养大批高教高科人才

1955年崔引安在长春汽车拖拉机学院主持创建了我国最先建立的农业机械设计与制造专业，到60年代初这个新专业已初具规模，教学工作已逐步进入正轨。这时我国原已设有农业机械化专业的院校纷纷上马筹建农业机械设计与制造专业。他们多将新教师派到长春进修。人数最多的一年竟达到十四五人。学校派崔引安作为导师来负责这项艰巨的培训工作。他采用的办法是让他们随班听专业课，自行备课做教案试讲，让他们互教互学，相互对讲课内容提出最苛刻的批评意见。然后由他提出总结意见，对讲课内容进行详细的分析，提出每一个缺点及不足之处，哪怕是任何最微小的错误也绝不放过。最后提出合理的修改方案，让他们再深入备课，再次试讲。这种过程往往反复进行多次，直到接近完善无缺为止。经过这种严格锻炼，使教师熟练掌握自我完善讲课内容的方式与方法，既要狠抓主流、深入浅出，也不放过细微的改进，使教师们对教课充满信心。自认为这样的极其严格深入的、“吹毛求疵”的难关都闯过来了，一般的讲课自然能如履平地应付裕如了。一位来自山东农机学院的教师，学完一半，寒假回校度假中为学生补课，立即受到学生的欢迎，认为讲课质量有了明显的进步。另一位来自天津工业大学的老师，他于清华大学毕业后，已经讲课十余年，可算得是一位老教师了。经进修后感触很深，深有所悟地说：“我今天才知道什么是讲课。”更值得一提的是一位毕业于镇江农机学院的老师，他被派到洛阳农机学院去教书，讲的是满口福建方言，再加上有口吃的毛病。这两种缺陷对河南学生来说都是致命的。学校指派他到长春跟崔引安学习。他在学习中感到深受教益，就把进修其他专业的同事也拉来参加学习。当他学完返校时，不肯放弃最后一次试讲，讲完后方上火车回家。他回校后即上课，一次即过关，为学生所接受。这不能不说是一个奇迹。就这样崔引安先后一共培养了 25 名青年进修教师。当然他也手把手地培养过几名本校的青年教师。其中有一位是来自沈阳农学院农学系的毕业生。来吉林工大后，已旁听自修完农机设计与制造专业的全部课程。但系领导认为她业务根底不扎实，不适合在工业院校任教，准备将她调走。让她跟崔引安当助教，实际上是让她等待调遣。她跟崔引安边教边学一年后，被调到吉林工学院任教。结果出人意料地她在那里大受学生欢迎，系领导要给她晋升两级工资。这其中自然包括了崔引安的一份功劳。

在长春时崔引安曾培养过农业机械设计与制造专业的三年制研究生，做论文但不授予学位（那时正值学位学衔全被取消之时）。来北京后曾为教育部代培出国研究生 5 名。1982 年开始招收了 3 名硕士生，崔引安便成了我国农业生物环境工程学科的第一位硕士生导师。以后即以每年招收两三名的速度连续培养硕士生。同期还招收过两年制研究生班两期，共收学生 14 名。他们学习两年，不做论文，不授予学位，相当于美国的技术硕士。他们中间有 9 人在工作岗位上补做论文后返校参加答辩取得硕士学位，另外 1 人被破格录取为博士生，完成了博士学位。1986 年经上级批准建立了我国第一个农业生物环境工程专业的硕士学位授予点，同年还开始招收农业生物环境工程学科方向的博士生。崔引安也就成为我国该学科的第一位博士生导师。1996 年被批准成立农业生物环境工程专业的博士学位授予点。崔引安先后共培养了 70 余名研究生。其中有 28 人获得硕士学位，20 人获得博士学位。这些研究生的研究领域包括动物环境工程、植物环境工程、水产养殖环境工程、农产品储存保鲜环境工程、农牧业废弃物加工和利用、农业建筑等方面，亦即包括了农业生物环境工程学科的各个领域。在培养研究生工作中他一贯强调理论结合实际，学以致用，着意培养他们解决实际问题的能力。所以他的学生在工作岗位上大都表现出异乎寻常的工作能力，奋战在国内各有关的重要科研教学机关。

立志苦读，勤学到老

崔引安的一生除了读书，就是教书。通过极其艰苦的历程，苦学到老。中学时代，学校都是奉行极为严格的淘汰制，稍一松懈即有被留级或开除的危险。逼得学生连课余时间都埋头在书堆里了。在初中念数学时，即钻研日本的《大代数讲义》和《几何学讲义》。这些书都是日本专为大学数学系学生准备的、极为详尽的参考巨著。念高中时所有数、理、化课程都采用英美大学原文课本。更为艰苦的是在美国念硕士的三年时间里，除了要念完硕士学位要求的全部课程，还要补修由农转工所缺的农业工程系所规定的全部课程。由于国内所读的学分只被承认一部分，实际要补修相当于大学三年所需学完的功课。那时学校是执行一年分为四个学期的季度制，每三个月为一学期。按规定一般每学期应选修十四五个学分，成绩差一点的选十一二个学分也行。一年只需学三个学期，另一学期作为假期。每学期选课的最高限额为二十学分。崔引安那时每年四个学期全念，每学期都选满二十学分，一年下来即可修完八十学分。一年正好可学完一般学生两年方能修完的学分。那个学校的评分制又是严格得出奇的，考试答卷中一道题中如出现任何一个微小的错误都会被判成零分，好多美国学生入学不到一年即被淘汰出校了。上述的这些严格的训练为崔引安以后的工作奠定了坚实的基础，在工作中他从不会害怕任何困难。

语文是各种工作的共同必要基础。中国的古文，受到那时印刷条件的限制，文章不易流传保存下来。能流传至今的都是一些经过千锤百炼、反复琢磨的佳作。在初中时代，崔引安曾利用两个寒假要求他父亲教他大量的古文，如《四书》《古文观止》《古文析义》《昭明文选》《经史百家杂钞》等，修习其中的一些佳作。中国大文豪苏东坡曾经说过，他一生得力于《庄子》和《史记》。这两本书崔引安都曾细读过。开学后他又抽空反复精读过这些文章。通过这种苦学，使得他在写文章时文思大进、妙绪泉涌，只恨自己的笔写得太慢跟不上。以后写书做文章均能一气呵成，从不用打草稿。他对数百人做演讲报告时也从不打草稿。这种功夫使他一生受用不尽，自然与他熟读古文是分不开的。

崔引安从上小学时即开始学英文；读初中时各门数学课都采用英文课本；读高中时数、理、化各科都采用英文大学课本；读大学时差不多所有课程都采用英文教本。大学毕业后已能熟练地掌握英文，但他仍不满足于已取得的成绩。他找到了一本英文背诵文选，熟读了其中的30余篇短文，几乎能顺利地把它们背出来。这样一来他写英文时就能用英文构思。他在美国写完硕士论文时，找了一个美国老师给校正一下。这位在美国大学专门教外国留学生英文30多年的老教师在看完论文后说，这是她一生看到的外国人写的英文中最好的一篇。她所谓的外国人中有很多来自拉丁语系的国家，他们学英文要比中国人方便简捷得多。要在这些人中取胜，的确不是一件容易的事。看来功夫不负有心人，任何一点微小的工作成就都源于常年坚持不懈的努力。

联系实际，教书育人

崔引安在每次上课前常愿意抽点时间对眼前发生的事物做点中肯的剖析，指明如何正确对待和处理应付这些事件的方法。这是一种活的教学，比起死的书本知识来更有启发教育意义，学生们从中可受到更深刻的教益。他时常提倡为人要虚心。他常说人们知道的东西比起不知道的来真是沧海一粟，微不足道。愈是有知识的人愈感到自己的不足，我们有什么值得骄傲的呢？其实骄傲本身就是一种无知。三人行必有我师。虚心的人随时都会从别人处学到有用的知识，所谓“大海不择细流方能成其大”。只有虚心永不自满的人在工作中才会真心实意觅求合作，虚心是合作的基础。他常对学生说每到一个单位去，如想知道其工作成绩，首先只要看这个单位的人员合作得如何。愈能团结合作，其工作成就必然就愈大。他常说的一句话是，你能团结多少人，就能办多少事；你若容不得人，就办不成事。现在崔引安的很多学生和同事都把这句话作为自己人生的座右铭。他明确地告诉学生，农业生物环境工程学科起步较晚，环境因素多而复杂，而各因素间又存在着很大的互相影响，研究起来十分不容易，进展也就缓慢，迄今也很少有成熟的经验。我国情况与外国相差甚远，我们不能生搬硬套国外的经验，实际上是根本无经验可套。在这个领域内我们起步又比外国晚了几十年，很多问题有待我们去解决，可是谁也不知道应该怎样去解决。一切均有待于我们去摸索试验。我们的专业技术人员又少，群策群力，团结一致地去干，也还会挂一漏万，难以满足实际需要。在这种情势下我们怎能再去搞不团结，闹矛盾，岂不把少得可怜的一点力量抵消罄尽了吗。人民解放军所以能无敌于天下，靠的还不是官兵团结一致，万众一心吗。我们有一万个理由去搞团结互助，分工合作，没有任何理由去闹窝里斗。他又说我们搞学问不能像电线杆子那样一枝独秀，要像建金字塔那样，要想建多高就应把基础扩至多大。要想知识高深，就要先求知识渊博。要想知识渊博，就应勇于接受工作任务。人是有很大惰性的。一件事可做可不做，往往就不会去做。只有勇于接受任务，才能带动工作。他每接受一项任务，就订一个计划，按期完成。每日完不成既定的工作就誓不罢休。工作本身就是一种学习，不会就得去学。任务完成得越多，知识就积累得越多，日积月累知识也就广博起来。他总是对学生说，不要害怕任务，以任务带动工作，才会永不停歇地阔步前进。我们只要检阅一下崔引安的成长过程，就不难发现他是怎么说的，也是怎么做的。他之所以能完成这么多的工作，就是靠上面所说的朴实简单的道理鞭策自己前进的。有志青年可以从中去找到一些有益的东西。

崔引安在关心学生业务工作的同时，也很关心学生的言行举止，常和他们谈心，交换意见；尤其是劝阻他们不要犯政治上的错误。因此他所指导的研究生在遇到像婚姻波折这类的个人问题也能去找导师谈心。例如有一学生在被相识多年、关系已极密切的女友抛弃后，在极为伤心颓废的情绪下找导师谈心。为了避免可能发生的殉情自杀，崔引安一针见血地指出："你可不是为了一个女人才活着的。"像这样劈头盖脸的一瓢冷水，就把他从痛苦的深渊中拉回来了。无怪乎学院党总支书记在开完学生们为导师80岁祝寿的联欢会后说："研究生对崔老师有极其深厚的感情。"

平淡生活、严谨治学

崔引安为人平易近人，朴实无华，礼贤下士，虚心接受别人的意见。虽然曾留学美国三年，但仍能认真对待美国的物质文化传统，很少有崇洋媚外思想。他平生崇尚节约精神，虽一片废纸，一个旧信封也要加以利用。因公出差，坐硬座，年老后也尽量设法购硬卧票，从不主动乘软卧。住招待所也总是住最便宜的床位。在外吃饭因陋就简，从来不上饭馆，从他的穿着看也完全像一个普通工人，不像一个颇有名望的高级知识分子。他言谈敏捷，思路广阔，善于针对实际情况，提出切实可行的解决问题的办法。他在主持会议时能迅速及时地总结大家已达成的共识，突显大家的意见分歧，引导大家找到都能接受的解决方案。有人说参加崔引安主持的会议是一种享受，时间短而又解决问题。他不爱出风头，在各种会议上从不突出表现自己，能不发言就很少发言，但每次发言往往有自己独到的见解。

崔引安为人公正，为了党和人民的利益有时不惜牺牲自己。有几次在学校党委已做结论的情况下他仍能坚持自己的意见，最后校党委接受了他的意见，适当修改了党委的决定。他认为这样做是为了避免可能出现的偏差。他平时工作十分谨慎，表现得"胆小慎微"。遇事把困难不利的方面考虑得更多一些，估计得更大一些，使自己有充分的准备。在执行时就显得更有信心和决心，遇事不慌，坚持到底。正因为这样，他对中国共产党把我们这样一个底子极穷极薄，自然资源极端缺少，封建思想又极浓厚的大国改造成一个现代化的强国的过程中所遇到的各种困难估计得足够多，因此能深刻体会党的任务的艰巨性，真正做到党的贴心人。

（撰文：李保明）

崔引安教授简历

1917 年 2 月 13 日　出生于湖北省武昌县城内。

1936—1937 年　在武昌国立武汉大学农学系学习。

1938—1940 年　在重庆国立中央大学农学系学习。

1940—1941 年　在重庆中央农业实验所桑蚕系工作。

1941—1945 年　任重庆国立中央大学农学系助教。

1945—1948 年　考取教育部公费留美研究生，在爱荷华州立大学农业工程系学习并获得农业工程科学硕士学位。

1948—1952 年　任南京国立中央大学农业工程系副教授，代理系主任。

1952—1955 年　任济南山东工学院副教授兼汽车教研室主任。

1955—1981 年　任吉林工业大学副教授，教授兼农业机械系副主任。

1981—2007 年　任中国农业大学教授兼农田水利系主任，名誉系主任，农业部设施农业生物环境工程重点开放实验室学术委员会主任，1989 年退休后一直返聘指导博士研究生。

主要论著

1. 崔引安主编．农业及农业机械基础，部统编全国通用教材．北京：中国工业出版社，1962.

2. 崔引安参编．农业机械理论与设计，部统编全国通用教材．下卷特种机械部分．北京：机械工业出版社，1962.

3. 崔引安译．悬挂犁及挖穴机．北京：机械工业出版社，1962.

4. 崔引安主译．农业机械原理．北京：农业机械出版社，1974.

5. 崔引安译．免耕法译丛．北京：农业出版社，1980.

6. 崔引安参编．机械工程手册，农业机械卷．北京：机械工业出版社，1982.

7. 农业百科全书，农业工程卷编辑委员．北京：农业出版社，1994.

8. 崔引安主编．农业生物环境工程，全国高等农业学校教材．北京：农业出版社，1994.

9. 崔引安．中国农业科技展望第一篇综合研究．济南：山东科学技术出版社，1992.

10. 在国内外刊物上发表科技论文数十篇。

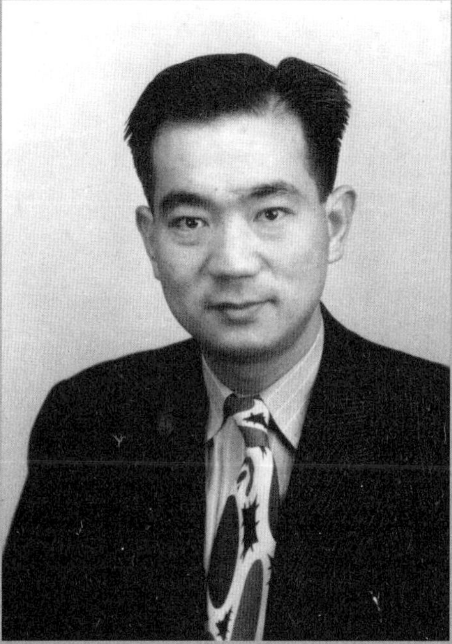

回忆崔引安先生

深切地怀念，终生地感恩

Washington State University　陈树林

每当提起崔引安老师，我都有一种特殊的敬意和感情。大家对崔老师称呼不同，有时称为“崔教授”，有时称为“崔先生”。但我还是觉得“崔老师”对我来说最为亲切。这个称呼，确定了我一生对这位恩师和学者的敬佩、感恩和怀念。

崔引安先生及师母对我的恩情令我终生难忘。国家恢复高考和研究生招生制度后，崔老师全身心投入研究生教育，创办了农业建筑与环境工程专业，才给了我有幸成为老师的第一届三名研究生中的一个的机会，开始了真正的学术生涯。之后的几年中，老师的关爱、教诲和指导，更奠定了我以后职业作风的基础。老师对我的影响是如此广博和深远，难以用有限的文字来形容。

缅怀崔老师的理由无数，很多瞬间依然记忆犹新。同时怀念崔老师的不止是他的弟子和家人。怀念崔老师的也不仅是中国农业大学的同事和学子，怀念他的也不仅限于中国农业工程学术界。崔老师领导建立的学科和培养的学生们有力地推动中国农业工程产业的发展，因此，也确定了他产业界的一席之地，赢得产业界对他的怀念。

对崔老师的怀念第一个理由还是由于他对中国农业工程学科的贡献。由于历史原因，一段时期对老师他们那一代的学者们其实是不公平的。他们年轻时通过努力，克服种种困难，争取极少有的机会在学术方面受到了非常好的教育与训练之后，满怀雄心，回国发展。但几十年的政治影响，使他们没有机会充分展现他们的才华。直到恢复高考、重视知识分子的政策确立后，这一辈科学家和教育家们的职业特长和热情才获重生。但他们并没有停留在对浪费的年华和机会的叹息和不满上，而是抓紧时间，争分夺秒地为发展百废待兴的科技和学术事业做贡献。崔老师就是一个典型的代表。把握到中国农业发展的需要，崔老师联合其他同仁，提出了建立农业工程学科的建议，并具体推动“农业建筑与环境工程（Structure and the Environment）”专业的建设与发展。这些努力在中国农业工程学术发展和农业现代化方面都起到了历史性的作用。在农业机械化的基础上，这些新的内容，不仅大大丰富了工程技术在农业方面应用的范畴，使农业工程的教育和研究能够适应社会发展的需要，也为中国农业工程发展的国际化创造了条件。为以后有关方面的迅速发展开了一个好头，也打下了一定的基础，包括学科创立后各主要农业院校本科生的招生、研究生项目的建立和有关科研工作的开展，推动了企业的出现，带动了整个行业的发展。当然这些不能都归功于崔老师，但他无疑是使这个学科发展的元老之一。

崔老师作为中国农业大学的一名先辈教授，在条件非常有限的初期，不遗余力地对中国农业工程的发展做出他力所能及的贡献。此后中国农业大学的发展与崔老师的贡献分不开。正是崔老师在中国农业大学对建立和发展农业建筑与环境工程学科的辛勤工作和呼吁，使中国农业大学成为此学科发展的引领者。从开始建立第一个专业到以后的学科完善和重要性的逐步提高，都奠定了中国农业大学的主导地位。这不仅是在国内，在国际学术界中，中国农业大学对农业工程的影响也越来越大。学科设置也越来越趋于综合性。这些发展与崔老师他们这一代学术前辈的远见与推动是分不开的。

怀念崔老师的第二个重要理由是他对研究生的培养的贡献。崔老师不辞辛苦，主动多承担研究生培养名额。目前，崔老师培养的弟子满天下，一部分在国外工作。这些弟子不管在国内还是国外工作，都分别在不同的岗位上，肩负着重要责任，多数是学术方向的主要负责人，即使在国内工作的弟子，也把他们的优秀研究成果发表在国际化顶级学术期刊上与世界同行交流，从这个意义上看，弟子们没有辜负崔老师的培养，把崔老师对农业工程学科的贡献推向国际化。

对崔老师的怀念是由于他对每一个学生的学术教诲。崔老师思路敏捷且开阔，对我们的研究课题常常提出启发性的想法，经常鼓励我们充分发挥创造性。崔老师引导我们形成明确的信念：只要刻苦努力，勇于创造条件，就没有克服不了的困难。在农业建筑与环境工程学科建立的初始阶段，研究条件还很差。没有试验条件，崔老师鼓励我们和其他实验室合作，和企业合作，自己设计实验装置。这个过程中也给我们提供了和别人合作打交道的机会，使我们得到了锻炼。崔老师还非常重视文献的重要性，我师从崔老师的时候还是改革开放刚刚开始的时候，接触到国外文献还较困难。崔老师不但亲自给我们讲授专业英语，还带领我们几位同学去和平里附近的中国科学院情报研究所去查文献。保证我们所做的课题研究是建立在国内外有关文献的支持之上。

对崔老师的怀念还是由于他对我们为人的教导，既广泛又深刻。广泛是由于崔老师待我们如至亲。对我们的教育不仅仅局限于学术上，还包括为人处世。深刻是指崔老师不仅仅局限于说教和讲道理，更时常用生动的例子。这里与大家分享两个先生通过故事和比喻传授哲理的例子。

> 崔老师通过与自己家有关的故事教育我做人要大气，不要斤斤计较。老师说自己的世家曾是做官的，有一个时期比较富裕。家大业大，于是雇了两个管家。这两个管家风格差别甚大：一个大大方方，不拘小节；而另一个虽然精明过人但为人小气。后来崔家不幸家境不济，无法继续雇佣这两个管家，只好把他们都辞退了。过了一些年之后得知，原来那个小气精明的管家在给原来那个大气大方的管家当管家。

这个故事对我后来处世有很大教育意义。每当为小事苦恼的时候，想到崔老师讲的故事，就会放弃在小事上的纠结，避免浪费不必要的时间。

> 先生还通过一个形象的例子教育我们边界条件和创新的重要性。先生说生产成本是衡量一个工程设计的重要参数和限制条件。先生拿起一个玻璃水杯说："生产一个水杯的工艺非常简单，但给定一个成本条件就很难做到。比如，用一分钱的成本生产两个这样的杯子。"

因此，对现有过程创新和改造的机会处处皆有。但我们研发一个过程和设计一个工程系统，都要时刻意识到必须适合应用的要求，经得住市场的检验。

崔老师言传身教，给我留下了很多感激和怀念。毕业后只要有机会，我尽量抽时间看望先生和师母，但遗憾的是机会并不经常有。和先生的最后一面是老人家去世前在医院住院时。先生躺在病床上显得衰老，神志却很清楚。交谈中关心询问我在国外的情况。当老人知道我那天事情较多时，就开始催促我去忙其他的事情，不要牵挂他。这就是关爱和无私的胸怀。在躺在孤独的病床上特别需要别人看望和陪伴的时候，还处处为自己的学生着想。

对崔老师的怀念离不开对师母的敬爱。崔老师没有办公室，每次找崔老师请教都是要到他的家里去。好在老师住在校园里，但住处并不十分宽敞。每次去自然都是打搅，但老师却从来没有嫌过麻烦。尤其是师母。师母慈善近人，待每一个学生都像自己的孩子一样关心爱惜，无微不至。老师关心学习，师母关心生活。在老师身边的那几年，常有老师的家就像是自己的家的感觉。尤其是我作为崔老师在中国农业大学的第一级三个研究生中的一个，更享有老师和师母的特别关照。师母对我们是如此熟悉和经心，甚至超过了我能体会到的水平。有一件事情记忆犹新。那是毕业后一次回去看望老师和师母。那是一个晚上，先去的老师家，稍坐一会儿之后，告诉师母还需要去看一下另外一位老师，然后再回来。等我回来时还没有走到老师家门口，师母就把门打开了，招呼我进家。我非常惊喜地问："师母，您怎么知道我回来了呢？"师母亲切地回答说："我能听出你的脚步声。"当时师母的话使我激动得不知说什么。师母的这种关心真是世上难得的。

崔老师和师母都相继离开了我们。老师离世转眼已经十年了，但老师和师母对我们的教诲与关爱，因为已经深深地刻印在我们心中，永远不会磨灭。这些年来我自己也有过不少的学生，每当想到对自己的学生如何关心时，都充满了对先生和师母的感激和敬意。这不是只我一个人的感受。在国内的师弟师妹们经常自发地组织扫墓等活动，就是很好地说明老师和师母的关爱是对每一个人的，老师和师母的恩情铭刻在每一个人的深心。

老师对我们的恩情就像父母对儿女一样，并不期望任何回报。但我们还是要自问，如何才对得起老师的培养。我们应该像老师那样有对事业的执着。我们有比老师更好的条件对社会做贡献。老师对我们的最大期望是我们能成才。因此我们对崔老师的怀念的最好的方式，还是尽自己最大的努力把自己的事情做到最好。总结崔老师的教诲和期望，也就怀念和感激老师和师母之际，借用“大气做人、极致做事”这句大家常用的铭言，与各位受过崔老师和师母教导与关爱的每一位师弟、师妹及其他朋友共勉。

与崔老师在一起的日子里

中国农业大学水利与土木工程学院　马承伟

1981年年底的一天，我当时在四川省位于大渡河畔的石棉县农机厂工作，下班回到家中不久，同事给我送来一封信。看到封面上的“北京农业机械化学院”的字样，心不禁剧烈跳动，拆开一看，果然是研究生入学通知书！录取方向是“农业生物环境工程”，这专业我从未听说过，与我报考的农业机械专业力学方向有什么关系，当时可以说是一无所知。不过只要还能再进学校深造，这已没什么要紧。

现在想来，这是我人生道路的又一次重大转折时刻。与我更早经历过的“文革”发动、“红卫兵”运动、知青下乡、返城进厂相比，这次机遇不仅改变了我的人生道路，更直接决定了我今后的事业方向。从那时到现在，已经过去了三十多年，我的人生从此走上了与过去完全不同的道路，我的人生轨迹也紧紧地靠近了崔先生，恩师崔引安教授是对我人生道路改变起着最大作用的人。

一、初见导师

入学已是1982年的春节以后，在北京站前，我遇见了前来迎新的周仕超同学，他是北农机本校的本科应届毕业生，恰好与我是同一导师。我问起“农业生物环境工程”是什么专业，他含糊地解释了几句，然后笑起来了。

“实际上我也说不清楚，”他说，“以后问问咱们导师吧。”

那时的农业生物环境工程专业正处于开创初期，看来的确很不为人所知。

我们那时是作为1981级的研究生录取的，为与文革后恢复高考的第一批本科生毕业时间相衔接，入学时间也相应推迟了半年。本应是1981年9月入学的，实际推迟到1982年2月下旬。记得入学时对校园的印象，道路两旁是高大茂盛的杨树，大楼之间夹杂着排排简易房屋。校园里，还有地震局、机电研究所、起重机研究所等各种单位，有些外单位与教室就处在同一栋楼中。简易房屋中，有小商店和一些居民住宅。总之，大院里较为混杂。

后来逐渐知道，北京农业机械化学院在“文革”中经过了外迁的曲折历程，当时才迁回北京原址不久，但校舍的大部分已被外单位占用，虽正在逐步退还，但在院内的外单位当时还很多，校舍非常紧张。

当时的很多院、系一级的办公室，都在简易房屋中，图书馆在校园西南角，就是大约在现在金码大厦往内一点的位置，也全部是这种简易房屋。这些简易房屋，就是单层的砖砌墙体的低矮建筑，地面多是砖铺的，据说是1976年地震后建起的抗震棚，室内没有完备的采暖设备，是采用简易的煤炭炉取暖。农田水利系（即现在的水利与土木工程学院前身，当时学院还未升级为校，所以学校只有院、系两级行政）的办公室，就是在这样的简易房屋中，只有三四十平方米左右的一间房，系办（相当于现在的院办）的全部七八个行政人员都在里面办公，非常拥挤。会议室以及一些实验室，也都在这些简易房屋中。在系行政与实验室这排简易房屋的东头，就是学校领导的办公室，记得我们有时路过这里，见里面没人时，会溜进去看看报纸什么的，也没有人管。过去的礼堂（在现在的公主楼与运动场之间），改成了一个学生食堂，里面几乎没有餐桌与座位，非常拥挤，同学们的就餐，多数是回到宿舍或就在露天里找个合适的地方，将就着蹲着或坐下来吃。当时学校就是这么一个条件。不过学生们住的地方和教室，倒是正规的大楼，虽较老旧，但同学们都是从国家过去的艰苦年代过来的人，还都能够将就过得去。现在想起来，实事求是地说，那时的学校领导在用房条件等方面，还是优先考虑的是学生。

我们那年的81级研究生，全校共21人，对比现在中国农大每年招收研究生3 000人左右的规模，不能不感叹这30余年学校教育事业翻天覆地的变化，真是今非昔比！81级研究生是我们农田水利系招收的首届研究生，就只有农业生物环境工程1个专业研究方向，只有陈树林、周仕超和我共3人。崔老师是水系（现在的水院）当时的首位，也是唯一的一位研究生导师。

不过除我们在国内学习的研究生外，当时国家开始外派留学生去国外学习，北京农机化学院在1982年当年就有一批从1977级毕业生中选拔的留美同学，这些同学先由国内导师招收，在国内先一边学习，一边与国外的学校联系。当时在崔老师名下，有与我们同时进校、后来去了美国留学和发展的杨秀生、赵建良、李彦龙等同学，还有次年入学、后来去了日本留学的陈青云等同学。

入学后不久，陈树林、周仕超和我三人就相约去见导师。接到入学通知书后不久，从一些农机界的老前辈和我们大学时代的老师那里，已陆续了解了我们的导师崔引安教授的一些情况，知道他是国内最早的农业工程界老前辈、留美归国的知名专家。我大学的一些农机专业的老师，就是崔先生的学生。

记得崔老师当时是住在5号楼，因家属还未来校，住的是一个单间。虽然已经知道校舍紧张，老师们的住房条件都不算好，但崔老师当时住房内的简陋状况还是给了我们非常意外的印象。房间里只有一张床和很少的几样简易家具，我们三人当时就坐在床边，开始第一次聆听老先生的教诲。老师讲解了农业生物环境工程专业的有关知识、我国农业生产发展的需求，以及为什么要发展这个专业，等等。崔老师说话非常有激情，中气十足，这是我们第一次直接从老前辈那里接受专业教育。

现在想起来，崔老师当时已 65 岁，是我们现在早该退休的年纪。但就是在这个年纪，由于当年国家教育与科研事业在经过“文革”年代后，专业荒废、师资与技术队伍青黄不接，老师义无反顾地挑起了发展新兴专业、培养人才的重任。我认为，崔老师作为中国的农业建筑与农业生物环境工程专业的创始人之一，对中国农业工程学科发展的最大贡献，就是在国内，率先领导一个团队，发展起了农业生物环境工程学科，培养了国内的首批农业生物环境工程专业的技术骨干。而这些，都是在他 65 岁后的近 20 年的时间内，在他应安享晚年的时期做出的。

二、学习的苦与乐

很快就转入研究生学习生活中了。我在大学时期是学习农机设计与制造的，因此，来到农业生物环境工程专业，也可说在一定程度上，是改了行。

我们三人是国内首届农业生物环境工程专业研究生，当时，北农机在国内首次开设农业建筑环境与能源工程本科专业，首届本科生是从 1979 年开始招收的。我们入学那两年，这个专业还没有本科毕业生，所以，我们开头三届的农业生物环境工程专业研究生都是来自农机类专业的本科毕业生。

根据崔老师的要求，我们除了要学习研究生规定的课程之外，还需要补学一些农业建筑与生物环境工程专业的相关课程，包括热工、流体等基础课，以及农业建筑与环境工程专业的一些专业课程。这些课程中，很多我们是跟着农建本科 79 级、80 级的同学一起随班学习的。记得当时听过的课程，有黄之栋老师与周允将老师讲授的“农业生物环境工程”、周军老师讲授的“系统工程学”、贾先斌老师的“流体力学”，还有“农业建筑学”是请同济大学的张岫云老师讲授的，后来承担这些课程的是吴德让、范重山等老师。崔老师自己，则给我们讲授一些农业生物环境工程领域的研究专题、文献检索、科学研究方法以及论文撰写等。崔老师当时翻译出版的美国密歇根大学埃斯梅教授的《家畜环境原理》等书籍，是那时在农业生物环境工程领域的重要著作，曾在中国国内早期传播普及农业生物环境工程的学术理念和知识中起过很大作用，这些著作也是我们那时的主要学习材料。崔老师也经常在课堂上以此为教材，为我们讲授农业生物环境工程的基本原理与研究方法。

因此，我们的学习生活是非常紧张的。当时正值“文革”后恢复高考不久的年代，大学的学习风气非常浓厚。我们这一届研究生，多来自高考恢复后，第一批考上大学的 77 级本科大学毕业生，学习都非常用功。在去食堂和教室的路上，边走边戴着耳机收听外语课程讲座，是校园里一道常见的风景。

给我印象很深的是计算机算法语言的学习。那时是计算机发展的早期年代，我们学习的是一种型号为“TQ-16”的、号称中型机的计算机，其实这个中型机，与后来发展起来的微型机、笔记本电脑相比，性能非常低。但一台计算机就占据了 1 间 40 余平方米面积的房间，这个计算机房就在现在的幼儿园的位置。那时还没有使用计算机磁盘等存储设备，程序是通过穿孔纸带记录和输入计算机的。这种方法，在纸带上能够容纳的信息量当然非常低，而且程序的录入就是靠打孔，一旦发生错误，修改起来，只有靠粘贴、重新打孔的办法，非常麻烦。当时学习的是早已淘汰的ALGOL语言，但就是通过这种语言、在这样原始的计算机上的学习，给我今后对计算机的继续学习、提高与运用，打下了一个非常重要的基础。到我们将要毕业时，国内也出现了早期的苹果机，看到其可以通过荧屏编辑和修改程序，后来还看到这些计算机还能处理汉字信息和图形，曾使我们大为惊异。

记得在后来，崔老师那里有了一台从日本进口的“PC1500”便携式微型计算机，液晶屏显示，其中内置的BASIC编译软件，可以处理简单的BASIC程序。这台小巧的便携式计算机让我非常着迷，找了很多借口要使用它。但崔老师最初舍不得外借，要求使用必须在他家里用，不能借出去。于是一段时间内，我就成了崔老师家的常客。但经不住长时间的打扰，崔老师终于同意我把这台计算机拿到研究生宿舍里去用。得意就要忘形，结果，发生了崔老师担心的事。一次不小心我把计算机掉落到了地上，拿起来一试，计算机不能正常工作了！这下可闯了大祸了，我急得要命。没办法，大着胆子拆开计算机，试着排除故障。还好，鼓捣一阵，计算机居然又可以正常工作了，还回计算机，平安无事。不过，心里还是深为自责，心想这就是不听老师的话，惹出了麻烦。

除了在课堂学习外，崔老师还特别要求我们参加较多的实践课学习，主要是参观在京郊的设施农业。当时正值改革开放以后，国家各方面事业都在蓬勃发展。农业，尤其是在设施农业领域，国家已从只注重粮食生产，开始大力发展农副产品的生产，以改善人民生活。北京正在较大规模地建设集约化的现代化鸡、猪、牛养殖场，建设了一些大型温室，同时，塑料大棚、日光温室等园艺设施开始了大规模的发展。我们正好见证了京郊设施农业初创和发展的历程。

有时候，崔老师也亲自带领我们去参观和考察一些农业设施，访问一些科研与工程设计单位、生产与管理部门。或带领我们去北京图书馆、科技情报所等科技信息机构，检索文献、查找资料。那时的交通条件与现在不能相比，私家车不用说是完全不敢想象的，就是出租车，也感觉是很奢侈的东西。地铁也还只有一条，外出主要就是靠公共汽车了，非常辛苦。崔老师不顾年老行动不便的困难，与我们一道去挤公交车，有时候到目的地还要有较长的步行距离。

与老师在一起的时光是快乐的。有一次有机会搭上一辆小车，我们三人与崔老师一道外出。车中人员超载了，但没办法只好挤一挤，为了不让交警发现，崔老师坐在前座，为我们瞭望报警。一见有交警，崔老师一声“卧倒！”让我们都笑得前仰后合，一边赶紧伏卧躲藏在座位中的空档中。大家说，有点通过敌人封锁线的感觉。

三、经受磨炼

逐渐就到选题的时候了。那时国家经济状况还很差，科研项目和经费都很少，我们的论文选题基本上是立足于自选题目。

崔老师提倡选题必须紧密结合生产实际，研究要解决实际的生产问题，要求我们多做调研，与生产单位多多联系。为此，也出面给我们联系了多家农业设施装备的生产厂家，或设施农业相关生产单位，希望与这些地方的生产中的问题结合起来选题。同时，也要求我们多阅读国内外科技期刊，从中获得选题的思路。

万事开头难，因为自己当时专业知识有限，又是第一次从事科研工作，没有经验，初入行，还找不到思路和感觉，一时选题遇到困难。崔老师给指定了一个大致的方向，但经过好长一段时间的查阅资料、企业调研，仍无从入手。一时陷入了极度焦虑的状态，有好长一段时间，吃不下、睡不着，感觉精神要崩溃了。

一天，当我正在宿舍内坐立不安时，崔老师来到研究生宿舍，推门进来，手里还拎着一袋水果，来看望我了！一番长谈，老师安慰我，不要太急，事情不妨暂时放一放，放开思路，一条路走不通，就换一条路试试。

老师的安慰与鼓励使我重新鼓起了干劲，横下一条心，从头来做起。后来，从日文的科技期刊中，看到一些在日本关于地中热交换系统的园艺节能设施研究的文献，觉得可以在当时国内正大量发展的塑料大棚中一试。给老师谈了这个设想，得到了肯定。但实验场地、大棚设施、经费等，会有很多困难。崔老师让我与农水系、农建教研室的领导和老师们谈一谈，争取各方面的支持。于是，我找黄之栋、吴德让等老师谈了进行地中热交换系统试验的想法，得到了他们的支持。在当时的系主任周军老师、教研室主任范重山老师等领导的支持下，塑料大棚资材的购置、建设和实验所需的费用等，后来都一一得到解决。

虽是一个仅一百余平方米的小小塑料大棚，可是从购置资材，施工安装，地中热交换系统的建造，测试仪器的购置与安放、调试等等，一一做来，可以说也经历了太多的辛苦，克服了重重困难。令我非常感激的是，很多事情都得到了农水系和农建教研室领导和老师的热情帮助。当时我们是农水系的首批研究生，又有崔老师的名望，所以得到各方面的毫无保留的支持。除黄老师、吴老师、周老师与范老师之外，谭晓东老师、廖植樨老师、程保民老师（农机学院党委张继光书记的爱人）都给予了热情的关心，提供了研究思路、实验方案、工作组织等方面的指导与支持。张心平、邓健等实验室的青年教师，也在实验方法与测试工作方面，提供了很多帮助。张继光书记还亲自专门到试验的塑料大棚来视察，他是我们熟知的资深革命老前辈，是北京农机化学院的老资格领导，他的热情鼓励给了我莫大的鼓舞。

转眼1984年春节就要到了，预计试验要在3月份开始进行，为了抓紧试验准备，我决定春节留住学校，放弃假期返回四川老家与家人的团聚。春节期间的学校，学生都回了家，显得特别冷清，加上冬季北风呼啸的寒冷气氛，恋家思乡的情绪有时涌上心头，别有一番难言的滋味。正在这时，崔老师邀请我到他家里过春节。于是，在崔老师家人的热情款待下，我度过了我在北京生活中的第一个春节。其实，我们几个研究生平时在学校的生活，就时常得到崔老师家人的关怀。那时刚从“文革”年代过来不久，市场远不如现在这样物质丰富，个人经济上也还不那么宽裕，物质生活方面还是很贫乏的，最明显的例子是平时伙食中肉食都还不是那么充足。记得崔师母时常给我们准备一大锅烧好的猪肉，盛入一个大搪瓷盅里，让我们端回去几人分而食之，我们可以吃上好多天，这成为我们那时生活中难得的奢侈享受。

四、努力前行

我的实验塑料大棚的建设场地在校园东北角，距离现在的北门不远，就是现在供暖锅炉房的那个位置，北面紧邻一片水塘。冬季气温较低时，水塘的水面结成厚厚的冰面，在当时的学校体育教研室管理维护下，成为一个学生和教工的溜冰场，我曾在那里第一次尝试了冰上运动的乐趣。

大棚骨架是专程去河北石家庄联系一家工厂制作的，场地平整和地中热交换管道的埋设等是联系学校基建处帮助施工的，大棚的骨架安装，棚膜覆盖，则是请研究生同学义务劳动完成……

春节以后，试验大棚和实验系统总算按期建成了。然后，在试验大棚中，种上了从学校附近当时的东升公社八家大队联系购买来的番茄苗，3 月初开始了试验，更加忙碌了。虽说是小小的一个塑料大棚，但其中的种植管理、实验测试等，从番茄的施肥、灌溉、植保、整枝，到塑料棚保温和通风的日常管理、实验数据采集等等，感觉就像在管理一个小小的实验农场。

在我的试验中，有对土壤中一百多个温度测点在全天 24 小时内，每隔一两个小时的测试记录，但那时的测试仪器，还没有像现在那样可以数日连续自动记录的，只能全由人工操作仪器进行，所以至少需要 2 人日夜轮班完成。在水系和农建教研室领导的支持下，专门雇用了大棚生产管理和协助试验测试的人员。试验塑料大棚的建设场地在那之前还是一片荒地，周围长满了荒草，旁边还有几座坟墓。那时多次独自一人深夜到大棚内进行夜间的实验、观测，穿过那片坟地时经历的恐惧，到现在还在我头脑中留有深深的记忆。

虽说我曾作为一名知青，下乡锻炼过几年，但种植番茄，对于我来说还是头一遭。所以，我一方面买来一些温室番茄种植的书籍，现学现用。同时，那时与八家的一位名叫朱福的农民交上了朋友，他和八家的农民，从番茄的种植管理技术、肥源、种苗、农药，到提供测试对照的塑料大棚等等，给了我很多无私的帮助。

我也常去请教北京农业大学的老师，那时的北京农业大学与北京农业机械化学院（北京农业工程大学）还未合并成为一个学校，园艺界的老前辈刘步洲教授、农业气象与设施农业专家陈端生老师等，那时都给我的实验研究提出过很好的建议。还有王云龙教授，虽是不同领域的从事畜牧工程的专家，但他也对我有过实验研究方法方面很有益的启迪。

那一年初春的气候较为寒冷，对于我的试验是一个较大的考验。我们的番茄苗比一般大棚中早定植了20天。开始的时候，尽管有地中热交换系统的蓄热加温，但最初棚中的番茄苗看起来矮小瘦弱、稀稀拉拉的，生长状况似乎不太妙。后来幼苗逐渐长大以后，又出现较为严重的病害，赶紧摘除病叶，施用农药，好一番忙碌。再到后来，情况逐渐好转，与八家的塑料大棚中的情况对比，逐渐显出试验大棚内的番茄生长状况的优势。对棚内环境的测试数据也表明，地中热交换系统确实蓄热加温效果显著，棚内气温与地温比对照的塑料大棚高出许多。到4月中旬，试验塑料大棚中的番茄植株已是枝繁叶茂，果实开始挂上了枝头。我在收获劳动成果的喜悦的同时，更有一番初次研究试验成功的兴奋。

崔老师对我的这项试验给予了充分肯定，曾提出可以进行成果鉴定，也安排了当时教研室的一些老师去张罗这件事情。当然，其实试验仅是取得初步的结果，还不能说是很成熟的一项成果。但工作得到崔老师的赞扬，还是令我非常欣慰的事。

五、再见，北京！

一年又一年，我们迎来了后来各届的新同学。我们下一届有金羽周、王杰明、黄泳涛三人，再下一届有来自武汉的袁巧霞，在我们1984年年底即将毕业的时候，又迎来了杨战清、周长吉、董红敏三人。崔老师弟子的圈子逐渐壮大了。

袁巧霞后来的研究选题，是接着我进行地中热交换系统的实验研究。我的试验在 1984 年 6 月已经结束，开始整理资料和撰写论文。塑料大棚在夏季闲置了几个月，其中已经长满了荒草，覆盖的塑料薄膜也破损了多处。于是我帮着她在 1984 年秋季把塑料大棚重新整理、维护，张罗进行番茄秋延后的实验。

“你这个师兄要多帮助一下她，”崔老师对我说，“但是路要让她自己去走，你可千万不要抱着她走。”

我把崔老师的话在周仕超和陈树林那里学了一遍，于是他们笑了起来，“抱着她走”成了大家的一个幽默打趣的话语，“量你不敢！”他们笑道。

我们的论文答辩安排在年底，记得我的论文评阅和答辩除校内的老师外，还有校外的设施农业工程界的老前辈，如当时任中国农业工程研究设计院副院长的张季高老师，中国农业科学院农业气象研究所的徐师华老师等。在我选题与实验进行过程中，记得多次拜访过徐师华老师，得到了她的热情帮助，向我提了很多很好的建议。

论文获得了老师们的肯定，并在学术评语中，建议给予“优秀硕士学位论文”的评价。虽然当时实际并未进行这样的评选，但老师们的评语，还是给了我很大的鼓舞。在张季高老师的建议下，我把硕士论文的主要内容，缩写为了一篇适于在期刊上发表的论文。毕业离开北京之前，到中国农业工程研究院，找到张季高老师，将一份手写稿件直接交给了他。张老师和蔼可亲的接待和热情鼓励的话语，给了我非常深刻的印象。后来毕业去了西南农业大学以后，没想到这篇手写在稿签纸上的论文，几乎没有经过修改，就原样在《农业工程学报》的创刊号（1985 年）上发表了。遗憾的是，当时并不懂科研论文署名的一些做法，论文的署名只有我一人，竟没有署上导师和对这篇论文的试验、研究工作有很多贡献的其他老师的名字。

在将要毕业的前夕，崔老师和系领导曾考虑让我留校工作。最初从谭晓东老师那里听到这个消息，并征求我的意见，当然，这使我异常的兴奋。但后来终因我已结婚，按当时的政策，家属调动进京非常困难，留校没有能够实现。我最终选择了去重庆的西南农业大学，重庆是我的出生地，在那里有我的许多家人与亲戚。

1984年的年底，终于到毕业要离开北京的时刻了。离京前，我去了一趟天津。说来好笑，去天津的目的就为了看看大海，那时觉得回到四川、重庆这样的内陆地方，以后怕看到大海的机会不多了。因忙于学业和当时人们都还没有如现在这种旅游的条件与意识，来到北京近三年的时间，都没有到附近环渤海一带地方去旅游过。没想到去天津后，遇到寒潮风雪天气。从地图上自作聪明地选择了去海边的地点，可是去一看，那里是一望无际的长满荒草、铺满积雪的滩涂，积雪之下早已冻得岩石般坚硬。就在那样的冰冻滩涂上，我冒着刺骨的寒风走了一两个小时，也没有见到一滴海水，在风雪茫茫中也看不清远处，差点迷失了方向。后来改道去了天津港口，总算从高高的码头上，向下探着身子，摸了一下海水。

再见了，崔老师！再见了，同学们、老师们！再见了，北京！当火车开动以后，一遍遍地回忆近三年在崔老师身边度过的日子，心中无限地感慨。

没想到，这一去，还又有机会再度回到崔老师身边，但已是七年半以后了。

六、重回北京

硕士研究生毕业后，到了重庆嘉陵江畔北碚的西南农业大学农业工程学院工作，一晃七年多过去了。这七年间，与同是毕业于北京农业工程大学的农建专业本科毕业的79级程武彦、80级李伟清等伙伴，以及该院其他老师一起，致力于开办和发展西南农业大学的农建与生物环境工程专业的工作，其间到重庆建筑工程学院进修了一年，参加日语培训班脱产学习一年，日子过得忙忙碌碌。到西农后不久，家属也从石棉调入西农工作，生活方面很快就安定下来了。

不过这种忙碌而安定的生活，从1991年的一天，接到崔老师的一封来信以后就被彻底打破了。那些年，由于经费等方面条件的限制和对外交流意识的欠缺，埋头在西南一隅的小圈子工作中，七年之久竟然很少到外界看一看，也没有到母校来过一趟，视界有些闭塞了。崔老师信中谈到北京农业工程大学的农业生物环境工程专业的发展，1986年，崔老师已经开始招收培养农业生物环境工程专业的博士研究生。老师询问我是否愿意返校工作，为此，可先在他那里读一个博士学位。

过去常说“人过四十不学艺”，那年我已年近四十岁，不过攻读博士学位倒一直是我一个未了的心愿。同时，西农在农建与生物环境工程专业方面的条件基础不用说比北京农业工程大学差得多了，回到北农工大当然会有更好的发展。但是，西农方面会同意吗？

教师获得较高学历西农是鼓励的，但是要离开西农可就不行了。询问的结果，答复是可以在职攻读学位，需照常承担教学任务，获得学位后必须回西农工作，为此需签订合同，如违约需支付5万元的违约金。这个数目的违约金在今天可能已算不得什么，可是对于当时月工资仅有两三百元的我这样一个普通教师，无疑是一个天文数字。当然，西农方面的主要目的还是在于留人，从学校的角度考虑，还是可以理解的。但是，我怎么办？

给崔老师汇报了这个情况，崔老师果断地回复，按要求签订合同，以后的事情，到时候再说。

于是，1992 年 5 月，时隔七年半以后，我又再次回到北京农业工程大学，成为一名 91 级的博士研究生，再次师从崔先生。

就这样，崔老师第二次改变了我的人生道路。

再度见到了熟悉的老师、熟悉的校园，以及熟悉的校园周边环境。校园内外单位的清退已经接近尾声，一排排简易房屋拆去了，图书馆、行政办公已经搬进了大楼，礼堂也恢复了它原来的用途。

水系已成为了水院，农建本科专业已经分化独立出了一个工民建专业。农业生物环境工程学科，在我再次入校不久的 1993 年，在崔老师以及农建专业的老师们的努力下，申请并获准建立了“农业生物环境工程”农业部重点开放实验室。以当时水院的湿帘、风机等科研成果为产品和业务基础，以农建与生物环境工程学科的教工为专业技术骨干的校办企业——“富通环境工程公司”，已经开始运营。时隔 7 年回来看，发现了学校在我们所在的学科、专业上有了显著的变化与发展进步。

崔老师还是那么精神，只是走起路来，步伐和动作看起来已显得有些迟缓。想起来那时崔老师已是 75 岁的高龄，本来前两年已经停止招收研究生，但是为了农业生物环境工程培养人才的需要，从我们这一届，又开始恢复招收博士研究生，而且，这一来又是连续五六届。到最后一届博士研究生毕业时，崔老师已是八十多岁了。崔老的一生，真正是为国家的农业工程事业奋斗贡献的一生啊！

七、奔忙的日子

按照与西农的协议，我这次是在职学习。在学习的同时，还必须完成原来在西农所承担的教学工作。因此，必须很好地协调安排学习与工作两个方面的事情。那时我的一般安排是，每年寒假前后的冬、春半年时间在西农讲课，暑假前后的夏、秋半年时间在北农工大学习与开展学位论文的研究与实验工作。

在职学习是艰辛的。我一直比较理解在职学习的那些研究生同学，因为我自己就有深刻的经历体会。从工作岗位再度回到课堂，有一个艰难的过程。面临学习与工作都很繁重的任务，两条战线，不断地从一种状态转换进入到另一种状态的过程，往往要付出额外多的时间与精力，还加上这个年纪的人对家庭的责任与家庭事务的压力、在外对家人的牵挂，要坚持下来，确实需要有一些毅力的。

同学都是新的伙伴了，原来硕士期间的同学，多数已去了国外留学深造和发展，陈树林、周仕超去了美国，王杰明、金羽周去了加拿大（金羽周后来不幸因病英年早逝），黄泳涛、杨战清去了欧洲，后来听说黄泳涛也转去了加拿大。一些留在国内的同学，有很多已经暂露头角，成为了一些专业领域的新星。我入校时的同学有张福林和郭慧卿等，算是91级同年级的同学，不过因入学时间的不一致等原因，在一起上课的时间其实很少。

博士课程并不多，可是因为与过去的知识告别太久，续接起来很有些费劲。重新拾起中断已久的课程，尤其是数学与外语这一类基础课程，让我付出了很大的精力。还有就是计算机以及我们从事的设施农业工程领域，在那些年代的发展都很快，了解学习新的知识、技能，以及掌握新的发展动态，也都是学习中的重要内容。

博士的选题，这次是直接承担崔老师的博士点基金课题，是研究在农业设施中的雾化降温。根据崔老师的意见，也请黄之栋、袁冬顺、张森文等老师参与了对我的论文研究工作的指导。此外，李保明当时已担任农业部农业生物环境工程重点实验室的副主任，成为这个学科后继的学术带头人，也参加了课题的组织协调和研究的工作。这个研究持续花费了我近三年的时间，主要进行了两次试验。一次是在自制的模拟试验装置上进行试验测试，另一次是在一栋法国进口的温室中，进行在实际生产中应用的试验，各搞了一个夏季。

在现在北门外 40 号楼的位置，那时是富通公司的所在地。在一圈围墙内，有玻璃温室、鸡舍、湿帘生产车间、机械制作车间、库房以及一些办公用房。这些都是水院农建专业老师们在课题研究成果转化的需要中一步步建设起来的，成了现场教学实习与科研的一个方便的场所，当时很多研究生实验都在这里来做。在公司的机械加工车间里，有电焊机、剪板机、冲床和钻床等一些加工设备，还有各种工具、材料。感谢那时在富通公司兼职的毛嘉华、李柏生、王惟德等老师们，还有后来成为我工作伙伴的王平智、程杰宇等，以及在富通工作的其他一些员工们，我自制试验装置、试验测试等工作多在富通的那个院子里完成，他们给予了我们很多的方便与支持。

在现在北门内的 41 号楼与水院楼的位置，那时是水院的温室与节水灌溉试验用地，建有法国与以色列赠送的塑料温室，我们的雾化降温的后期应用试验，就在法国温室中进行。贾先斌老师的研究生王宇欣，也选择了雾化降温的课题，我们在试验中分工合作，一起在法国温室中建起雾化降温装置，共同完成了试验。

每隔几天，我就要去崔老师家里，给他汇报一下实验、研究和论文工作的进展，听一听他的意见和指导。有时也聊一聊家常，崔老师和师母常常会问一些我在重庆的生活与家人的情况。听崔老师讲，他在抗日战争时期正好在当时搬迁到重庆的国立中央大学学习和工作，所以谈到重庆，自有一番亲切的感觉。

在北京与重庆之间的一次次往返中，四年多的时光过去了。在别人看来，我是 91 级的研究生，应该是在 1994 年毕业的。可是由于晚入学和在职的原因，这个学习的时期就拖得似乎有些漫长了。眼看着一届又一届的同学来了、又毕业走了，自己也感到无比的压力，焦灼的心情是对那几年生活的深刻记忆。

1996 年夏季终于完成了学位论文撰写的工作，8 月迎来了论文答辩的日子。我的论文答辩是与王红英、孙忠富二位同学在同一天一起进行的。那天我的论文答辩委员有张季高、徐师华、王云龙、吴毅明、周军、吴德让等老师。巧合的是，张老师与徐老师还正是我十年前硕士学位论文的答辩委员，我与这些老前辈真是有缘。

我终于博士毕业啦！

八、命运多磨

按照崔老师的意见，我毕业以后就留在中国农大工作，这已得到院、校有关方面的同意。可是这事西农当然是不同意的，我回西农找了有关方面，反复陈述意见也不行，调动工作的手续无法办理，工作关系无法转移，事情陷入了僵局。

这时崔老师做出了一个非同寻常的决定，就是自己亲自出马，到西农说服各有关方面放人。这非常出人意料，要知道崔老师当时已经年近八十了，这样长途的奔波是否能够适应，很多人是不赞同的。可是崔老师非常执着，最后，院里做了让步，同意让我自己全程陪护崔老师，去西农一行。

那时乘飞机还是很难得的、不能想象的事，已记不得当时三十多个小时的火车上是怎么过来的了，到了重庆火车站，到西农所在地的北碚还要坐两个多小时的汽车，不用说也是乘坐的公共汽车。两千多千米路的奔波，还好，一路平安无事，不过现在这些想起来还是有些不同寻常。

在西农，崔老师去找了农业工程学院、人事处等部门，也直接找了当时西农的校长、蚕桑专家向仲怀院士等，向他们认真说明情况和争取支持。崔老师是老一辈留美归国的知名专家，所到之处，自然是很受尊敬和热情接待的。老师已如此高龄，为了一个普通中年教师，不远千里专程来到西农，也引起了西农很多教师和领导由衷的赞叹。不过，赞叹归赞叹，在放人这点上，谁也不开这个口。这事其实是可以想得到的，那时全国各高校和科研机构都是急需专业人员的状况，哪个单位都不会轻易放走一个专业技术人员。西农自然也不例外，那时思迁的人不少，谁也不敢开一个先例。况且，我还与西农有一个学成回校服务的协议，这个台阶也是不好下的。

因此，谈不成功，是可以预计的结果。但是，正因为有了崔老师这次的重庆之行，给以后我工作调动的成功，打下了一个基础。因为崔老师亲自到西农要人，使西农方面了解了中国农大方面在这件事上的决心，意识到强留人也不是办法。之所以不能立即同意放人，主要是需要适当的机会，找个方便的台阶下。所以，我最终能够来到中国农大工作和发展，对崔老师是怀着深深的感谢的。

在重庆期间，陪崔老师去了城区的一些地方，也请崔老师到我家里做客。一路上，重庆城区爬坡上坎的道路，真担心崔老师吃不消。我在西农的家住在七楼，也没有电梯，崔老师爬几楼就要停下来休息一会儿，毕竟是那样高龄的人了。崔老师是在重庆生活过多年的，但几十年来重庆的变化太大，老师也很难从经过的街巷中，找到过去的记忆了。不过，那些年重庆的面貌虽比抗战时期有了巨大的变化，但与近年迅猛的建设发展相比，市容市貌其实还非常的差。拥挤的街道、破旧的房屋，还到处可见，有些石板路的街道，因使用年代太久，已磨损变得凹凸不平，雨天街上不免就变得有些泥泞。我的家人与崔老师聊起这些，说重庆的这种街道真是糟糕、不好意思之类的话时，崔老师说，哪里的话，比抗战那时好多啦，而且正因为街道还有些过去风貌的影子，所以感到非常亲切。

我调动的事就这样一时没有了办法。听说中国农大的院、校多次会议上还专门研究过这事，破例同意我在调动手续未能进行、工作关系未能转来的情况下，暂留学校工作，以后等待解决的时机。这样，我就在一种非正常的状态下，开始了在中国农大任职的生活。后来，西农方面逐渐有了松动，可是，往上的程序又遇到麻烦。当时中国农大正处于所属关系从农业部转到教育部的过渡时期，调动的批准等手续就搁置下来了。在农大的住房、工资待遇等都是一种临时的状态，漂泊不定的感觉、焦急等待的心情，对我是一种难言的折磨。

在漫长的等待之中，我常常到崔老师的家里，寻得些许安慰。多少次，崔老师催促院、校领导想尽各种办法，促进问题的解决。现在想起来，为我的调动之事，崔老师真是操碎了心，也给当时的校、院相关领导和部门增添了不少麻烦。

终于，我的工作调动在1998年的秋天，我毕业的两年之后得到完满的解决。爱人与儿子也随同来到北京，在张森文老师（时任校图书馆馆长）的关心和安排下，爱人顺利地被接收到了校图书馆工作。

就这样，我的人生轨迹就在崔老师的接纳与引导下，从四川西南偏僻的小县城，来到了首都北京，这前后经历了十八年的时光。

九、在崔老最后的日子里

我正式来到中国农大工作以后，崔老师已经是年过八旬的老人了，但还在指导几位博士研究生，学校和社会上的一些学术活动，还常常请他参加。我们工作上的一些事情，也经常到他那里聊一聊。有时他还会思考学科和专业发展方面的一些事情，有了想法，就打来电话，把我们叫去谈一谈。

记得一次崔老师来电话让我去，给我谈了关于开展环境模型研究和开设这方面研究生课程的想法，他让我在这方面做出一番努力。这成为我以后从事环境模拟方面研究工作的一个起因，我从那以后逐渐开始关注这个研究方向。

我们在自己研究生阶段论文的研究工作中，已经接触和使用过计算机模拟的方法来解决一些问题，但是系统的研究还谈不上，要作为一门课程来开设，还需要做很多工作。为此我查找了很多资料，发觉这方面的现成的教材或著作几乎没有，一些其他领域的模型、模拟方面的文献、资料，对于设施农业生物环境工程专业，都很不合适。实际上，这是一个还发展不太成熟的领域，模型要发展成为真正有用的工具，还需要更大量深入的研究，是内容广泛丰富、理论艰深、学术难度很高的一个领域。

我逐渐认定环境模型对于专业问题研究与实际工程应用是

一个很有用的手段和工具，因此，我以后逐步进入了这个研究领域，将一些初步的知识和方法汇总起来之后，开设了“生物系统动力学”的博士研究生课程，这门课程内容不是很成熟，也不系统，但却是一个有意义的开端。以后，我采用模型和数值模拟的方法，解决日光温室的光热环境分析、方案评价、设计参数优化等问题，并开发成为计算机软件，取得了一些初步的成果。

但是，就在这方面研究工作有一些进展，在国内学术界逐渐有了一些影响的时候，我自己也到了退休年纪。这方面的研究需要持续不断的努力，需要长期的积累，才能获得有水平的系统的成果，感觉进入这个领域有些晚了，有好多想法还没来得及实现，就退休了。但是，我也不大甘心，还是想把未完成的工作接着做下去，不辜负崔老师的指引和期望。

所以，现在我也决心以崔老师为榜样，在退休之年，仍继续研究，推动该方面的理论发展与工程应用，争取取得初步系统的一些成果，为这个学科的发展做出一些贡献，也以此告慰崔老师。

崔老师晚年行动越来越不方便了，很多时候都坐在屋里的沙发上度过，活动较少，身体也越来越胖了。崔师母在我们去的时候，总是爱唠叨这事，担心崔老的身体。这时，我们也加入了促进崔老师“加强运动”的动员中。但每当这时，崔老师总是微笑不语。其实，崔老师在那个年纪，身体是逐渐在走下坡路了，各方面状况开始不是那么对劲了，恐怕不是单纯锻炼不够的问题。

后来，崔老师逐渐开始整理他的一些资料和书籍，一些捐给了图书馆，一些转给我们几个弟子。我们去他家的时候，他有时就从箱柜中搬出一摞摞书籍和文献，让我们随便挑选，说是反正他也用不着了。

大约是从2005年前后开始，崔老的病逐渐多了起来，并且一次比一次更严重，住院的时候开始多了起来。开始几次住院的时候，我们在京的几个弟子协助老师的家人去轮流看护。后来，住院的时间一次次越来越长，就请了专门的护工，我们就只抽空去看看。

每次去病房看望崔老师，就聊聊工作、社会中的一些事。另外，崔老师（以及崔师母）还总是会关心一下我到北京以后，家庭、生活等方面的一些情况。他和师母有时会问我们，到北京来后怎么样？比以前的工作、生活好吧？他和师母为我们进京操了那么多心，总是希望最后是一个好的结果，希望我们能够满意。

崔老师的听力越来越差了，后来就必须借助助听器，但是即使如此，谈话聊天是越来越费劲了。有时候我们去看望他，他知道我们一般都很忙，所以有时说不上几句话，就催我们快走，担心我们在医院花费的时间太多。

崔老师最后的时光是在亚运村安慧桥东南的北京冶金医院中度过的，那时已经到了无法离开医院回到家里的程度了。

2007年2月24日是一个令人难忘的日子。这天我如同往常一样来到冶金医院看望崔老师，一进医院，就遇见崔茂东。看见他一脸悲戚的样子，我心里一沉，随即知道，崔老师已刚刚去世了！虽然早知有这么一天，但这个时刻真的到来的时候，真的与老师的永别成为现实的时候，还是感觉到心中异常的沉重。

我立即把崔老师的逝世用电话告诉了水院的王福军院长以及学校的有关部门，接着通知了崔老的各位弟子。接下来的几天，就是为崔老师的治丧而奔忙。

崔老师是现代中国农业工程界的知名专家，《农业工程学报》《农业机械学报》等刊物刊发了崔老去世的消息。在崔老的告别仪式上，有国内许多农业高校、科研单位和农业工程界人士送来的花圈，参加告别仪式的有校、院领导和国内农业工程界的社会团体、知名人士，还有崔老师的弟子们，也有很多农业工程界的年轻一辈的教师和科技工作者、工程技术人员。

崔老师的陵墓位于景色秀丽的北京西郊的万佛华侨陵园。老师去世后的几年的清明节，我们崔老师的弟子都相约来到这里扫墓。在远离城市喧嚣的陵区崔老师墓前，与崔老师相处的二十五年来的一幕幕会不时浮现在我的脑海中。

我的一生，正是遇上了崔老师，从而过得更加有意义、有价值。

为此，我感到无比的幸运，永远感谢和怀念我的恩师——崔引安先生！

回忆崔老师访问日本

中国农业大学园艺学院　陈青云

三十一年前（1986 年）的冬季，崔老师应邀访问日本，我全程参与了此访的立项策划、行程安排、接待陪同。在访日过程中，崔老师所表现出的宽广的国际视野、高深的学术水平、严谨的治学精神、谦逊的待人风格，给我留下了深刻印象，也一直启迪和鼓励着我争当一名合格的高校教师。

我是改革开放后的首批本科生（俗称 77 级），毕业于华中农业大学农机化专业。1982 年 9 月作为“出国预备研究生”来到崔老师门下。经过在大连外语学院的日语培训，于 1983 年 10 月到日本筑波大学留学。1986 年 3 月回国休假，曾专程拜访崔老师。在和老师交谈过程中，了解到学校正在启动博士生招生培养，一方面要自身摸索总结培养经验，同时也要借鉴国外成熟做法。崔老师透露出有意到日本去看看，让我为此牵线搭桥。那时候以及之前几十年的那个时代，出国访问不像现在这样简单，真的是一件不太容易的事情。崔老师告诉我，自从 1948 年美国留学归国后，还没有机会重出国门。老师还给我讲过一个故事，一个大学老师写了 1 篇在他看来很有水平的论文，完全可以参加国际学术会议交流，但就是由于领导不批准而未能成行。当时，我也只是一个普通学生，在日本也谈不上有什么人脉，抱着试试看的想法，对老师说我尽力去促成实现。

返回日本后，我和我的日本指导老师相原良安教授介绍了崔老师的想法，相原老师欣然同意，说可以发出邀请予以接待，还可以负担崔老师在日本期间的费用，至于国际旅费要崔老师自行解决。这样的结果使我喜出望外，当时就给崔老师挂了国际长途电话（那时候的国际电话比现在也是难打多了）告知这一情况。接着崔老师就开始向学校、农业部提出申请出国与国际旅费，但申请过了半年还迟迟未批（现在的人们也许很难理解）。时间已到了 1986 年的秋季，这时候从台湾大学来了一位访问学者到相原良安教研室进修，此人名叫王鼎盛，在中国台湾、日本农业工程界颇有名望，曾经邀请相原良安教授访问过中国台湾，可以说他们是老朋友了。他得知这一情况后，以老朋友的身份向相原教授建议，“你现在有个横向项目，拿出一部分资助崔老师的国际旅费应该不成问题，用于促进两国学术交流是值得的。”相原老师同意了王鼎盛教授的建议，于是没过多久崔老师的日本访问终于成行了。

我和相原老师为崔老师访日制定了充实的日程安排：在筑波大学召开中日设施农业交流会、座谈会，由崔老师介绍中国设施农业的发展情况；访问农林水产省设在筑波科学城的相关研究所，畜产研究所、土木工程研究所、农业综合研究所、环境研究所等；访问位于东京的日本大学、东京大学；拜会日本设施农业学会；考察农产品市场等等。

崔老师所到之处，都详细了解日本设施农业的发展历史、现状与存在的问题以及有关国家计划规划政策，对日本的学位管理、研究生培养与学校和研究所的合作关系等尤为关心。在考察农产品市场的时候，崔老师对农产品价格也是非常关心，从此可以看出崔老师不仅从学术角度考察日本，也从产业角度怀抱对设施农业发展动态的关注。在拜会日本设施农业学会时，和理事长船田周先生商量如何促成两国学会领导互访，建立两国设施农业学术交流长效机制。从那以后，日益活跃的中日学术交流，尤其是和筑波大学频繁的人员往来、学术交流，应该说与崔老师的那次访问，打下的基础不无关系。那时崔老师已是年近七旬，身体状况也不是很好，可以说不仅坚持在教学科研第一线，还可以说正在开创我国设施农业、农业生物环境工程领域博士生培养先河，奠定此领域博士生培养基础。这种“老骥伏枥，志在千里”的精神，确实令人景仰，值得我辈学习效仿。崔老师在美留学多年，养成了一些西方生活习惯，例如爱吃冰激凌，即使在冬天也是如此，关于此在筑波还闹出了个小笑话。我和我爱人陪同崔老师晚餐后外出散步，途经一个超市，进到超市拿着冰激凌就开始吃起来，我去交钱才发现未带钱包，身无分文，幸好崔老师手里有钱前来救驾。

20 世纪 90 年代初，相原老师也应邀访问中国多次，每次到北京都与崔老师相聚甚欢。崔老师离世已经十年了，上述提到的相原良安教授、船田周教授、王鼎盛教授也相继逝去。每当我想起那次崔老师访问日本的情景，看着那些开始褪色发黄的照片，回想起这些老前辈们间的交往与友谊，都备感温馨、怀念和鼓舞。

愿逝者安息！

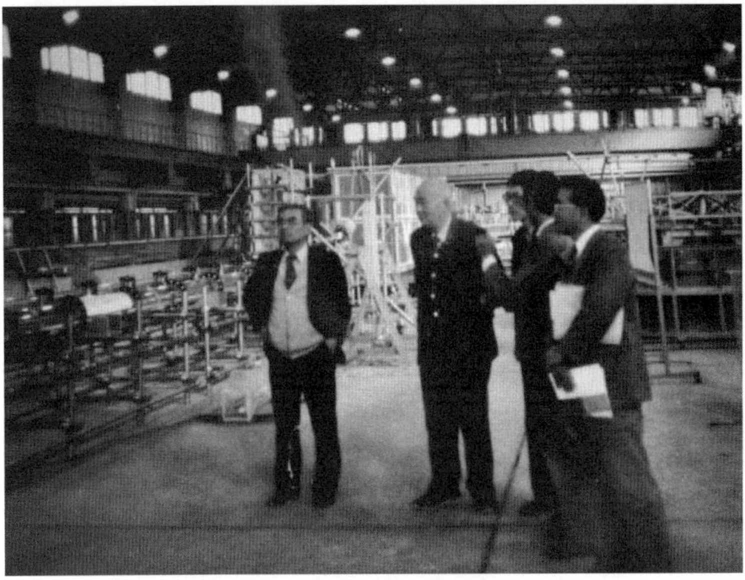

参观筑波畜产研究所

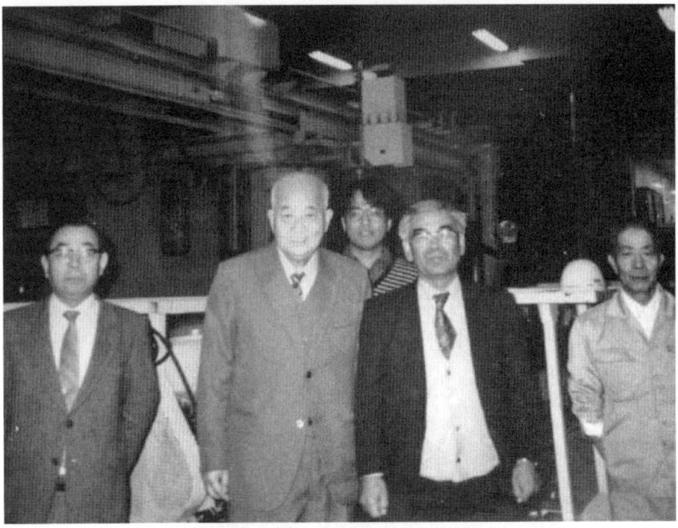

参观筑波农业综合研究所

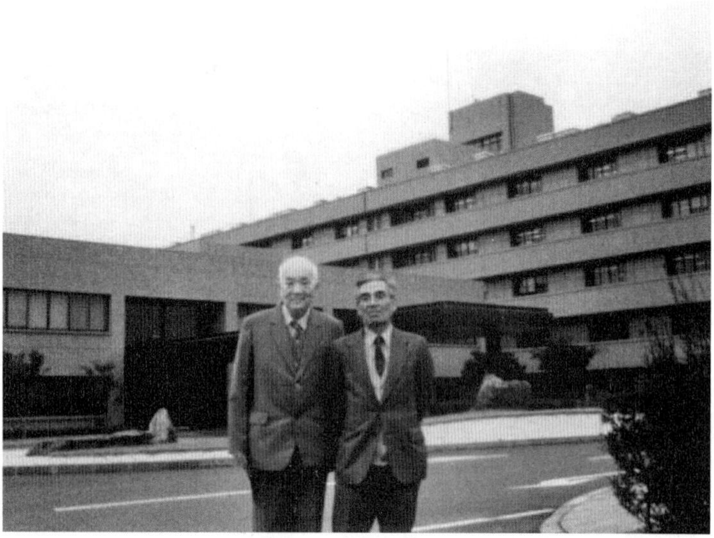

与日本筑波大学相原良安教授合影

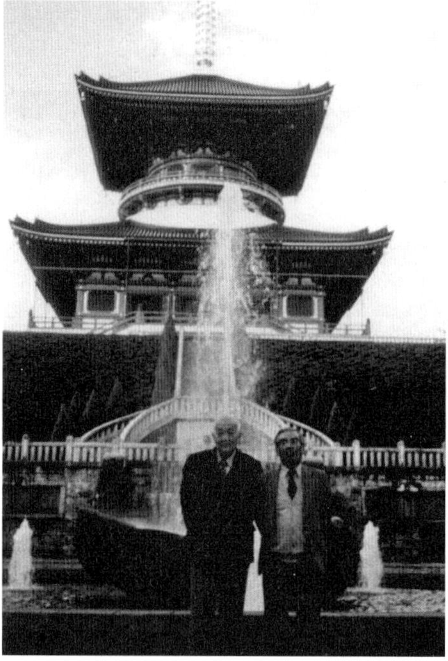

相原良安教授陪同参观

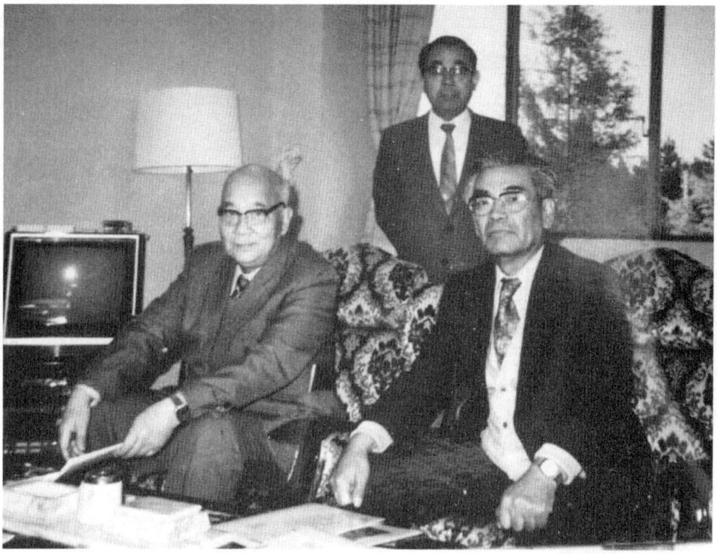

崔老师做客相原教授家（站立者为王鼎盛教授）

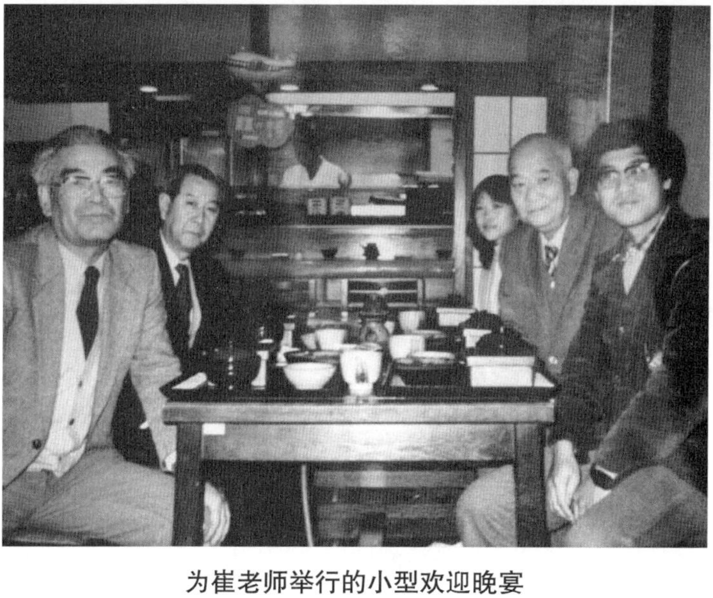

为崔老师举行的小型欢迎晚宴

（左起：相原良安教授、船田周教授、陈青云爱人胡源西、崔老师、陈青云）

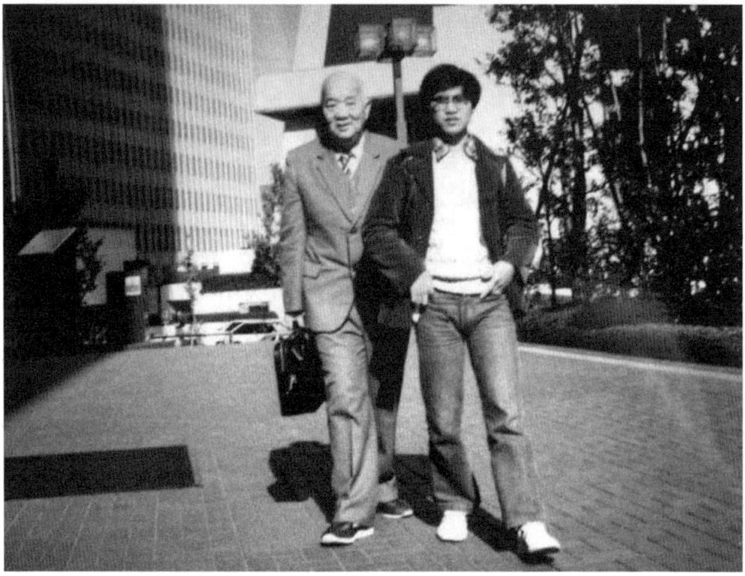

陈青云陪崔老师漫步在东京街头

忆崔教授

华中农业大学工学院 袁巧霞

师从崔老师名下时，我刚及双十年华，尽管彼时已大学毕业，但仍不谙世事。幼年半自闭的性格，使我不善于也羞于与人交流，因此在崔老师名下三年，我与他真正互相交流的机会并不是很多，多数情况下都是他说我听。崔老师将我引入农业生物环境和能源工程这门学科的门槛，教给我如何选题，如何查阅文献，如何进行调研，如何进行试验设计和组织试验，给我一字一符地修改论文。他不光教我如何做科研，还教我如何脚踏实地做人，教我作为一个社会人应有的责任意识和应有的道德与职业素养。记得第一次上崔老师的课时，我像以往一样踩点进入教室，尽管是几个人的小课，但老师已经在讲台上做好了上课的一切准备。在这堂课上，老师告诉我“准时≠准点”，作为对别人的尊重，在任何会议、课堂以及约会的场合，应提前 5 ～ 10 分钟到场，这是任何人应有的素养。老师的这些话，我一生铭记心中，并将这种观点持续地灌输给我的学生。作为老师名下的第一位女弟子，在京的三年，老师与师母给了我极多的关注和帮忙。怕我不习惯北京的生活，师母亲自给我做湖北家乡的菜吃，教我如何照料自己的生活，教我学会了包饺子，让我体验到少小离家多年没感受到的家庭温暖，也让我逐渐开始开朗和自信起来。

毕业离京后，我本是寄着老师“将农业生物环境和能源工程这门学科在华中农业大学建立起来”的厚望来到了武汉，怎奈世事难料，势单力薄加之随遇而安的性格，让我工作几年也一直未能如愿，还慢慢地脱离了崔老师一手建立起来的这个专业。在与老师的往来信件中，他了解了我的苦恼，劝我再返京攻博，我也好不容易下定决心准备再次一搏，但最后仍是在家庭与学业之间选择了家庭。为此我多年一直感觉无颜见到老师，犹豫和矛盾中，直到最后我也未能见到老师一面。听闻老师离开了我们的噩耗，恰是春节过后，想赴京给老师送行，却找不到一张能让我赴京的车票或机票，让我错失了这最后一次机会，也成为我此生最大的憾事。

这些年来，尽管我有负崔老师的愿望，未能将他所建立的学科发扬光大，但在最近十年的岁月里也慢慢回到了本专业，在华中农业大学也建立了该学科，并继承他的衣钵，为该专业的发展培养了一批批人才。尽管未能在专业上得到大的发展，但我聆听他的教导，一辈子认认真真做事和做人，扮好我人生中的每一个角色。尽我自己最大的努力，做好一个教师，做好一个妻子，做好一个母亲，做好一个女儿，做好一个儿媳……

老师：在我的余生里，我将尽最大努力地无愧于您的教悔！愿老师永存！

2016 年 6 月 28 日　于武昌南湖畔

忆恩师崔引安先生
——纪念崔先生诞辰 100 周年

浙江大学生物系统工程与食品科学学院　朱松明

2007 年初春，崔先生去世的噩耗传来，我大脑一片茫然，随即他老人家的音容笑貌在我脑海里一遍遍浮现：在教室、在实验室、在他家、在我的论文答辩会上……。当时我在加拿大的蒙特利尔，未能参加崔先生的追悼会，这是我一生的一大憾事。而今崔先生离开我们快 10 年了，却逢他老人家诞辰 100 周年，非常有必要留下点文字记忆。

一、师从崔先生

我是 1986 年 9 月有幸成为崔先生首批招收的 2 位博士生之一。但我与崔先生有缘相识却更早些，可以说仰慕已久。1983 年我从当时的浙江农业大学考取当时的北京农业机械化化学院硕士研究生（师从吴春江教授），入学不久我就随我的本科毕业设计指导老师崔绍荣教授去拜见崔先生（崔绍荣老师曾是崔先生在吉林工业大学时的学生和同事）。初见崔先生让我第一次近距离领略了留美大学者的风范，以及老人家的和蔼可亲，同时也产生了对老先生的仰慕之心。之后，我对有关崔先生的信息也就格外留意关注。

1984 年我选修了崔先生开设的“科技文献检索”研究生课，

当时还没有电脑网络，查阅科技文献非常烦琐，要先从海量的文献摘要堆里去查阅摘要卡片或摘要索引期刊，如EI（即工程索引期刊）等。看到与自己研究工作相关的资料，把摘要信息抄下来，再去查找原文。所以一天下来也找不到几篇好的参考文献，不像现在上网一查，很快找到需要的文献并下载。崔老师先在课堂上教我们文献分类和检索的基本知识与方法，然后亲自带我们一起去挤公共汽车，到北京图书馆、中国科技情报所、中国农业科学院图书馆等去查阅文献。崔先生背着同学们熟悉的浅黄色挎包，里面装着简便的午餐和水，我们跟在他稍有驼背的身影边，走步或转换公共汽车，进入北海公园旁边的老北京图书馆，一待就是一整天。现在看来这样查阅资料的效率实在太低了，可那是当时做科研所必需要做的工作，这是一种科学的精神和态度。这样的经历让我终身难忘、受益匪浅。相信其他老同学们也有同感。

因为与崔先生有这样的前缘，所以1986年当我得知崔先生要招博士生时，下定决心去报考了，并从此有了与崔先生永恒的师生之情缘。

二、攻博期间的几段难忘经历

后来我如愿成了崔先生的弟子，但我的本科和硕士生的专业都是机械方面的，对农业生物环境工程的了解甚少。入学初，除了一些课程学习之外，一个很重要的经历就是崔先生请来了他的老同学、美国密歇根州立大学的Esmail教授给我们开设了“动物环境工程”方面的系列学术讲座，使我第一次接触到了美国在这方面的科研和应用情况，真是大开眼界。

崔老师给我们讲授了一些农业生物环境工程方面的专题课，其中印象特别深刻的是崔先生当时翻译并讲解的Esmail教授的专著《家畜环境原理》。由于白天我们时间凑不好，都在晚上上课，一上就是3小时，我们听得都有些疲倦了，而那时已近70岁的崔先生却从不厌倦。崔先生这些课和教学资料，都是我们那时的主要学习材料，是当时农业生物环境工程领域的知识和学术基础。因为当时的中国，农业生物环境工程专业还是初创阶段，研究生的教材与参考资料相对缺乏，先生提供的是我们最营养的专业食粮了。

选题是博士生阶段最重要的环节，也是崔先生对我言传身教中最关心的问题，他给我指导和讨论过很多次，有时候我提出的一些想法，他并不赞同，但他总是耐心和蔼地讲解他的观点和理念，对学生非常宽厚包涵。经过一段时间的探索，1987年上半年，我的博士论文课题定了下来，做高产鱼池水质环境工程方面的研究，这是农业生物环境工程领域一个较新的研究方向，当时前人做的工作还比较少。

课题确定后，崔先生非常关心、支持我的工作，崔先生专门请来了他的老朋友，上海海洋大学从事水化学研究的金有坤教授，金教授专门给我们上课培训一周多，讲解了水质环境、水化学检测的原理、方法和实验，并赠送给我一本她的专著《水质分析》，从而开启了我池塘水产养殖环境工程方面的实验研究工作。在理论方面，当时我想做一些水质模拟研究，经与崔先生商讨，去清华大学水利工程系选修了《水质模型》这一较为前沿的新课程，从而打下了我理论研究的基础，后来又经吴春江先生的牵线联系，在北京水产研究所开展了高产鱼池水质环境的实测试验研究，试验工作正好与唐素英副所长主持的北京市科技项目“亩产1 500公斤池塘高产养殖技术研究”十分贴合，得到了唐所长及北京水产研究所上下科研人员的大力支持。在崔先生的关心和支持下，老同学滕光辉、周长吉等专门帮我日夜守候在野外池塘边做检测实验，无论日晒雨淋和蚊子、苍蝇叮咬都要日夜坚守，直到实验工作完成，想起这些经历，师生、同学之情油然而起，令人难忘。

三、崔先生留给我们的遗产

如果从1981年崔先生调入北京农业机械化学院算起，他在中国农大的任教时间并不算很长。由于“文革”的耽误，他指导的研究生极大多数都是在他60多岁以后招收的，但就是从那个时候，他开辟了“农业生物环境工程”这一新专业、新学科，进入了他事业的一个新的辉煌时期，给我们大家留下了丰厚的基业和遗产。这其中有很多值得我们思考、总结的宝贵东西。我在这里只是想谈谈自己的一点点感受，希望能够抛砖引玉，但由于水平有限，很多东西难以表达出来。

1.崔先生的远见和所开创的事业

在崔先生创建农业生物环境工程专业和学科时，对这一专业或学科有一定思想认识的人还不多，能够预见这一专业方向发展前景的则更少。包括我们这些学生，在开始阶段对专业方向的认识十分薄弱。当时的实验室非常简陋，仪器设备条件几乎是一穷二白。记得一开始，我们实验室有几个非常简易的塑料大棚，入学后不久，杨战青同学让我们帮他做大棚环境检测，我们几个同学就用简单的温度计、照度计定时手工测量。

农业生物环境工程学科发展到现在，全国已有28个硕士学位授予点、12个博士学位授予点，这个专业和学科能够发展到现在，离不开崔先生审时度势，谋划布局。同时，崔先生也深知“农业生物环境工程”是农业生物与工程的交叉学科，十分重视培养我们的学科交叉理念。崔先生通过自己早年先学农后转工的体验，教导我们在打好工程技术基础的同时，重视生物学知识的学习，与生物学方面的专业人士合作。这些思想理念和做法在今天看来已不再新鲜，但在30多年前确实是非常超前的。正是这种超前的思想理念引领了农业生物环境工程专业和学科的发展。

2. 崔先生的严谨治学与宽厚待人

崔先生知识面宽、兴趣广泛，但他治学严谨。记得他对我们强调最多的是写文章的论据一定要有出处，或引用参考文献，或来自自己充分的实验结果。他著书立说写文章的功底很好，主编和主译了很多教材或著作，他从创刊开始曾连续四届担任《农业工程学报》副主编，但他老人家始终坚守着他严谨的治学理念，并严格要求我们落实到行动。

然而，在具体对待每个学生方面，他像慈父般地宽厚待人，非常关心学生的言行举止，常和他们谈心，交换意见，了解情况。学生有做得不妥的地方，他也总是耐心和蔼地开导，从不摆架子、发脾气。学生生活上有点难处，他总是悉心问候，关心备至。所以我们学生也爱在崔先生、崔师母面前说真话，交流思想，包括学术问题、非学术问题，哪怕是个人问题。这些点滴小事，汇聚起来，成为崔先生和我们研究生间的深厚感情的坚实基础。

崔先生这种严谨治学、宽厚待人的风格或多或少地传授或影响到了我们弟子们，今天虽然崔先生离开我们多年了，但他的这种精神仍然在弟子中传播、起作用，我们都因身为崔先生的弟子而感到幸运和骄傲，同时也激励我们为农业生物环境工程继续努力奋斗。

随风潜入夜　润物细无声
——纪念恩师崔引安先生

中国农业科学院农业环境与可持续发展研究所　董红敏

今年是恩师仙逝10周年，恰逢教师节临近，提笔后感概万千。博士毕业，告别校园后，时常追忆在学校的求学时光，恩师的谆谆教导常常回响在耳旁，恩师的拳拳哺育时常铭记在心。后来自己走上工作岗位，恩师渐渐步入老年。我们从青年步入中年，开始独立主持课题，成为导师，教硕士带博士研究生，慢慢品尝了科研过程中的酸甜苦辣。桃李不言，下自成蹊，更能体味当年导师待我们的恩情，也更敬重导师在科研和生活中的品格。

先生强调博观而约取，厚积而薄发的态度。先生创办了中国第一个农业生物环境工程专业的博士点，先生指导农业生物环境工程方面的研究生论文选题时，涉及该学科的动物环境、植物环境、水产养殖环境、储存保鲜环境、农业废弃物处理与利用和农业建筑等6个分支。学生需要学习的内容多，再加上没有教材，国内也没有资料，当时不知深事的我觉得没有必要自己选题，真羡慕老师给直接指定题目的同学。但，先生认为治学好比建筑金字塔，一个人的学识有多宽，才能积累至多高，电线杆式向上爬是难保不摔跤的，坚持要求从查阅文献开始，自己总结找出问题，确立研究题目，独立制定研究方案。正是先生的坚持，使我学会了确立题目的思路和方法，不仅自己收益至今，我对自己的学生也做出了同样要求。

读博期间恩师常教导我们要大量研究文献资料，多做笔记，及时归纳总结，掌握科研动态，这样写文章时才能做到言之凿凿，不会人云亦云。印象最深的是当时条件有限，只能去国家图书馆查阅资料，当时汽车还是奢侈品，不用说我一个学生不可能乘车前往，就是先生也要和我们一起乘公共汽车前往。先生就一大早和我们一起，随身携带干粮，一头扎进图书馆，手把手查阅检索文件，制作记录卡片，有什么问题随时向先生请教、和他讨论，其余时间先生就自己埋首于浩瀚的文献资料中。这种言传身教的精神一直激励并影响着我。

崔老师在生活中是个和蔼可亲、慈眉善目的长者，看上去朴实而寡言，黑色镜框背后是深邃又睿智的眼神。每每促膝长谈，老师除了指导学习、指导试验，常教导我们要虚心、教我如何踏实地做人。他常说："人们已经知道的东西比起不知道的来真是沧海一粟，微不足道，愈是有知识的人愈感到自己的不足。"正是靠着虚心学习的精神，恩师先后从事过农学、农业工程、汽车设计与制造、拖拉机设计与制造、农业机械设计与制造、农业生物环境工程等多个专业的创建。正是先生在中国创建了第一个农业生物环境工程学科，使我有幸成为我国农业生物环境工程的第一位博士。

作为先生的也是中国第一批农业生物环境工程的弟子，深知先生的不易。记得当时国内没有教材、更没有人关注畜牧业环境，作为著名的农业工程专家、前辈，根本没有必要自讨苦吃开设新的学科、新的课程。但先生根据国家的需要，不计个人成败，不顾艰难，以他广博的知识，开启了畜牧环境学科之门。当先生知道他的老同学，当时的美国农业工程学会主席出版了《家畜环境原理》时，不仅邀请他来中国讲学，撒播畜禽养殖环境科学的“种子”，还亲自教我如何和外国专家交流。那是我人生中第一次和外国人交流，如何见面打招呼、如何握手、如何问问题，先生都一一嘱咐。为了使学生学习畜禽养殖环境的知识，先生在70多岁高龄，还手捧英文原著，逐句读给我们这些学生听。正是先生对发展新学科的追求、对新知识传播，引导我进入畜禽养殖环境行业。正是先生的执着，使我国畜禽养殖环境科技从无到有，由弱到强，成为我国绿色发展、畜牧业可持续发展的支撑科技。

先生言传身教，治学严谨。对学位的材料和论文要求非常严格。记得我的博士论文评阅，为了使更多的人了解畜禽养殖环境，先生邀请了全国50人评阅。在1989年，几乎无人开展畜禽养殖环境研究的情况下，只能请大同行专家评阅。除了农业生物环境工程的专家，既有畜牧业，也有农业机械的，还有暖通空调的，先生除了要求我认真阅读评审意见，逐一修改外，自己也仔细逐一阅读。当看到专家提出建议时，先生对修改结果都要逐一核对，不放过任何提高完善的机会。当先生看到专家全部给予好评，我也顺利获得博士学位，先生比我自己还高兴。

时光荏苒，悠长岁月平静，追忆往昔，求学时众多暖心的场景不断浮现，心绪难静。恩师在学术上言传身教，身体力行，严格要求。在生活中教导谦虚团结，关爱有加。随风潜入夜，润物细无声，先生的恩情、先生的形象、先生的故事将永远铭记在心。

忆导师崔引安先生

农业部规划设计研究院　周长吉

人间的四月天，依旧是风清日朗，不知天堂里的崔先生和师母可否舒适、静好。崔先生，今天我又一次站在了农大图书馆北侧，那栋古朴的西式二层小楼前，五号楼一层西侧，您家。我知道您和师母都不在家，走了整整十年了，而且永远都不会再回来了，可我还是来了。

小洋楼前一排枝繁叶茂的老槐树还在，高大粗壮，树干向外伸展着枝丫，满眼的新绿。斑驳的光影投射到小楼上，投射到您客厅的窗子上，您的座椅不就在窗子下的书柜前面吗，您一抬头就能看见外面的大槐树，这时师母就会过来温声细气地跟我们说话，问问吃得好不好，老家人的日子怎么样。客厅西面墙上挂着一幅很有年代感的黑白照片，那是您刚从美国留学回来不久和师母的合影，你们都好年轻啊，夫人说您像格里高利·派克，可我不懂谁是派克，只是觉得先生很端正、英俊，气宇非凡，眉宇间闪着一股智慧之光。时间都去哪了，怎么人就都老了，您二老怎么就离世了呢？伫立良久，恍惚间，一层的窗里仿佛有熟悉的乐音在低徊，“人隔千里路悠悠，未曾遥问心已愁……”今天是周末，小洋楼的大门被防盗门严严实实地封住了，像是在告诉我此情可待已成追忆。这里曾经所有的感动，仿佛静静地滋润了一生的时光，从来不需要想起，却一直在心底盈然。

一

20世纪80年代，我上大学的时候，农大东区叫“北京农业机械化学院”，那时候，校园里的白发老爷爷们可是不能小视的。你看，主楼到图书馆这条路上正走来一位白发老头，他身材高大，最低也得有一米八五，背微驼，他上身穿着件老式灰布的中山装，说是中山装，却并不平整，并没有穿出中山装的气派。水洗的次数多了，有些掉色，有点儿皱皱巴巴，上衣兜盖上翘着，或许是棉布缩水的原因，或许是身材太高大了，衣服似乎有点短了。在我印象中他好像偏爱这件衣服，穿旧了也舍不得丢掉。除了夏天，好像总穿着这件衣服。老头肩上还斜挎着一个帆布小包包，粗大的裤腿快要拖地了，他有腿疾，走起路来抬不起腿，有些拖沓。但是，那眉宇间的英气和睿智告诉我，他一定不是一个一般的居家老头。他，就是崔引安崔先生，一个留美归来的大学者，水系鼎鼎有名的大教授，他绣口一吐，竟是一口流利地道的美式英语……

1984年秋，我如愿考取硕士研究生，开始做崔先生的学生。开学的第一堂课，就是崔先生授课。因为我的一次失误，崔先生让我记了33年，至今记忆犹新。

我记得崔先生给我们开的是“动物环境原理”，因为没有现成的教材，我们也就没有课本，崔先生全部采用美国的原版教材，他一边翻译一边教授。因为是门新课，所以给我们新生开的课，崔先生的弟子从硕81到硕84也都来听课。

9月初的北京，还处在盛夏。或许是刚开学还没有完全进入状态，或许是中午饭吃晚了，总之，这天中午我和室友杨占清都睡过了头。后来听说崔先生派硕81师兄陈树林同学到当时的新北楼宿舍来叫我们，但由于当时我们还不认识，匆忙间，在穿过操场时就擦肩而过了。于是我们先到了教室，而陈树林同学见我们不在宿舍，又到处找我们，耽误了好久才回来。

大学四年我似乎都没有过上课迟到的记录，但第一次上崔先生的课又有这么多学生参加，我两个就敢迟到，我想那一次崔先生应该是很恼火的，因为他花了一个下午的时间就我们俩的迟到问题开展批评。33 年过去了，我已记不清崔先生用了哪些语言来批评我们，总之是要求我们遵守纪律，尊重自己的时间，更尊重别人的时间。他还说，学科学搞科研要有科学精神，科学素养之一就是严谨而精益求精，像我们这样的人对什么事情都不用心思，是不可能成就一番事业的。我想，这就是“磨刀不误砍柴工”吧，这 3 个小时是深深地刻在脑子里了。

在经历了这次迟到引发的课堂教育后，我时时刻刻都在提醒自己，做事别迟到，千万不能再在崔先生的课上迟到。当时我对崔先生是三分敬、七分怕。

二

有时候就是事与愿违，老天好像故意捉弄我。

1985 年的春天，崔先生开了“文献检索”课，因为这是研究生第一次开这样的课，除了崔先生的弟子们选修这门课外，全校研 84 级各专业的同学都可以选修，当时有很多同学都选修了这门课程。

那时，还没有计算机检索，所有的文献检索都是手工检索。由于学校的图书馆藏书太少，检索工具更是屈指可数，崔先生就把课堂搬到了北京图书馆（现在的国家图书馆分馆，在东城区文津街）。崔先生要求我们 9:00 开馆前到达图书馆，然后带大家集体入馆上课。

那时候交通不像现在这样发达，同学们出行都是骑自行车，崔先生年龄大骑不了车，他就斜挎着那个小包包去挤公共汽车。那时我也买了一辆28的飞鸽牌二手车，也算是那个时代的“有车族”了。

我老家在山区，从小就没有骑自行车的条件，上高中在城里学会了骑自行车，后来到大学四年基本也不骑自行车，所以，虽说会骑车，但驾驭技术并不熟练。

从学校到北京图书馆，骑自行车至少要1个多小时。吃过早饭，我们三三两两地结伴出发了。真是年少轻狂啊，骑车都争强好胜，冲出了校园，真是有多大劲使多大劲，你追我赶，各个“奋勇争先”。那时候自行车大军是北京大街上的壮观一景，我们的单车在车流中呈蛇形飞速穿梭，哪里是去上课，似乎更像是在参加自行车比赛。

我个子小，又骑个二八式大自行车，这样的追赶，自然难逃事故的风险。

就在新街口，一不留神，我和一位女同志的车挤到了一起，我下意识地将我的车拐到了马路牙子上。由于速度太快，躲闪过程中还是发生了剐蹭。虽然被撞车辆损伤不严重，但她还是要我给她修车。事实上，我的车前轱辘已经变形，即使不给她修车，我的车也必须要修了。

那个时候没有马路边修车的个体户，修车得到集体经营的公家修车铺才能修。我们推着各自的“破车”，好不容易找到一家修车铺，唉！公家的买卖，必须得等到8:00以后才开门。无奈，只好等吧。

等把车辆修好后，时间早已过了9:00在图书馆上课的集合时间。我想崔先生肯定给气炸了。等我快10:00才到图书馆时，杨占清同学已经早早地在大门口等我了，听他说崔先生很生气，这已经是让他第五趟来迎我了，不用说了，肯定又得挨批了，这次还不得批三天啊。

悄悄溜进图书馆的文献检索室，不敢去见崔先生，自个找个僻静的地方，胡乱地翻书吧。图书馆中午不休息，到中午午饭的时候都是自己出来找饭吃。记得崔先生到了中午时分找到了我，把我拉到了图书室外的一个廊亭下，问我为什么迟到。我惴惴不安地将今天早上发生的一切如实向他做了汇报，并低着头做好了挨训的准备。但崔先生却在关切地问我是否受伤，要不要到医院看看，身上还有没有中午吃饭的零钱。我抬起头触碰到崔先生的目光，先生眼中是满满的担心和关切，短短的一瞬，比刹那更短，又比时光更长。多少年了，那目光一直散发着温暖与力量，刹那间的感动像落在心间不经意的一粒种子，不知不觉生长成郁郁葱葱的希望和美好。

短短的一瞬，影响了我长长的一生。在我参加工作的 20 多年里，不论是上班还是参加学术交流活动，甚至朋友之间的赴约，我都尽量早到，不迟到已经成了我的一种自觉行动，一种习惯。这时我对崔先生是七分敬、三分怕。

三

我读博士纯属意外，与其说这个意外使我能为中国温室工程做了一点事情，不如说是博士导师崔先生对中国温室工程的贡献。没有先生的教诲和导引，就没有我今天的哪怕一点点的成绩。

硕士毕业分配之前，我信心满满地联系到了石家庄农业现代化研究所，那时这个单位正在和我现在所在的单位——农业部规划设计研究院同时起步从日本引进装配式钢管骨架塑料大棚，开展当时最先进的设施农业工程技术研究。经研究所领导研究后同意接纳我，并向学校发来了组织信函。我认为我的人生路可能就会在这条道上顺利地走下去了。但到了临近毕业的时候，却意外地得到消息，学校要把我分配到西北农业大学。当时年轻气盛啊，情绪闹大啦，西北农业大学地处偏僻的陕西省武功县，交通、信息都不方便，与其去武功这个人生地不熟的偏远地方（现在西北农业大学合并为西北农林科技大学并成立杨凌国家农业高新区后，情况发生了很大变化），还不如回甘肃老家去改变贫困面貌呢！

崔先生看出我精神不对劲了，把我叫到家里，耐心地询问情况，我把自身定位和不适合当老师的想法跟崔先生进行了详细汇报。没想到崔先生非常理解我，在分析组织需要和个人愿望后，给我提出了攻读博士的建议。我是一个来自西北深山区的农村学生，老师就是再生父母，三年从师崔先生的信任积累，使我的心结一下打开了，豁然开朗。崔先生又告诫我考博、读博都有一条艰辛的路要走，求学就要不怕吃苦，我也表示吃再多苦我也愿意。没有崔老师的指引，我当时就像走进了一条死胡同，怎么走也出不来。用现在的话说就是抑郁了。

现在回想起迈出的这一步，一可以避开走硕士分配这条强派的路，二给自己留出三年的回旋时间，看政策变化。这是我人生的最重要的一个节点，崔先生在我人生陷入低谷，最苦闷也是最关键的时刻给了我最智慧的选择。我今天的人生轨迹和工作成绩，实际上就是在这个节点上有了定位的结果。这件事还让我懂得人生可能会遇到各种各样的困难，有时候要知难而进，有时候则要以退为进，更多的时候可能要避开锋芒，另辟蹊径。

四

命运虽然有了转机，但压力确实很大。我们 3 年硕士毕业的学生没有直博的机会，能够硕士毕业后攻读博士唯一的通道就是硕士论文被评为全校优秀论文。而保证在全校研究生论文中获得优秀可不是件容易的事情。

我应该从哪入手呢？迷茫、彷徨时刻，崔先生给了我最有力的支持。首先要求我排除一切杂念，将毕业分配的事情放在一边，认真写好论文，目标剑指优秀论文。好在我毕业论文研究的内容在当时也确实是比较前沿的，是生产应用中非常迫切需要的温室降温用湿帘的材料和性能研究。这个研究项目是黄之栋老师主持的农业部重点攻关课题，研究从湿帘纸的研发开始，同时研究胶黏剂的配方和湿帘波纹纸的压制工艺和设备，再对不同波纹高度、波纹倾斜度、湿帘厚度等参数进行试验优化。应该说我课题研究的内容是非常充实的，研究过程中也得到了很多行业专家的指导，那时我独自一人在河南省博爱县设计建造湿帘性能测定试验台，并在 1986 年整个夏天进行试验分析，获取了大量的试验数据，从研究内容和成果上看获得优秀毕业论文是有基础的（该课题研究成果后来获得了农业部科技进步二等奖），现在的问题就是如何将研究成果体现在论文中，得到答辩评审老师们的认可。

论文的资料整理和初稿起草我大概花了一个多月的时间。这是我第一次写如此的长篇大论，从文章的结构安排、图表安插、试验设计、数据处理等都是第一次尝试，论文中肯定有很多问题。论文初稿提交到崔先生手上，崔先生审阅后把我叫到他家，对论文里表达不清楚的问题耐心地询问我，又对一些内容提出了自己的意见，他甚至提出了很多细节的问题。大到论文结构安排，小到标点符号的运用，在审阅意见中都给出了具体详细的说明。应该说研究性论文的撰写和修改是研究生训练必须的一个环节，这次论文的修改，使我对研究性论文的结构、布局、写法有了比较全面的了解。现在想起来崔先生应该是我论文写作的启蒙者，他严谨的治学态度，也使我受益终生。二十多年来，我笔耕不辍，取得一点点成绩，得益于崔先生的教诲。我对他除了敬佩，还是敬佩。

有了精心细致的论文撰写，接下来就是准备论文答辩了。那个时候，我们的论文答辩还没有现在的电脑能做PPT，我们的论文都是手写的。我们的答辩汇报是采用A0白图纸，用毛笔写出答辩汇报内容，一摞钉在黑板上，汇报时一页一页地撕下来。在预答辩准备过程中，崔先生都给了很多建设性的意见和建议。

有了前期精心的准备，答辩应该说很顺利，各位评审老师对我的论文也给予了很高的评价，如愿被评为了优秀论文，当然也如愿走上了攻读博士学位的道路。

应该说，我跨进博士研究生的门槛是个意外，但又是经过精心策划、刻苦努力的，在这过程中，崔先生一直给予我最大的帮助和支持。这时的我对他充满了感激之情。

门前老槐树的浓荫下几个男女学生说说笑笑地从我身边走过，也是我当年的年纪吧。崔先生，当年我们就在五号楼一层西侧您家的这间客厅里讨论论文，那场景好像我今天一打开眼前这扇窗子就能看见，好像就在不久前……

五

记得崔先生曾说过，培养硕士研究生时，导师知道题目但不知道结果；而在培养博士研究生时，导师则既不知道题目也不知道结果，一切要靠学生自己来研究解决。这就是培养博士研究生和培养硕士研究生的不同点。确实在我攻读硕士期间，黄之栋老师和周允将老师都给了我很大的帮助，研究的题目也是他们的课题，在他们的指导下，我去完成工作获得结果就行了。但攻读博士期间研究什么内容、确定什么题目、和谁合作、到哪里做实验、研究经费等问题，我们必须独自面对，需要自己来解决。

话虽这么说，但在选题环节导师还是会给予非常中肯的意见的。一般导师会给出一堆可以选择的方向，看研究生自己的兴趣，再确定研究内容和题目。记得在崔先生给出的一大堆研究内容中我选择了“扦插育苗”这一主题，因为育苗的时间短，试验可快速完成，如果试验中出现问题，还有机会很快能进行重复试验。

研究方向确定后，就是研究什么内容，到哪里试验的问题了。说实在的，我们农建专业大学期间对机械化养鸡、机械化养猪的内容学得还比较多，关于蔬菜和花卉等植物类的课程几乎没有，研究植物的扦插我几乎等于“白手起家”。开始阶段我选择了月季、菊花、圣诞红等，采用水培的方法扦插，看看能不能插活，因为水培试验要求的设备最简单。没有试验场地，崔先生就让我在他家里做试验。我从鱼市买来了鱼缸、增氧泵等，将这些试验的“家伙”全部搬到了崔先生的家中，地上、床下摆得到处都是。那时候，我也不懂事，现在想想哪能做试验做到老师家来了，给老师家添多大的乱啊！

那段时间崔先生也迷上了植物扦插，和我一同学习研究植物的扦插机理，他剪插穗时那种憨态可掬的萌萌的样子，一直在我的记忆里。崔先生身材高大，胖胖体型，所以他的一双手也是大而厚实，肉乎乎的，他的大拇指有灰指甲，指甲长得很厚很厚，这样大拇指就更显着粗大了。你看，一个慈眉善目的老先生，戴着他那副圆框黑边的颇有年代感的老花镜，右手握着剪子，左手拿着插穗，用力剪下去，剪下去，嘴唇也跟着使劲，剪好了，就看见他舒心地笑了。他剪，我也剪，研究方法，切磋技艺，每每看到他专注的样子，“一个可爱的老头”这种感觉就从脑子里跳出来。

我不在他家的时候，崔先生就成了我的“试验员”，他经常观察植物的生长情况，并将观察结果及时反馈给我。由于天天“长”在崔先生的家中，我们交流的话题也就更广泛了。他也经常给我讲讲他在美国留学的经历，美国的农业机械化有多么先进啦，爱荷华的冬天有多么漫长、雪有多厚啦，也谈我们未来的生活和理想，闲暇时我也到食堂给老师打饭，到菜市场给师母买过豇豆，买回来的豇豆都长成大豆子了，师母笑笑说今天只好炒豆子吃了。我和崔先生是师生，像师徒，似父子，简直成了朋友。

师生关系很融洽，但试验却并不顺利。水培扦插伤口感染的问题比较严重，成活率不高。这可能与我们切穗用的刀不锋利，水中微生物滋生等多种因素都有关系。如何进行水质处理，保证扦插环境适合插穗生根和生长，不仅是一个工程问题，而且牵扯到插穗从土壤环境进入水环境后一系列的生理变化，是否所有的植物都可以进行水培扦插。一系列的问题，突然又使我失去了研究的动力和方向，把控这么复杂的问题可能不是我一篇博士论文能搞清楚的。经过和崔先生再三的分析和研究，最后我还是放弃了水培扦插的方式，改为基质培扦插。前期的探索就权当是入门学习了。

研究方向改为基质培扦插后，因为基质体积大，也太脏乱，我就不能再在崔先生的家中进行试验了，我必须找到一个合适的试验场地。

学校里没有现成的试验场地，即使有我也没有经费去建设和看护，所以，我就到校外寻找试验场地。我们那时的学生社交面很窄，基本没有社会交往的机会，进入一个全新的领域，更是丈二和尚摸不着头脑。就在我面临困难的时候，不知道崔先生通过什么途径找到了北京农业大学（现中国农大西校区）园艺系的郑凯文教授，并聘请她做我的副导师。我到郑先生家登门拜访，得到郑先生和她先生的热情接待，欣然答应做我的博士研究生副导师，并免费给我赠送了她翻译的《植物繁殖原理》，这才真正把我带到了植物世界的王国。我如饥似渴地读完了郑先生翻译的《植物繁殖原理》，才使我对植物扦插有了一个系统的了解，同时也学习到了种子繁殖、组培繁殖、嫁接繁殖等多种植物繁殖的手段，可以说从理论上给我补上了植物繁殖的基础课程。

今天回看人生路，正是崔先生找到了郑先生，才成就了我这辈子从事设施园艺工程事业的基础。也正是找到了郑先生，才使我的博士论文能有条件顺利完成。

郑先生把我推荐给了她在中山公园工作的学生白绿江，并将我的试验场所安排到了中山公园的育苗基地天坛公园。记得到天坛公园见到白绿江后，第一天他就带我进行美女樱的扦插，告诉我接穗如何切口、接穗切口位置如何选择、接穗长度如何确定、生根粉如何配置等实操技术，使我从学校的理论课堂正式走进了生产实践的大课堂。

崔先生一生带了50多个研究生，想必每个研究生的研究内容他也不一定都懂，但在关键的节点找到合适的指导者，可大大拓展自己的研究领域。今天我们工作中也经常遇到各种各样的问题，不是每个问题我们都是专家，在遇到不懂的问题时，求助别人，借用外脑，可以起到事半功倍的效果。这一点崔先生早已给我们树立了榜样。

六

在天坛公园的实验我做了整整一年。期间遇上了1989年的“动乱”。1989年的上半年学校基本处于停课、半停课状态，社会秩序也受到很大影响，公交也经常受到阻碍。我到天坛公园的实验基本是每天骑自行车往返。崔先生一再嘱咐我要注意安全，还经常告诫我，说我是来自农村的孩子，要珍惜学习的机会，好好地把握住自己的方向。我记住了崔先生的话，踏踏实实地做实验，那段时间我经常把这些实验成果向崔先生汇报，崔先生在肯定的同时也给我提出一些中肯的建议，指导我改进实验方法，提高实验效率。尽管交通不便，每天往返很辛苦，但实验还是很顺利。我自制并优化了“电子叶”传感器来控制扦插床的喷雾；配制了多种扦插基质，对不同植物进行扦插成活率、成苗周期、壮苗率等进行研究；不仅扦插植物的茎，还扦插植物的叶和根，最让我骄傲的是我用了一个多月时间将很难成活的松树也扦插生根了。各种扦插实验确实使我学习到了很多在课本上无法获得的知识。我在天坛公园扦插的小苗被成功移栽到了中山公园，我的实验扦插床甚至被编入了中山公园供苗的正常生产体系。从实验扦插最终成了生产应用，我自我感觉良好。用实验中扦插成活的月季，我还把崔先生家的小院全部插满，使崔先生的花园成了“花的海洋”。

崔先生，曾经的“花海”，就是我现在脚下这块地，五号楼一层西侧的半边，围绕着您家的所有房间。如今荒芜了，您和师母不在了，莫非“花海”也被你们带走了吗？

现在回想起来，崔先生真是英明，高瞻远瞩。我幸亏听了他的话，没有中途停止试验，才使我1990年能顺利取得博士学位。那一年，我26岁，崔先生73岁。崔先生有恩于我，我从心底里感激他。

按照一般人的生活方式，73岁这个年龄应该是安度晚年、尽享天伦之乐的时候了。但我毕业后，崔先生还在不断招生，一直工作到了80多岁，如果不是学校限制，按照崔先生的意愿，估计他还会一直招生的。一位科技工作者活到老学到老的学习精神和不服老、不服输的拼搏精神也一直激励着我，工作上我不敢有丝毫的懈怠。这时我对崔先生的感情是无限的崇拜。

七

毕业后我就离开了大学，和崔先生见面的机会就少了很多。逢年过节时，就一定到崔先生家去看望，向崔先生汇报一些工作和生活中的事情，讲讲单位的趣闻，谈谈社会的热点，渐渐地，音乐、家电成了必聊的话题。尤其是在他家更新电视或者新式家电后，崔先生都能津津乐道地给我介绍每个按键的功能，介绍画质、辨识音质，并同时介绍现代科技的进步。看来崔先生还没有进入颐养天年的老年状态，虽然走路不是很利索，但脑子的反应还是非常灵敏，一点也不落后。

晚年时候的崔先生以音乐为伴，似乎还是一个音乐发烧友。电视、收音机、录音机样样都有，在帮助他家收拾地下室时，发现他还保存着老式的晶体管半导体。有一次，我和夫人去看望他，我刚一开口，他幽默又风趣地说：“长吉，我跟你已经没有什么好说的了，小梁，咱们谈谈音乐吧！”他们就开始谈理查德·克莱德曼的钢琴曲，也谈港台流行音乐，谈老歌。我只能坐在一旁静听，心想，崔先生什么时候又改行啦。我也就是在那时候才知道的蔡琴，在先生的客厅里听到了她的《明月千里寄相思》。他录制了很多有年份的老歌磁带，并且按照录制的歌曲的顺序用卡片纸做成目录，附在每盘磁带的卡盒里，跟磁带公司出版的一样，不同的是他出的磁带的歌名都是他亲手抄写的，是真迹，崔先生真是精细到极致了！每次录了新歌，他都要送小梁几盘，至今我们家还珍藏着他送的几盘磁带。有时拿出磁带，看着清晰秀美字迹的歌曲目录，抚摸着他留下的指印，感受着他的温度，一位久违的老朋友就又出现在眼前了。

在崔先生住院的最后两年多时间里，我们去探望他的次数少了，每次看到他瘦弱的身体，总有一种悲凉感。因为他一直是身材高大，心宽体胖的，看到病中的他越来越消瘦的身躯以及少言寡语的状况，总是不想过多地打扰他的休息。记得最后两次跟同学们去探望，他都要带上助听器才能和我们沟通交流。崔先生直到生命的最后时刻大脑都是清醒的，我想他是不愿意让弟子们看到他被疾病折磨得苦痛不堪的样子，弟子们来探望不过五分钟他就摆摆手，装作不认识，就不再言语了，他要在最后的时刻保留住生命的尊严吧。

在医院最后一次探望崔先生是2007年1月的一天。我和夫人一同到了医院。病房里崔先生躺在病榻上，见到我们来了，崔先生似乎也有了点精神，我几句寒暄过后，就进入了寂静无语的状态。为了打破沉默，我提议给崔先生唱支歌吧，崔先生勉强点点头。一开始我和夫人一起唱了一首，崔先生微微睁开眼睛，他惊讶地看着我，像是很奇怪的样子，像是在问长吉也会唱歌吗。后来夫人坐在床边给他唱他喜欢的蔡琴、徐小凤，后来又唱起周璇的歌，“天涯呀，海角……”崔先生的眼睛突然亮起来，有了神采，“这是我们那时候的歌。”还是那熟悉的湖北乡音，他微笑着还跟着哼了几句，有种幸福感从他脸上闪过，是唤醒了久违的青春，还是记起了故乡的亲人，我都无从知道了。一曲终了，他的眉头突然皱在了一起，像是想起什么，说了一句“我都好久没有这么高兴了”，“了”字拖长了一点，还拐了一个小弯。至今我不解，那表情完全不像生命垂危的90岁的老人，却像是个少年：一件快乐的事被自己遗忘了很久，却突然间又想起来了。谁会料到，一个表情、两句话，竟然成了永诀！

那天，我们在崔先生的病房中呆了一个多小时，我鼓动夫人独唱了一个多小时。告别时，我们说下次来看他，再和他一起唱歌。回来的路上我和我夫人还说，看望崔先生，看来唱歌是个好办法，有年代感的歌曲勾起了先生对往昔青春时光的回忆。

接着就是年终的忙碌，一心想着春节去看望崔先生。正月初七，马承伟师兄发来崔先生往生的噩耗。我感觉非常的后悔，后悔没有再去和崔先生一起唱歌，在他生命的最后日子里没有给他带去更多的欢乐。

八

转到五号楼的背后就是一直通向学校西门的甬路，我出入学校都要经过这里。崔先生家的厨房有个后门，我经过那儿的时候都会不由自主地往那儿看一眼，常常看见师母从后门出来，有时拿东西，有时晾东西，或是在厨房做活做累了在门口站一站。见我路过她仍旧是柔声细气地打招呼，“长吉出去呀。”我和师母打过招呼，看着她在门口望着我，她挥着手，让我忙去。夕阳透过枝叶把一片细碎的金色洒在她的身上，光影在她的脸上晃动，那温馨又从容的画面永远地定格在我的记忆里了。

如今厨房的后门已经被新主人封上了，那三步台阶还在，我踏上来又走下去，物是人非，我不禁感叹时光如梭，流年似水。

听师母说过，师母年轻时在邮政系统工作，她长崔先生一岁。她一生养育了四个儿子，为了照顾家庭最终放弃了自己的事业。到我从师崔先生时，他们都已近70岁了，家里没有请保姆，都是师母一个人照顾崔先生的生活。一直到80多岁，快90岁的时候，师母还是在她的小天地里忙碌着。我以为崔先生的弟子们给予崔先生的所有赞誉，都不能忽略他身边的这位身材娇小、温声细语的看上去很柔弱的女性的存在。她用娇小、瘦弱的身躯支撑起了一个大家庭，妻贤子孝，儿孙满堂。在我看来，她的伟大之处还在于，它不仅成就了一段百年好合、相守一生一世的爱情佳话，成就了一位农业工程的大师，更成就了一个伟大的灵魂。在崔先生身上我看到了当今社会所谓的青年才俊、学界精英们所缺少的“魂”。先生质朴、务实、严谨、大胆创新、不懈追求的思想品质和科学精神给了我前行的动力，我相信这也将成为一种历久弥新的社会财富和精神力量。

小洋楼前的老树又该到槐花飘香的时节了，先生和师母却已消失在时光的漫漫长河之中整整十年了。他们用90多年长寿的岁月，用一生的相守，诠释了“爱到地老天荒”的人间传奇。一对美丽生命的消逝，相互之间竟然没有生离死别的不舍、牵挂、痛苦和悲伤，就这样平静地归化了。我想，这该是回归了生命原始的本真吧，应该是生命的最高境界了。

愿天堂里的先生和师母依然岁月静好，我想念你们！

2017年4月　于北京

百年诞辰忆恩师

中国农业大学工学院　韩鲁佳

2017年，恩师崔引安先生仙逝10周年、诞辰100周年，时光飞逝，师恩难忘，怀念之情与日俱增，我似乎又看到了他老人家的音容笑貌，听到了他的教诲。

我本科所学专业是农业机械设计与制造，1985年本科毕业前获得学校免试推荐攻读硕士研究生资格。虽然对“农业生物环境工程”这个专业方向并不了解，但“生物”“环境”对我这个纯机械女来说很新鲜。于是，我怀着十分忐忑的心情拜见崔先生，表达了攻读农业生物环境工程专业方向研究生的愿望。经崔先生简短面试后得以跨系在崔先生门下攻读硕士研究生，1987年又转为直接攻读博士研究生。

读研期间，一些寻常又不寻常的点滴往事至今历历在目：高大魁梧、慈眉善目又气宇非凡的崔先生一如慈父般地宽厚待我，少有批评；他思维开阔、鼓励创新、善于因材施教，培养了我独立分析、解决问题的能力；永远一袭中山装的崔先生，崇尚节约，朴实无华，平易近人，从未见其摆过架子；他以近70岁的高龄，还带我们学生一起挤公交去北京图书馆进行文献检索实践，还直接使用英文原版教材为我们讲授《家畜环境原理》双语课程；博学多才、兴趣广泛的崔先生，常以音乐为伴，俨然一个音乐发烧友，音乐、音质、古典、通俗……歌星凤飞飞的名字我还是从他老人家那里听说的；崔先生一生淡泊名利、与世无争的良好品德，深深影响着我。还有我慈爱的师母，殷实人家之大家闺秀，关心爱惜待学生我如己出，每次拜见崔先生，还能收获她亲手烧制的人间美食……

我出生于知识分子家庭，一路上学读书，单纯和简单于学业，对崔先生的德高望重，以及对崔先生作为中国农业工程学家、教育家和中国农业工程学科的先驱者之一的历史贡献的认识，还是在博士毕业后的工作中不断得以深刻的。追溯崔先生的留美求学经历，一直是我的一个心愿，也是希望从不同的视角缅怀崔先生。2016 年我赴美考察期间，有幸访问了崔先生留美学习的爱荷华州立大学（Iowa State University）农工系，期间曾拜托该校教授也是我校兼职教授辛宏伟博士帮忙查找崔先生的留学资料，遗憾由于英文名字不确定未能如愿。后来，在一次与我所在学院工学院农工系同事王志琴老师谈话中，偶然得知她赴美进修期间，一位美国教授跟她谈起，在北卡州立大学图书馆看过介绍 40 年代中国学生留学美国学习农业工程的资料。喜出望外的我拜托她帮忙复印了这一珍贵资料，从而得以了解到更多关于崔先生留美学习的一些情况，并再次拜托辛宏伟教授从爱荷华州立大学找到了崔先生的学习档案。

20 世纪 40 年代的中国，由于长期战乱，农业不可避免遭受重创。其时，中国已派出过不少人到美国学习农学，但学习农业工程的极少。1944 年 6 月，时任联合国粮农组织（FAO）副主席和中国农林部驻美代表的邹秉文先生，莅临美国农业工程师学会年会，发表了“中国需要农业工程”的演说，阐述了中国的国情和发展农业工程的必要性。1945 年初，邹秉文先生代表当时中国政府农林部，向美国万国收获公司（International Harvester Company of Chicago）提出了一项旨在引进先进农业生产技术的教育计划。该计划的一项内容就是由万国收获公司，设立收获机奖学金（Harvester Fellowships），全额资助由中国教育部在中国国内公开招考的20名中国大学毕业生，赴美进行为期3年的农业工程专业学习和实践训练，要求其中10名应毕业于农科大学，10名应毕业于工科大学的机械工程系，两者都必须拥有3 年以上的实际工作经验。

经邹秉文先生与万国收获公司安排，录取的20名中国大学毕业生分两批于1945年5月和8月前往美国。原学机械的10人进入明尼苏达大学（University of Minnesota）农业工程系，原学农的10人进入爱荷华州立大学（Iowa State University）农业工程系。两年为期，首先要求所有学生补修所在美国高校农业工程专业大学培养方案所缺课程，即农业专业背景学生补修工程基础课程，工程专业背景学生补修实用农业科学课程，达到农业工程专业大学毕业要求后，继续进行农业工程科学硕士学位学习。鉴于所有学生很少接触过机械装备，所有学生需利用假期和完成学业后的一年时间到工厂、农场进行实习。崔先生是留学美国爱荷华州立大学（Iowa State University）农业工程系的10位中国学生之一。

在爱荷华州立大学期间，两年时间，崔先生先后补修了物理、微积分、工程统计、热力学、工程力学、材料力学、动力学、水力学、工程制图、机器构造、机械原理、机械分析、金属铸造、农业机械、水土保持、灌溉、工程评价、拖拉机动力学、内燃机等20余门农业工程专业大学本科课程以及全部研究生课程，以优良成绩修满全部要求的课程的同时，1947年完成了硕士学位论文并通过农业工程专业硕士学位答辩，获得农业工程专业科学硕士学位。其硕士学位论文题目为“小型电动大豆粉碎机的设计”，论文全文91页，论文封面如图1所示。

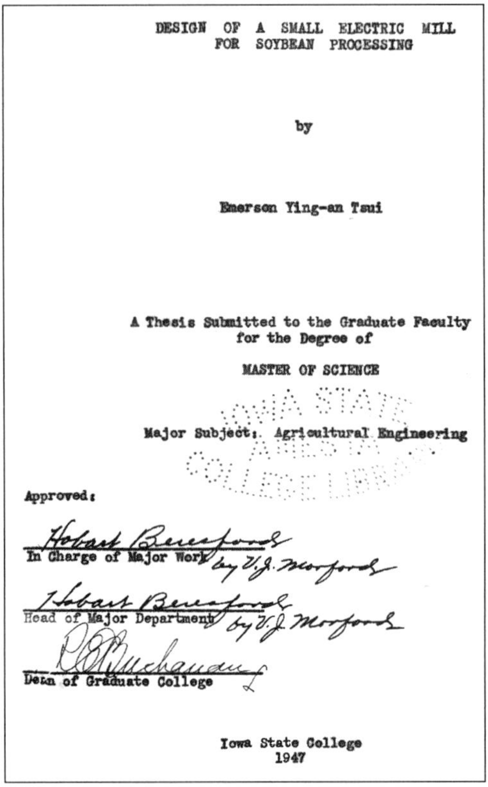
DESIGN OF A SMALL ELECTRIC MILL
FOR SOYBEAN PROCESSING

by

Emerson Ying-an Tsui

A Thesis Submitted to the Graduate Faculty
for the Degree of

MASTER OF SCIENCE

Major Subject: Agricultural Engineering

Approved:

In Charge of Major Work

Head of Major Department

Dean of Graduate College

Iowa State College
1947

图 1 崔先生硕士学位论文封面复印件

获得硕士学位的同时，崔先生利用一年时间在美国各地实习和考察，以便真正了解美国发展农业的经验。累计完成了 39 周的各种类型的技术培训和农场实习（每项实习完成后均需提交实习报告），培养了宽广的专业实践技能。具体实习内容（如图 2 所示）包括：

4 周：新泽西 Bridgeton 的 Seabrook 农场

3 周：爱荷华州 Spencer 的 I.H. Dealer 销售公司

10 周：I.H.McCormick 公司，拖拉机厂，West Pullman 工厂等

3 周：访问位于华盛顿的美国农业部、费城 Allen 公司、底特律 Ford and G.M.C. 公司、密歇根州立大学、威斯康辛铁厂

10 周：加利福尼亚 Stockton 农场装备操作生产实习及现场教学

5 周：加利福尼亚 Hollydale 的 Gladden Products 公司（小型发动机）

1 周：加利福尼亚河边柑橘试验站

3 周：洛杉矶 Ultra Cold Corporation 公司（农产品贮藏）

Ying-An (Emerson) Tsui

4 weeks	Seabrook Farms, Bridgeton, New Jersey
3 "	I.H. Dealer, Spencer, Iowa
10 "	I.H. McCormick, Tractor, West Pullman Works
3 "	Visit to U.S.D.A., Washington; Allen Company, Philadelphia; Ford and G.M.C., Detroit; Michigan State College; Wisconsin Steel Mill
10 "	Course in farm equipment operation, Stockton, California
5 "	Gladden Products Company (small engines), Hollydale, California
1 "	Citrus Experimental Stations, Riverside, California
3 "	Ultra Cold Corporation (food storage), Los Angeles, California
39 weeks	

图 2　崔引安先生留美期间完成的累计 39 周的实习内容

其中，为期 10 周的加利福尼亚 Stockton 农场实习，万国收获公司租用了面积约 80 英亩的农田，并提供了全部整套农具和拖拉机机组供学生操作、维修，这其中包括各种拖拉机，犁、耙、播种、施肥和栽培机具，饲料加工、牧草机械和畜禽粪便喷洒机，收获装备等。每天还安排了 2 个小时的现场课堂教学，并且所有这些农场实习及现场教学均备有详细的教材。图 3 所示为 Stockton 农场实习时全体师生的合影。

上述这些严格的专业基础和专业实践训练，奠定了崔先生十分坚实、宽广的理论基础、专业基础和实践能力。

恩师崔先生，于 1948 年 6 月 21 日学成后即离美回国，参加完当年 6 月 28 日—7 月 1 日在南京举办的农业工程会议后，即任职于南京中央大学农业工程系，开启了其把毕生精力献给祖国农业工程科教事业的一生，尤以新中国改革开放后，先生更是以 60 多岁的高龄，义无反顾地挑起了发展农业工程新兴专业、培养农业工程专门人才的重任，开辟了“农业生物环境工程”这一新专业、新学科。先生忠诚于党的教育事业，并以近70岁的高龄加入了中国共产党，毕生致力于我国农业工程科教事业，为后辈留下了丰厚的学科基业。

古语有云：“至亲无文”，对自己恩师的怀念，只有珍藏于心底，任何语言，都无从表达我此时此刻内心的思念；“想见音容空有泪，欲闻教诲杳无声”，师恩浩荡，唯有不忘初心，沿着先生开创的中国农业工程新兴学科方向、砥砺前行，谨以此文追忆并悼念我的恩师。

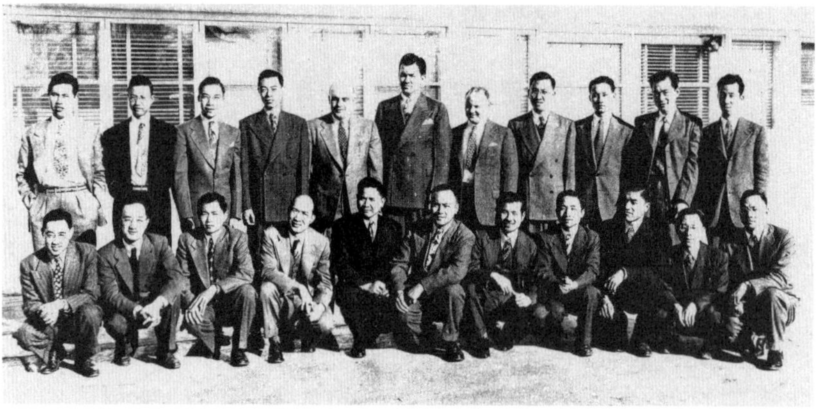

图3 在Stockton农场10周毕业大实习时师生合影

（1948年3月摄于Stockton, California,USA）

前排左起：张季高/ Chi-Kao (Edward) Chang, 吴克騆/Ke-Chou (Lawrence) Wu, 张德骏/The-Chung (Thomas) Chang, 何宪章/Hin-Cheung (Devid) Hoh, 吴湘淦/Siang-Kan (Kenneth) Wu, 蔡传翰/(Chuan-Han (John) Tsai, 曾德超/The-Chao (Joe) Tseng, 陶鼎来/Ding-Lai (Peter Tao), 王万钧/Wan-Chun (Albert) Wang, 吴起亚/Chi-Ya (Charles) Wu, 李翰如/Han-Yu (Alexander) Lee

后排左起：水新元/Sin-Yuan (Walter) Sway, 李克佐/Ke-Tso (Henry) Li, 高良润/Liang-Ruenn (Leon) Kao, 余友泰/You-Tai (James Yu), W. J. Giese（万国收获公司外国事务部）, Harold W. Pals（万国收获公司洛杉矶）, Hugh J. McKenna（万国收获公司奥克兰）, 方正三/Cheng-San (Wallace) Fang, 徐明光/Ming-Kwang (Schubert) Tsu, 崔引安/Ying-An (Emerson) Tsui, 陈绳祖/Sheng-Tau (Robert) Chen

亦师亦父，先生不死

中国农业大学工学院　董仁杰

每个人的一生，都会有生命中最重要的人；他们在你的生命中烫下深深的烙印，规定着你人生的轨迹。

在我的生命中，共和国的缔造者和他的思想、他的时代，塑造了我的政治品格。

在我的生命中，我的爷爷和父亲，给了我家族上进的基因，给了我一个虽然不富裕但是完全自力更生的少年的磨炼。

在我的生命中，先生则给了我正直的生活和研究品德。我学术生命的最重要时期，就是在先生高尚思想和严谨实践的滋润下，不断成长、不断修正和慢慢成熟的。

这三个方面，组成了我的生命。

这四个伟大的男人，虽然有三人已经仙逝，但在我的生命中，他们的指引无时不在。在面对现实世界无处不在的科学问题时，先生的教诲、先生的音容，甚至先生静静地、慈祥地坐在沙发上，都给我实实在在的支持和力量。

一、先生和师母

先生尊姓崔，名讳引安。作为先生不合格的弟子，我真的没有记住先生的籍贯。但是我知道，先生民国期间就读于武汉大学农学院，然后作为第一批学习农业工程的留美学生，在爱荷华州立大学获得硕士学位回国效力。

先生在新中国成立后曾在吉林大学任教；先生秉性耿直，见不得不平之事，在“文革”年代受到不公平对待。

先生到北京农业机械化学院工作，创办水利与土木工程系，仍然保持将书包挂在胸前的背包习惯。

正是在北京农业机械化学院，我从山东农业大学农业机械化系毕业，拜先生门下求学。在这里，先生授课娓娓道来，不时还有时下流行语，“来也空空、去也空空”，到今天想起来还会在动心一笑之余，告诫自己不能空来空去，要踏实做人、实在做事。

先生家里温馨温暖，逢年过节都有师母做“好吃的”。先生是从来不做家务的。先生一家四个儿子，都是师母一个人带大。民国时期还可以有保姆，新中国成立，全国节俭，不能雇保姆也没钱雇保姆了。

先生不发火，但是不怒自威。师母慈祥，平衡了先生的威严。因为有了师母的慈祥，先生也更像父亲。每次放假，师母总会叫我到家里，给我的父母带些东西。每次回学校，我的父母也会准备家乡的“最好”的特产，通常是一斤芝麻香油和几斤地瓜粉条，带给先生和师母。每当这种时候，先生在一边总是微笑。

二、先生身体力行，弟子学模学样

谁为师、谁为徒，就像谁为父、谁为子一样，不是一家人、不进一家门。先生就像高山般巨人，为弟子拨云驱雾；先生更是勤恳的园丁，为弟子剪枝塑形。

先生为弟子们买车票，一起坐公交车进北京图书馆，手把手教弟子们查文献。中午到了，先生打开胸前挂着背来的书包，里面有面包、黄瓜、西红柿。

先生将老同学、美国畜牧学会主席Esmay教授请来，一段段教弟子们理解专业英语。下课了，我跟在两位老先生的身后，听着他们你一句我一句拉家常一样的对话。现在想起来，就是那个时候，先生塑造了我国际合作的潜力。

先生的已经工作了的弟子要出国，受当时学校政策的限制，那些弟子遇到难题。先生不但为年轻的老师们争取待遇，还尽自己所能帮助弟子。先生的弟子们也有自己的弟子了，他们又何尝不是和先生一样。

有其父必有其子，有其师必有其徒。

三、先生舔犊，弟子跪乳

在先生无形的巨大保护伞下，弟子们在学业上疯狂成长。曾记得，先生的弟子们是最自由的学生，先生的科研经费账本就在我的手里，先生的签名章就在我的手里。那个时候，一方面，我知道责任重大，穷孩子知道不能乱花钱；另一方面，我们也总在先生面前提一些过分的请求，在卡带录音机仍然稀缺的当年，每人一个卡带机几盒磁带，美其名曰学英语。好在我真的是在学英语，我的兄弟们更多地是享受美妙的歌曲了。

我曾在年轻老师面前口出狂言，用钢丝钳子处理电脑——那个时代的电脑一台几万块。老师记在心里，不知道为什么没批评我，到先生那里告了一状。先生晚上把我叫到家里，在明晃晃的台灯下问我。听到我说“是玩笑话”的解释后，先生说，他就是这样给那个年轻老师说的。先生没有批评我，我却终生铭记，再也不敢在严肃的研究面前打诳语。

在弟子成长中，先生宽大的后背更弯了。但是先生这个巨人的肩膀将弟子们抬到了高山之上。在先生开拓出的生物环境与农村能源的广袤原野，他的弟子们就是一颗颗向阳成长的大树。先生老了，弟子大了，这就是中国农业大学东校区一个静静的风景。

每两三天就到先生家，问问先生和师母喜欢吃什么，弟子们去食堂给先生和师母买饭。先生在学校的弟子很多，一人有事，总有人替补，都有事，还有弟子的弟子为师爷买饭。

四、先生病了

先生病了！先生原来也会生病，而且一病不起！我出差回来到医院，先生瘦了，没有了昨日的精气神，但是先生认得我！叫得出我的名字！我拉着先生的手，先生还用力握一握！先生喜欢弟子们，不愿意离开自己的弟子们！

先生还是走了！人生一定会有这一天。我不哭，因为从先生走的那一天起，先生就化作了一座高山！先生生前高大的身躯宽厚的肩膀，将弟子们推上了高山。现在先生化作了同样的高山，就在我们身边，是我们的依靠，是我们的力量！

忆我朴实无华的恩师——崔引安教授

中国农业科学院　农业环境与可持续发展研究所　杨其长

2007年2月24日（农历正月初七）恐怕是我心情最为灰暗的日子了。那天中午我正在安徽老家，突然接到师兄马承伟教授的短信，说导师崔引安教授已于上午10时在北京去世。好一个晴天霹雳，一种失去亲人的痛感顿时向我袭来。细想来，先生虽患病多日，但始终思路清晰，有时甚至还开上一两句玩笑，总让人觉得不至于这么快离去。原本我计划春节后带家人一同前往医院探望，闻此消息，也终是没能望上最后一眼，没能送老人家最后一程，颇为遗憾。

我有幸于1985年与先生结缘，入其师门，至今已有30余载。回忆起学生时代的往事，却仿佛还是昨天，先生的一言一行，早已如春风化雨般融入了我的生命，让我受益终身。他的朴实无华、谦和大度，对待学术的严谨追求、锲而不舍，对待学生的热诚真挚、关怀备至，更是令人难忘。

淡黄色挎包

记得初入学不久，先生开设了一门课程叫“文献检索”。课上，他从自己在美国读书时积累的文献检索经验出发，指导我们如何查阅科技文献，让我们了解了各种文献资料的分类、检索方法及查阅技巧。记得那时候我们常去北京的各大图书馆实习，每次都是先生亲自带我们前往。即便已是古稀高龄，他依旧背着那用过了不知多少年的浅黄色挎包，带上水壶和几片面包，同我们这些年轻学生一道挤公共汽车。常常是完成上午的检索作业后，我们便在图书馆外的一角啃我们带来的面包，小憩过后，便又继续下午的查阅任务。这样繁重且稍显无趣的工作，年轻人都觉得受不了，先生却硬是亲自带着我们完成了“文献检索”的实践课程，并走遍了当时还在北海旧址的北京图书馆、中国科技情报所、中国农业科学院图书馆、中国科学院图书馆等著名的情报机构，为我们后来科研工作的展开打下了坚实的基础。

先生和师母平日生活极为节俭。记得我们在校时他曾开玩笑说我现在的工资相当于你们助学金的六到七倍，虽则如此，他们二人的生活却始终恪求着君子之风，力求俭约：一件衣服不知穿了多少年，出门带的淡黄色挎包从未见换过，饮食上也极为简单，常常在食堂买上一次饭菜要吃上好几顿。毕业后，我有时回母校看望先生和师母，他们也常会说今天留你一起吃饭吧，中午在食堂刚买了一条鱼。那时候的我常常不能理解先生为何过得如此清苦，面对我的疑惑，先生总是淡淡地说，师母没有工作和收入，留点钱还是必要的，假如哪一天我先走了，也好让她有些积蓄，好有依靠。这样质朴的理由不仅道出了老两口之间的关爱之情，更体现了先生俭朴的生活习惯以及时时为他人考虑的高尚品格。

真心关爱弟子

先生不仅是一位出色的科学家，更是一位令人尊敬的教育家。他勤恳治学，淡泊名利，心系国家，关爱弟子。他在内心深处始终蕴藏着对国家、对民族的强烈责任感，始终把为国民经济和科学事业做出实际贡献作为自己的奋斗目标。在科研和教育中他也始终以提携后学为己任，关心弟子的每一步成长。记得他曾说过“伏枥老骥最好用‘扶植新秀，甘做人梯’的精神来实现自己志在千里的雄心壮志”。直到病重卧床，他仍在认真修改学生们的论文，用自己的行动践行了他“甘做人梯”的精神，为我国农业生物环境工程领域培养出了一大批学术骨干。

1985—1986年，根据农业工程学科的发展需要，先生先后招收了两届生物环境工程专业研究生班，共14人。按要求研究生班的学生只学习研究生课程，不做论文，毕业后根据条件完成论文后再回校答辩获得学位，但每一个研究生班的同学都希望能够尽快得到学位，先生便像是对待硕士生一样对待每一个研究生班的同学，尽力为他们提供获得学位的便利。在先生的帮助下，有些同学获得了提前攻博的机会，有些与外单位协作在校期间即提前进入课题研究，有些通过毕业后回校做论文或是考博等方式获得了学位。就这样，研究生班的14位同学全部取得了硕士学位，其中8人还获得了博士学位，这些成就与先生的悉心关照都是密不可分的。记得宋韬同学毕业后分配到南京农业大学，由于工作繁忙，直到1992年还未取得学位。先生非常着急，不断动员他报考博士生，经过努力，宋韬同学以优异的成绩考取了当年的博士生，并于1995年顺利获得了博士学位。两届研究生班同学得以顺利完成学业并取得学位，无一不浸透着先生的心血。

先生对学生的关心总是那样的细致入微。记得我刚毕业时，工资仅70多元，加上身体不太好，需要加强营养。可是那时候我家里的经济条件很差，先生得知情况后特意托一位同学找到我，希望我利用业余时间协助学校做些辅助工作，也可以赚些外快。开始时，我先是协助先生主编的《农业生物环境工程》书稿绘制插图，后来协助一位硕士生完成一个科研课题的试验准备、材料购置等基础工作。这些工作使我拿到了300多元的劳务费，相当于几个月的工资，大大解决了我当时的困境。直至今天，想起这些往事，我都十分感激先生当时的良苦用心，真可谓是雪中送炭，也足见先生对学生们无微不至的关怀和设身处地为他人着想的人格魅力。

先生不仅是一位传道授业的恩师，更是一位全方位关爱弟子的长者。除关注学业外，先生也极为关心弟子们的日常生活，甚至个人对象问题。由于我自身条件不好，毕业后两年多还未谈对象，先生与师母一直惦记着。记得1989年国庆前夕，师兄周长吉突然找到我，说是受先生与师母之托帮我介绍对象，并要求周末就要去见面。后来我才知道，周长吉的爱人是当时学校附近的六道口小学老师，有一位最要好的闺蜜正好也没有对象，先生知道后催促长吉尽快帮我们牵线。没想到这一次牵线竟然促成了一段美满婚姻，要不是先生的关心以及长吉夫妇的热心协助，我也不可能有如此幸福的生活。

先生对学生的关心有时胜过自己的孩子。先生有四个儿子，没有女儿，所以他对女同学更是关怀备至，从不批评她们，还时常告诫男同学们要照顾好女同学。记得我在校时，先生的学生中一共有三位女同学，先生总是提醒她们要早点找对象，认为学历太高了选择面小、难度大，必须提前做准备，后来这三位女同学在先生的悉心关照下都找到了满意的爱人，而且事业家庭都兼顾得很好。每每看到社会上众多高知大龄女同胞在个人问题上屡次受挫，真是从内心佩服先生的远见卓识。

倾心学科发展

在我的印象里，先生的专业一直是农机工程，无论是在美国留学期间，还是在吉林工业大学工作的几十年里，始终以农机工程作为自己的专业方向。1979 年，北京农业机械化学院为了拓展学科方向，决定让先生来京开辟农业生物环境工程这个全新的学科领域，已然步入花甲之年的先生便开始“改行”，几乎从零开始，无论从学科方向制定，还是课程设置、教材编写、实验设计以及硕博士点争取等，都倾注了他大量的心血。当时先生创编的《农业生物环境工程》至今仍是本领域的经典教材，先生所构建的植物环境工程、养殖环境工程等学科方向，已经成为支撑设施动植物生产的重要基石。后来的实践证明，北京农业机械化学院领导的决策是完全正确的，不仅选对了新兴学科的拓展方向，而且更为重要的是选对了学科带头人。最近 30 多年来，农业生物环境工程学科不断发展壮大，涌现出一大批先生培养的杰出人才，为国内外设施农业产业发展做出了重要贡献，这些都与先生曾经的贡献和辛勤汗水密不可分。

先生对学科的发展可谓呕心沥血，甚至认真到了有些固执的程度。他从不考虑个人得失，但如果有攻击学科发展的怪论或偏见，他都挺身而出，坚决捍卫；如果有涉及为学校学科发展争取地位的事，他都据理力争，有时还动真情。平日里，我们很少见到他发火，但有几次我们切实感受到他确实是生气了，不是为了个人的名利，而是为了学科的发展。记得有一次在上“环境因素测试技术”的课堂上，他讲到环境要素的重要性时突然提起前不久的一次争论，系里有一位从事建筑工程研究的教授认为环境因素可以忽略，建筑结构才是最为重要的。他对这种偏见非常生气，并用了一节课的时间驳斥这种谬论，还不时地敲打讲桌，吓得我们大气都不敢出，没想到先生对学科的捍卫执着到如此程度。还记得有一次，在申请农业部重点实验室过程中，他与外校一位非常要好的教授朋友发生了激烈的矛盾。

当时的北京农业机械化学院是全国农业生物环境工程学科的创办和优势单位，理应是农业部重点实验室的依托单位，但这位晚辈朋友代表所在的单位也在积极争取，在相互沟通以及争取的方式方法上做得不太到位，甚至还搞了一些小动作。先生知道后非常气愤，每每提及此事都非常激动，两人的交情也从此中断，直到若干年后也未见二人关系有所好转，可见先生对学科建设与发展的真情投入。

正是先生的倾心与执着，让我国农业生物环境工程学科从无到有，由弱到强，已经成为设施农业产业最重要的支撑学科。目前，我国设施园艺环境工程、畜牧环境工程领域的领军人才，甚至美国、加拿大等国该领域的一些核心骨干都是先生培养起来的。这些弟子们又在一代一代地传承着先生的执着精神，不断为农业生物环境工程学科的发展贡献着青春与热血。

豁然面对生死

先生在患病期间，表现出了与病魔抗争的顽强意志和乐观幽默的精神风貌。2004 年，先生由于摔倒受伤住进了北京大学第三附属医院，我和几位师兄弟前往探望，他表现出非常乐观的态度，说除了腿不太好之外，身体一切正常，没有什么大毛病，并一再催促我们早点离开医院，说医院里细菌多、易传染，不要久留。2006 年 4 月我从荷兰瓦赫宁根大学做访问学者归国，先生已经转到了北京冶金医院，回国后，我立即带爱人和女儿前往医院探望，顿感这次的情景与北医三院那次已大不相同。先生消瘦了许多，虽然精神状态依旧很好，但已不能下地活动。我照例带去了他喜欢吃的香蕉、蜂蜜和一些小点心，女儿给他剥了一根香蕉，他吃得很开心，当我拉着他的手说话时，他一个劲地抽开手说，“我有灰指甲，怕是有传染哦。”我只能静静地看着他，一股热泪从眼眶涌出，导师是多么地体恤他人啊。2006 年 9 月 10 日教师节那天下午，我与往常一样带家人前往医院探望，女儿兴奋地告诉老爷爷说，“我家刚买了一辆小汽车，白色的，很漂亮！”先生听到后非常高兴，还开玩笑说，“我也想买一辆小汽车哦，不过那是纸做的。”老人家幽默的应答却让我们听起来直想落泪，弥留之际，他仍努力把欢乐传递给大家，在自己默默承受病痛折磨的同时，考虑更多的还是他人的感受。

先生的离去是默默的，他的生命流入了历史的长河，不再起一丝涟漪，但他的风骨却至今令人难以忘怀。十年来，我仍时时感到他仍在我们身边，用深邃的目光默默地注视着我们成长。每当我遇到困难，抑或是取得成绩时，耳边都是他那鼓励与赞赏的话语，仿佛他从未真正远去。追忆先生的过往，也让我在前行的道路上走得更加坚定和踏实。“尽心力不敢矜，遭患难不避死，见贤不居其上，受禄不过量”，这段话用在先生身上一点都不为过。

先生的一生为我们留下了大量宝贵的精神财富，我们将铭记终身，在自己的工作岗位上勤恳工作，砥砺前行，为我国设施农业发展和科技进步做出力所能及的贡献，让先生安心。

2007 年 10 月第一稿，2016 年 10 月修改补充，
2017 年 8 月定稿　于北京

回忆我的导师崔引安教授

中国农业大学食品科学与营养工程学院 李再贵

即使是现在，我也还清楚地记得，那是大学毕业在湖南岳阳园艺场工作快一年的时候，收到了北京农业工程大学研究生招生办公室的电报，询问我同不同意调剂到生物环境工程研究生班学习。就是那封电报，改变了我人生的轨迹，没有经过一般同学所需要的面试和复试，直接进入了北京农业工程大学学习。那个时候，根本不知道研究生班是个什么意思，不知道生物环境工程是什么专业，更不知道我们的导师将是什么样的人。当然，还有对北京的向往和担忧。向往的当然是北京天安门，担忧的是，冬天在外面摸一下鼻子被冻掉了的传言。就是怀着这样的无知、忐忑和期待，当然还有满腔的学习热情，在几个月后，我来到了北京。

来到学校，几天的新鲜劲过去了，就开始失落了。首先就是破败的校园以及分布在校园内的各个单位的牌匾和他们的汽车队（这个到现在也印象特别深刻，好像有六七个汽车队）。同时，在学习上，陷入了自卑与迷茫之中。因为是研究生班，学校的许多政策都与一般研究生之间存在差异。当然，还有许多其他的事情，导致了自己学习劲头不足，对前途缺乏信心的情况。

这个时候，我们的导师崔引安教授出现了！尽管几十年过去了，崔教授的音容笑貌还留在眼中。高大的身材，微驼的背，满脸的笑容！他给我讲为什么要设立这个生物环境工程专业研究生班，是因为作为一个新兴学科，太缺乏人才了；他给我讲如何抱着满腔的救国热情留学美国的故事；讲他克服各种困难，在吉林工业大学和北京农业工程大学创建新学科的体会。同时，他在科研经费特别紧张，无法顾及所有学生的情况下，为我们创造条件，与其他科研院所建立联系，通过合作，为研究生班同学开展科研活动提供帮助。

还有一件让我记忆深刻的事情是，崔老师给研究生开设文献阅读课程。那个时候的文献查找可不是现在，上网搜一下，就都出来了，而是要到国家图书馆去，读一本本的杂志，从中找到需要的文献，然后去复印。已经高寿的崔老师，每天挤着公交车，带领我们去府右街的旧国家图书馆。通过这门课程，我了解了文献阅读对科研工作的重要性，知道了站在前人的肩膀上进行科研选题的方法，熟悉了遇到困难和问题时，通过文献找到解决的途径。当然，我也特别熟悉了府右街国家图书馆旁边便宜而好吃的朝鲜冷面馆。几十年间，我去了很多地方，也尝到了各种不同风味和价位的朝鲜冷面，但感觉都没有那家冷面馆的冷面美味。可以说，是老师严谨的科研态度和认真的精神，影响了我一辈子。

作为崔先生众多弟子中最不起眼的一个，我也快到退休的年龄了。回顾自己的科研和学习之路，多次转换跑道，学习的专业也由农业机械化、生物环境工程到食品科学与工程，从事的主要工作也从工程设计与科研转换到教学与科研工作。但是，牢记在心的就是，像崔先生等我的老师们那样，对待自己的工作，对待自己的学习，对待自己的学生。

值此崔先生诞辰一百周年纪念日，我想借此短文，表达我对崔先生深深的怀念和敬佩之情。

师恩难忘

中国农业大学水利与土木工程学院 滕光辉

日月如梭，转眼敬爱的导师崔引安先生仙逝已十年。回忆先生教诲，往事历历在目，仿佛就在眼前。

先生博学多才，早年留学美国，是我国著名的农业工程学家、教育家、农业生物环境工程大家，也是中国高等院校现代农业生物环境工程学科的创始人。作为教育家，先生自 1954 年始，于吉林工业大学从事农业机械领域教学，后于 1981 年调入北京农业工程大学，并于次年开设了中国第一个农业生物环境工程本科专业（1986 年被国家教委批准为硕士学位授予点、1996 年被批准为博士学位授予点）。

仿佛冥冥之中，我与先生有缘：1982 年毕业于吉林工业大学、1986 年追随先生陆续读研六年有余并留校工作至今，始终在先生开创的专业领域里耕耘着。

那年盛夏时节，我离开了工作四年的边疆，来到京城，开始了向往的研究生学习生涯，大学毕业进入社会历练过的我，格外珍惜这段新的学习生活。记得第一次面见导师，是在原农机系修理楼的一间大教室。傍晚时分，讲台上端坐着一位慈祥的老先生，手捧一本原版专业书，口译给我等一干学生听，先念一段原文，再讲解一番。昏暗的灯光下，但见台上老先生轻声细语、台下十余学子奋笔疾书，生怕漏记先生的每一句话；

每周一讲、每讲二个时辰，整整一个学期，雷打不动；此番场景，对我而言，影响至深，每每在梦中回放。

先生在培养研究生工作中，一贯强调理论结合实际，学以致用，着意培养学生掌握科学的研究方法和解决实际问题的能力。也是在读研期间，那时节还没有互联网等高科技手段，先生一大早背着军挎、带着干粮，换乘几趟公交，前往北京图书馆红楼老馆现场，手把手指导我们查阅外文文献。当时我们年轻，边骑自行车边议论先生，心里充满了对老先生不服老的敬佩。现在回想起来，心里除了对先生满满的爱以外，还有内疚。毕竟先生年近古稀，我等当年年少，除了面对专业知识嗷嗷待哺般索求于先生，当时竟没有多想过如何照顾好老人家身体！

先生经常对我们言传身教，在上课前常对实时新闻做精辟的剖析，引导学生学习如何正确对待和处理这类事件的方法。这类活的教学方法，比起死的书本知识更具启发教育意义，使我受益匪浅。尤其在我毕业留校工作后，耳闻目睹先生对学科建设的忘我投入，年近花甲创办新专业，开设新课程；为了引进人才，不顾年老体衰，只身前往农业部慷慨陈情；彼时彼景，映射出先生对事业的追求。他先后培养了 28 名硕士研究生和 20 名博士研究生，作为其中一员，忆往昔，我深深感谢先生在我从事科研工作初期，在我心田里播下从事农业工程事业的种子，并在其后二十余载耳提面命的一片深情。

今年是先生诞辰一百周年，我作为一个得益过他许多教诲和帮助的学生，回忆这些自己亲历的往事，十分心暖，记载下来，也是对他的一种缅怀和纪念。

在行将结束这篇短文时，我不禁想起苏联作家、坚强的布尔什维克战士、著名的无产阶级作家、《钢铁是怎样炼成的》一书的作者奥斯特洛夫斯基的一句话：人生最美好的，就是在你停止生存时，也还能以你所创造的一切为人们服务。我觉得把这句话献给敬爱的导师崔引安先生是最恰当不过的了。

身为世范　为人师表
——怀念导师崔引安先生

山东省淄博市人民防空办公室　郑广庆

1986年4月，我接到北京农业工程大学研究生复试通知，要求某日下午一点半到学校水利与农业建筑系办公楼进行复试。因为我对学校不熟悉，便提前一天去了解情况，打听着到了考场附近，还是找不着“北”。正在茫然间，远远看到一位长者走来，他身材魁梧、脊背微驼、银发稀疏、精神矍铄，一看就是一位很有学问的人。便迎上前去询问，老先生耐心仔细地告诉了我怎么怎么找到地方，并没有和我谈及复试的事情，好像他对这件事浑然不知。没想到，真是机缘巧合，这位老先生正是我后来敬爱的导师崔引安教授，第二天也是他亲自主持了对我的复试。其时，先生年龄已逾古稀。

追随先生的三年，并没有如想象的那样与导师形影相随，夜以继日地潜心研究。但是先生深邃的思想、敏锐的智慧、高尚的情操、平实的品行深深地影响了我，教育了我，使我受益匪浅，受用终生。

先生崇高的爱国情怀和坚定的理想信念，无愧于导师这个称号，深深地感动、激励着我，引领我人生的航向。20世纪80年代，我们的国家刚刚经历了“文化大革命”，百废待举，经济社会相对落后，信息交流极为不畅。我们对老师的了解也不能像现在这样，可以通过网络等多种渠道，因此，信息量极少。但仅仅两件事，就让先生那伟岸、大义、坚定、睿智的光辉形象，在我心中矗立起来，成为我仰视的偶像。一件是先生在新中国成立前旅美留学回国。那时中国与美国的经济社会发展差距可想而知，一个积贫积弱，战火纷飞，时局动荡，民不聊生；一个经济发达，社会稳定，盛世太平，文明富庶。在那样的环境下选择，没有崇高的爱国情怀，没有对祖国、对人民炽热的爱，是难以做出回国这个抉择的。这件事让我陡增对先生的崇拜和敬爱。第二是先生坚定的共产主义信念。记得先生在主持对我的复试时，曾经向我提问了一个问题，就是如何看待“文化大革命”，如何看待“文化大革命”与中国共产党？我已不记得当时我的回答是什么，因为考场上的临场发挥只是平时心境的自然流露，并没有时间作深入思考。但先生对我的评论和教诲我却记忆犹新。他说：你的回答很真诚、很客观，没有因为“文化大革命”的错误而对共产党产生偏见，甚至诋毁；他还说：我今年 70 岁（虚岁）了，去年才入党，虽然我也受过很多不公正待遇，但我一直坚信共产党是正确的，一直没有放弃入党的决心和要求。听了先生这番话，我心里顿时感到很踏实。一方面觉得我的复试结果应该不是很差；另一方面觉得我遇到了一位意志坚强、信念坚定的好导师。也正是有了先生的指引，我在读研期间加入了中国共产党。

先生孜孜以求、勇于创新的精神，令我敬佩、折服，是我终生学习的榜样，鞭策我圆满完成了硕士研究生学业。他的生平简介这样写道：“我国农业工程学家，教育家，农业生物环境工程专家。中国高等院校现代农业生物环境工程学科主要创始人。创建中国高等院校农业工程专业、拖拉机设计与制造专业、农业机械设计与制造专业的主要组织者。创办了中国农业生物环境工程专业第一个硕士点、第一个博士点，为中国农业工程事业培养了大批高级教学、科研专门人才”。这些高度概括的生平简介向人们昭示的是先生一生在科学道路上的不断探索，苦苦追求。他大学学农学，研究生转向农业工程，是我国第一个接触、学习农业工程的开拓者。他善于在探索中不断发现、创新，率先在国内提出并组织创建拖拉机设计与制造专业、农业机械设计与制造专业。改革开放以后，年逾花甲的他锐气不减当年，又提出、创建了中国高等院校现代农业生物环境工程学科，并相继建设了第一个硕士点、第一个博士点。先生当时经常和我们讲：都说“人过四十不学艺”，我是六十岁了新建学科专业，七十岁了带博士。乍听起来，好像是自我吹嘘，其实，先生的用意是以此激励我们——学海无止境，泛舟永不停；创新无老幼，有心皆能成。先生一生治学六十年，是沿着崎岖的科学道路不断探索、不断创新的六十年，先后从事过6个专业的创建与教学，开设过30多门课程的教学，发表30多篇学术前沿文章，翻译多部科技书刊、文集。可谓“才高八斗，学富五车，著作等身”，令我等这样的世俗庸人望尘莫及，佩服得五体投地。

先生独到的教育方法与宽厚、仁爱之心，令我等弟子感恩戴德，永世不忘。读了研究生，成为了先生的学生我才真正体会到了什么叫“教给学生方法，教会学生学习的能力”。三年的研究生，先生除了给我们上几门其他老师开不了的课程以外，就很少过问我的学习。课余时间我们有时到先生家中，想去聆听他老人家的训示或教导，都怀着希望去，带着失望归。先生只和我们海阔天空地闲聊，一般不询问我们的学习情况；当向他请教问题时，他也只是阐述自己的观点，很少会说你应该怎么做。但当涉及科学研究的方法时，他又会很具体、很细致，甚至是手把手地教我们。比如，我们进入研究课题之前，他亲自给我们开了一门“科技文献检索”（他给我们上的课一般是没有课本，没有讲义，要求我们记笔记）。课堂讲授后，为了让我们真正掌握检索方法，70岁的老人了，自带干粮，带领我们6个年轻人坐公共汽车去北京图书馆现场讲习。中午吃饭时，我们想请先生一起去前门烤鸭店，一来感谢老人家对我们的厚爱，二来我们自己也借机尝尝鲜、解解馋（我之前还没吃过烤鸭呢）。先生婉言谢绝了，而且撵着我们去吃了烤鸭。对我们的学习，他从来不问成绩如何。进入研究选题阶段后，先生只是在研究方向上给我们建议，在研究目标上帮我们分析、把关，并不具体指定我们的研究课题。记得当时先生给我建议了三个方向，一个是河蟹育苗研究，一个是螺旋澡养殖研究，还有一个是柑橘通风贮藏库工程技术研究。先生帮我分析，前两个题目需要时间比较长，硕士阶段难以完成研究任务，问我将来想不想读博士；第三个题目硕士阶段能够完成，而且属于国家“七五”重点科技攻关项目，选什么题让我自己酌定。我因为当时已是拖家带口的人，表示不想读博士，最终选择了与中国农业工程研究设计院合作研究“柑橘通风贮藏库工程技术研究”。说心里话，我当时对先生放任自流的教育方法还有点小意见，觉得这样做是不是不负责任？及至走向工作岗位，我才真正体会到了先生“授人以鱼不如授人以渔”的良苦用心。让学生自己判断、自己决策、自己寻找解决问题的办法，先生是在培养我们作为研究人员必备的素质和能力。

先生宅心仁厚，礼闲下士，犹如慈父。对弟子们生活的关心甚至超过了对学习的过问。有一件事让我印象深刻。因为我是结婚后读的研究生，按规定学习期间离校回家必须向导师报告。每次向先生报告，他都很痛快地批准我回家，隔时间长了，他还会主动询问我家里有没有事，催促我回家看看。为什么先生会这么好？恐怕除了我们这些弟子，外人是百思不得其解的。

我清楚地记得，第一次向先生请假回家时，心情忐忑，担心不准假，可见了先生一说，首先听到的是，先生对我国行政管理体制造成的夫妻两地分居给予猛烈抨击：现在国内很多夫妻长期两地分居，有的甚至一辈子大多数时间都分居，直到退休才能团圆，这是极不人道的事情；外国人对中国的夫妻两地分居十分不解，认为夫妻就应该生活在一起，不在一起生活，怎么还能做夫妻，怎么还算是夫妻呢。然后对我说，你以后隔时间长了就回家看看，经济上有困难我可以给你报销车票。这让我着实感激涕零。先生的慈爱不仅表现在对国家大政方针的独到视野，还体现在很多微小的事情上。譬如我每次出差，临行前都要去和先生打个招呼，每次他都会叮嘱我，自己买点食品带上，一是省钱，二是方便。苹果成熟后，他教我买上面包和苹果坐火车，就着苹果吃面包，既解决了干吃面包难以下咽的问题，又补充了水分，还补充了维生素。我尝试过，真的挺好！既好吃又解渴，营养搭配还很合理。

江河有尽处，师恩无穷期。师恩浩荡，不可估量，很难用语言表达。但我始终牢记“一日为师，终生为父”的古训，始终念念不忘先生的恩德与教诲。 有时，我会抛却手头杂陈，让心境逃离喧嚣的尘世，静静地回想着跟导师相处的那段岁月，导师的音容笑貌仿佛又浮现在眼前，感觉那么清晰，那么亲近，那么惬意！ 也有时，我会因为想到自己虽然师从于先生门下，却没有发扬光大先生开创的事业，辜负了先生的栽培，心中油然而生出一种悲伤，感觉心胸郁闷，双眼模糊，如梗在喉。光阴荏苒，岁月如梭。掐指算来，投靠先生门下已有30多年光景，先生离开我们也有十个年头了，又恰逢先生诞辰百年，我们唯有发奋图强，勇创辉煌，方能告慰先生在天之灵！

鸣呼，师恩千古！

忆崔引安教授对我的言传身教

——纪念崔老师诞辰100周年

上海康恒环境股份有限公司 龙吉生

提起崔老师，首先浮现在我眼前的是崔老师背着个斜挎包，身材魁梧背有点驼走路慢腾腾的样子。我是1986年考上研究生，有幸9月开始接受崔老师指导的，那时没想过老师多大年龄，只知道是自己的老师。现在想起来，那时老师已经要古来稀了！

读崔老师的研究生还有一段故事。我原本是华中农学院农业工程系86年的推荐研究生，被推荐后我报了志愿：到北京农业工程大学崔教授名下就读。但是，崔老师反馈说不接受推荐，想读你就考上来。这激起了我这个原本不太想读研究生的年轻人的好胜心。因此，我有幸读研究生完全是拜老师所赐，而且有幸接触当时在国内是新兴学科的农业生物环境工程，后来才知道国内此学科也是老师所创。

崔老师治学以多、快、博而著称。老师教了我们不少专业课，但是，我印象最深的是崔老师带着我们去大学老平房图书馆，教学生查文献，这也是我认为一辈子最受用的一门课了！是老师授我以渔啊！当时最让我想不通的是，老师完全可以派一名助教或博士学生带我们去图书馆即可，但老师就是要自己带。现在回想起来，从老师严谨的治学态度来看这是必然的。

老师的这种严谨的态度影响了学生一辈子！

读书是愉快的，也是漫长的。正当自己准备选研究生课题，在崔老师指导下好好做研究，做完研究赶紧参加工作时，1987年底被告知国家教委派我去日本留学，年轻的我更加是不知所措。因为第一是自己基本没学过日语（作为第二外语学的那点日语也是为了应付下考试的），第二是没想过去留学，更没想过去日本。我从小就听爷爷讲抗日战争，而且我爷爷还是被日本的炸弹从上海炸回到江西吉安的。因此，当我给我父亲说教委要派我去日本留学时，父亲说日本人那么坏，不会有问题吧？又是崔老师和师母给我讲留学是怎么回事以及留学的必要性。

到日本留学的前些年和老师的联系还是比较多，那时只能是书信往来，但老师年事越来越高，回信少了，后来联系也就不多了。特别是同班的郑广庆和滕光辉等毕业后就更少了。现在想想，真是年轻的傻！

再次见到崔老师是1999年作为春晖计划专家回国访问时了。当老师知道我从事城市生活垃圾处理行业时，老师让我给同学们讲讲国外的环保及城市生活垃圾焚烧发电等发展动向。那年老师已经82岁了！但是，崔老师亲自召集同学，亲自介绍我，从头到尾听完了我的演讲，还主持提问。崔老师治学真是多、快、博啊！即使年事已高，也愿意吸收新的东西，更愿意把国外的新生事物介绍到国内，把新技术传授给同学们。

我没有与老师探讨过爱国这个问题，也没探讨过留学后是否要回国这个问题。但是，我可以说老师的亲身经历及所作所为对我的影响不可谓不大，我毅然决然地在2008年选择了回国发展。

如果说有什么对不起崔老师之处的话，也是我至今最后悔的事情，那就是2007年没有参加老师的追悼会！当时自己一定给我自己一千个没法参加的理由，但现在想起来，都是因为自己的愚蠢和不孝。这次听到师兄筹备老师诞辰100周年纪念活动，我是无论如何也要把自己心里的话说出来：崔老师，是您培养了学生！衷心感谢您！

怀念恩师崔引安教授

北京市农林科学研究院蔬菜研究中心　徐刚毅

我常暗自庆幸自己能入崔先生门下求学，先生是一位难得的好导师，人生能遇到这样一位德高望重而又平易近人的谦谦君子为师，真是我的福分。虽然先生离开我们许多年了，但先生的音容笑貌依然清晰，先生的恩德永远铭记于心。

一、和蔼可亲的长者

接到面试通知书时，说实话，我真不知道“农业生物环境控制”专业是什么意思，但北京农业工程大学是我向往的，我怀着喜悦与紧张的心情踏上了进京面试之路。此前我和先生虽未谋面，但先生的大名早已熟知。因为我是77级吉林工业大学农机系的本科生，在校期间崔教授是吉林工大农机系的副主任。先生在1981年就调到北京农业工程大学了。我学专业课的时候，先生已离开吉林工大，因此无缘相见。我只在系里开大会的时候远远地见过先生，没有近距离接触过。面试前心里不免有些紧张，不知大名鼎鼎的崔教授何等威严。当我第一次见到先生时，一个慈眉善目、和蔼可亲的形象映入我的眼帘，丝毫没有居高临下的架子。交谈中先生语气平和、幽默风趣，使我的情绪逐渐放松。面试在轻松愉快中结束，在心理上拉近了师生的距离。后又有机会见到师母，师母的体贴入微让我有了如在父母身边的感觉，如春风般的温暖。

二、爱徒如子、关怀备至

先生教书育人，对学生不仅是授业解惑，还从思想、生活各方面加以关心呵护。我 1986 年入学时已三十岁了，精力与体力都无法和二十出头的小学妹相比，因此刚入学时不适应集体宿舍晚睡的作息节奏，经常失眠，导致第二天精神不振。这使我身心疲惫，情绪低落，几乎失去完成学业的信心。先生得知这一情况后，十分关切，和师母一起想方设法帮我找到一个安静的临时住处，经过一段时间的调整，我慢慢适应了宿舍的环境。那个年代不像现在，租间房子很容易，当时那是一件想都不敢想的事。先生为了学生真是倾其所有、尽其所能。是先生的关爱使我得以渡过难关，顺利完成学业。

先生为每个学生的前程和发展竭尽全力。为了让我毕业后能留京工作， 先生和师母不知费了多少心思，不仅自己帮我联系接收单位，还托请其他老师帮忙推荐。我们那年毕业的学生多，那时和本专业相关的单位就那么几个，外地生源留京指标很少，先生力争照顾到每个人，其难度可想而知。最后还是经周允将老师的介绍和推荐，我才有机会到北京市农林科学院蔬菜研究中心工作。那里成为我人生、事业、生活的立足点，我在那里一直工作到退休。试想如果不是先生和师母的鼎力相助，我的人生还真是个未知数。我在先生的众多弟子当中算是学业平平者，个人智商和情商都不突出，由于有了北京的区域优势和较好的工作平台，才使我能在工作中较好地发挥个人的潜能和优势，取得不错的工作业绩，并圆满地从工作岗位退休，过着舒适安逸的生活。我能有现在的一切，都源于我遇到了一个好的导师。

我在校期间得到先生和师母的特殊关照，毕业后仍得到先生的悉心栽培和指教。我是研究生班毕业，要在工作单位做论文回校答辩申请硕士学位，我的论文从选题到试验及论文写作，先生都严格要求、具体把关。我虽已离开学校，亦如在校生一样受教，我多次到先生家登门求教，有时下班后去影响到了先生和师母的休息，先生每次都不厌其烦地给予指导，认真审查我的论文，提出质疑和不足之处，提出修改方案，直到他认可为止，论文的完成浸透着先生的心血。在答辩之前我有点紧张，先生安慰我说："不必担心，试验是你自已做的，任何人都没有你有更有发言权。"在先生的指导下，我顺利地通过了论文答辩，获得了硕士学位。先生严谨的科学态度、清晰宽广的研究思路，对我后来的工作有很大的影响，使我受益终生，令我永生难忘。

先生不仅把我们领进门，让我们完成学业，还负责把我们送出门、扶上马、送一程。我们每位崔门弟子能有美好前程都与先生密切相关，没有先生的辛勤耕耘，就没有我们这个群体的枝繁叶茂。如今先生的众多弟子已成为本领域的学科带头人或知名专家与学者，他们传承了先生的教育理念，教书育人，桃李满天下。

三、厚德载物、备受尊敬

记得有一天，我有事到先生家，谈话间有人敲门，师母开门后，来客一进门，先问候了师母，人尚在门厅，就远远地向先生深深地鞠了一躬，并朗声问候"崔先生好"，恭敬之情溢于言表。来客入座后经介绍是来自吉林工大农机系的老师，是先生早期的学生。我当时深受感动，对先生更加崇敬。说实话，我虽然很尊敬先生，但由于先生温和的缘故，我在先生面前从不觉得拘束，从没像来客那样毕恭毕敬。我对这件事印象深刻，记忆犹新，多少年后我理解了先生备受尊敬原因，爱人者人自爱之，正是由于先生善待弟子，才有弟子们倾心爱戴。

谨以此文纪念我们尊敬的崔引安教授。

65 岁从头越，开拓学科谱新篇
——农业生物环境工程学科的开拓者崔引安教授诞辰百年有感

中国农业大学水利与土木工程学院　李保明

记得还是我在上大学三年级时，那是 1981 年的秋冬季节，我们系调来了一位老教授，那年他虚岁已是 65 岁了，奉机械工业部的调令，从吉林工业大学农机系调到北京农业机械化学院农田水利系任系主任、教授，负责发展农业生物环境工程学科，他就是崔引安教授，我国首批派往美国学习农业工程专业的 20 位研究生之一。崔教授在美国学成回国后受命先后在国立中央大学、山东工学院（济南）、长春汽车拖拉机学院（后改为吉林工业大学、吉林大学）主持和参与创办过农业工程专业、汽车与拖拉机专业、农机设计制造专业等。这次调动是原农机部领导出于改革开放后贯彻邓小平关于“中国人不仅要吃饱，而且要吃好”的指示精神，在北京农业机械化学院创办的农业建筑与环境工程本科专业的基础上，加快发展农业生物环境工程学科的需要做出的决定。正是农机部领导的这个英明决定，才迎来了我国农业生物环境工程学科的蓬勃发展势头。崔教授上任后，根据国家发展对设施农业工程学科人才的重大需求，依托农业机械化硕士学位点开出了农业生物环境工程研究方向，并于 1982 年初开始招收我国首批农业生物环境工程方向的硕士研究生，从此也启动了我校农田水利系进入研究生高层次人才培养的新局面。20 世纪 80 年代初，我校刚从邢台迁回北京原址办学，大部分校舍和办公楼与教学楼都还是被外单位占用，校系行政办公都还是在临时搭建的平房（地震棚）中，更谈不上实验室之类了，办学条件相当艰苦。崔教授一方面带领教师团队积极创办新专业实验室，一方面积极鼓励学生奋发向上。每次新生入学教育，他总是亲自给学生介绍改革开放带来的安定团结大好形势，中央提出的建设四个现代化宏伟目标给大家发挥自身作用提供的绝好机遇等，以自己的亲生经历来细说社会主义现代化建设的重要意义和年轻人赶上的好时代，以自己将近 70 岁高龄还积极要求入党的深刻体会，鼓励学生积极拥护中国共产党的领导，宣传共产党的英明伟大。生动的报告赢得了学生们的阵阵掌声，以致毕业多少年以后大家聚会还能感受到当年一起听崔教授报告场面的美好回忆。回想起来，崔教授 65 岁调入北京农业机械化学院（后改为北京农业工程大学，现中国农业大学东校区）开始招收研究生，居然还能为国家培养 37 名硕士生和 20 名博士生，这些人现大多已成为国内外相关领域的重要领军人才和业务骨干。为我国农业生物环境与能源工程学科和设施农业行业发展做出了极其重要的贡献。崔教授指导的最后的博士毕业至今也快 20 年了，想起当时一起工作的情景还是历历在目，就像发生在昨天一样，时刻还在鞭策和鼓舞着我们年轻一代努力拼搏、奋勇向前。崔教授的一些重要学术思想和教学理念非常独特，又卓有成效，感受最深的有以下几点：

一、注重中国特色与国际化相结合理念

崔教授在给我们讲解农业生物环境研究方向时，总是强调设施农业的地域性最强，直接引进国外技术不经过改造是不适

合用的。告诫我们要根据中国各地不同的气候条件、自然条件和人文条件去研究适合中国特色的农业建筑。在谈到什么是真正的农业建筑时，指出：

盖个房子里面养上动物或者种上植物就叫农业建筑了，那最多算是“建筑的农用”！农业建筑一定要和环境控制结合在一起，“建筑和环境的关系就相当于躯壳和灵魂的关系，没有环境控制的建筑，就像没有灵魂的躯壳，那是僵尸；反之，如果不考虑建筑去谈环境控制，就相当于离开躯壳的灵魂，那是幽灵”。

在谈到如何根据各地条件进行农业建筑设计和环境控制的基本原理、理论和方法时，又特别强调国际化，借鉴发达国家的先进理念。崔教授以他英语好的背景，及时将国外20世纪80年代初最新出版的相关教材翻译和用于课堂教学，并开出了多门相关课程。如“Environmental Management in Animal Agriculture”“Agricultural Building”“Ventilation of Agricultural Structures”等这些国外最新教材，一拿到手就边翻译边融入课堂教学之中。正因崔教授的这种教学方法，使得该学科方向虽然起步晚，但所学内容都是国际上最先进的，基本实现与国际前沿同步。所以崔教授培养的学生的质量一直得到国内外同行的高度认可，这些博士和硕士研究生目前都已成为国内外相关行业的领军人才和技术骨干。

二、坚持学科为产业服务方向和问题导向教学理念

崔教授从第一批研究生的选题开始，始终坚持科学研究要面向产业，围绕产业中存在的关键问题进行研究开发，解决生产实践中技术需求。尽管开出的研究方向涉及畜禽环境工程、设施园艺工程、设施水产养殖工程、农产品贮藏环境工程、农

业废弃物处理与资源化利用、农业建筑工程等多个方向，但每个方向都联系了具体的企业等产业部门开展针对性研究。既锻炼了研究生的面向实践交流与动手能力，又宣传学科和学校，鼓励产学研的实质性结合等。

在崔教授的这些教学理念指导下，我从硕士论文选题研究开始，于 1988 年 6—7 月分别在广东南海肉种鸡场、惠州种鸡场、中山种鸡场等就传统的开放式鸡舍改造与湿帘降温纵向通风系统应用等进行驻场实习观测，连续一个多月在鸡舍内的测试分析，掌握了开放式鸡舍的热环境特性，提出了开放型可封闭的鸡舍建筑与环境控制技术模式，有效解决了华南沿海高温高湿地区夏季肉种鸡的热应激难题，夏季高温死淘率降低 5 个百分点，产蛋率提高了 5 ～ 10 个百分点。1989 年 5—7 月，我先后在长沙蛋鸡场、上海新杨祖代种鸡场就有窗式鸡舍夏季湿帘降温与纵向通风系统技术改造进行了测试分析，在探明鸡舍气流场和温度场耦合作用规律的基础上，提出了有窗式鸡舍进风口设计方法。在上海伊莎褐祖代蛋种鸡夏季通风降温系统改造后，舍内最高气温控制在 30℃以下，仅夏季产蛋率提高 5% 以上这一项，一个月的增收就收回了全部改造费用，且还省电 40% 以上。1990 年 5—6 月在北京的昌平原种猪场研究通风降温系统改造，解决了妊娠母猪舍的夏季降温难题。通过对不同地区不同类型畜禽舍通风系统的实地研究和改造应用，获得一批很好的湿帘风机降温系统应用案例，结合对全国典型气候区连续 20 年气象参数的分析，提出了湿帘蒸发降温在全国范围的气候适应性模型，为全国范围内迅速推广应用湿帘风机降温系统，解决畜禽养殖的高温应激难题提供了理论与实践依据。在 20 世纪 90 年代，我国在全国范围内掀起了轰轰烈烈的畜禽舍通风技术改造，用纵向通风替代了传统的横向通风模式，不仅生产性能显著提高，运行费用反而减少，这一技术深受广大养殖场（户）的欢迎。此外，由于纵向通风系统解决了传统横向通风的鸡舍交叉感染问题，对场区的环境净化非常有利，舍间距也可以明显减小，甚至直接在原两栋鸡舍间又加建了一栋鸡舍，土地利用率和产出率几乎翻番。这一趋势也推动了新型连栋鸡舍的发展，1994 年开始在原农业部（蓬莱）良种肉鸡示范场（现山东民和牧业股份有限公司）设计建造了 20 连栋的大型连栋鸡舍，结合我的博士学位论文研究，对大型连栋鸡舍环境控制技术进行了系统研究，在山东蓬莱的实际鸡舍开展连续测试分析与优化，提出了屋顶进风的设计方案。大型连栋鸡舍采取分场建制，一个连栋为一个分场，首次实现了大型养殖场的整场全进全出新工艺模式，为提升大型鸡场生物安全水平提供有效的工程支撑，并被称为工程防疫技术。在崔引安教授、王云龙教授、黄之栋教授、吴德让教授、贾先斌教授等一批前辈们的指导和带领下，本学科相关研究生的选题都是围绕生产实际的课题，与生产实践紧密结合，至今已成为该学科的优良学术传统。

三、师者传道为先，育人必先重德

崔教授在他的 60 年教育生涯中特别注重的是为人，跟我们讲得最多的也是如何处理人事关系。他常说“一个人能成多大事，就看他能容多少人；容人越多、成事愈大；如果一个人不能容人，就必然一事无成！”在崔教授临近 90 岁的回忆中，说自己在教学一线和从事行政职务几十年，在 4 所大学均担任过教研室主任和系主任，一生最值得骄傲和庆幸的是从未处分过一个学生，唯一处分过一次，就是请求给自己处分。对学生确实是爱护有加，但从不放纵。崔教授善于用各种事例来解释和引导学生们的思考，所有事例总是充满正能量和激发学生向上的。虽然他本人在当年“反右”运动中被误解列入右派行列和被下放到乡下锻炼，但他从没有怀疑过共产党，一生始终追求和申请加入中国共产党，终于在他78岁高龄时遂愿，成为一名中国共产党党员。他也常以此为例，应邀到各高校作学术报告时，不忘讲述他为什么一生追求党的革命真理，近80高龄还要继续申请加入中国共产党，讲述在中国只有共产党才能救中国，才能领导中国从胜利走向胜利，才能完成四个现代化建设，才能实现中华民族的伟大复兴的道理。这种以个人案例的讲述特别能打动青年学生，每次报告都能赢得无数次发自内心的热烈掌声。崔教授这种“容人”的育人思想在学生们当中得到了很好的反映，在他的弟子当中也正不断得到发扬光大，成为该学科的一个重要教学理念。我本人也经常有意识地邀请在这方面做得好的教授来做报告，比如多次邀请台湾大学农学院生物系统工程系的方炜教授来校给研究生讲授“态度”的专题报告，得到了学生们的好评与欢迎。

四、积极创建学科实验条件

在该学科建设之初，还没有自己的专业实验室，通过谭晓东老师和黄之栋老师等系领导和教研室领导的努力，在校内划出一块实验地，建起了一栋270 平方米的实验温室和几个塑料大棚。但是实验仪器还是缺乏。80年代初国家为了加强高校的科研条件建设，利用世界银行贷款给相关重点大学支持建设。北京农业机械化学院因此批准了400万美元的科研条件建设项目。可是在学校讨论如何安排建设时，多数人要求按照学科优势支持，这形势对时任系主任的崔教授来说甚感不妙！学校当时百废待兴，其他各系都提出了一揽子宏大的建设计划，这点钱还不够其他几个优势学科来分呢。怎么办？崔教授想了想只好起身退场，并说：“我不能参加这个会议，否则我回去无法给我系师生交代，你们都穿西装了，我们还是穿裤衩，这样总不太协调吧？”经过崔教授这几句话一说，大家的争吵声才算平静了一下。崔教授利用他的机智，为农业生物环境工程学科争取了宝贵的35万美元的仪器设备购置经费，引进了一批国外先进的生物环境测试仪器和一栋现代化实验鸡舍，为农业生物环境工程实验室在1993年进入农业部第二轮重点开放性实验室行列打下了重要基础。

五、以身作则坚持艰苦奋斗精神永不变

崔引安教授的一生始终坚持艰苦奋斗的精神，无论是从解决科研问题的思路、实验方案设计，还是日常生活方式，都坚持实用为原则。教育我们学生们从工程师的角度去思考问题就是如何以相对低的成本解决大问题，强调除了技术可行性以外更要重视经济的可行性。他指出在中国能推广的技术，一定是先解决经济可行性。不光对学生们这么说，更难能可贵的是自己也总是这么做。这位约80高龄的老教授，在每次进城办事如到书店或去电子商场（崔教授一生始终痴迷于无线电技术，家里有各式各样最新款的收音机等）时，总是坚持乘公共汽车，告诉他可以叫出租车或订学校专车服务，但他从来不用，还说自己这么一位老头上公共汽车，马上都会有人让座，觉得很幸福。这种精神也一直影响着他的弟子们的工作和日常生活……。

怀念我学术研究的第一位导师——崔先生

美国俄亥俄州立大学 赵灵英

1983年我一进大学，就听说了创建我所学的农业建筑与环境工程专业的崔引安教授。他留美归国，博学多才，德高望重，是我国顶尖的农业工程学家之一。后来有机会见到崔老师，听他讲课，又感觉他虽学识渊博，但谦和朴实，对待学生和蔼可亲，于是在大学快毕业的时候，我努力报考了崔老师的硕士研究生。终于，在1987年的秋天，我有幸成为他的众多优秀弟子中的一员。如愿以偿，心里十分高兴，开始了既紧张又充满乐趣及挑战的研究生学习生活。

在上课阶段，常听崔老师讲课，深感崔老师不仅有渊博的工程技术知识，还有深厚的文学、古文、文言文功底。常常在讲课中，引经据典，妙语连珠。但他有时会感叹“言者谆谆，听者藐藐”。现在想来，可能是我们工科学生，在人文知识上的缺乏，不能与崔老师在课堂上互动、共鸣，是我们过去理工科高等教育的缺陷。现在，我们意识到人文教育，软技能培养在理工科本科高等教育中与硬知识技能的传授同样重要。

进入研究生选课题、做课题阶段，崔老师经常鼓励我们要了解工业界的实际需求，从而找有开创性的、有创新的研究课题。基于崔老师的指导，黄之栋老师建议我和杨宝成做建筑计算机辅助设计（CAD）的软件开发课题。当时农业生物环境工程重点实验室有台由世行贷款资助的阿波罗工作站，但没有支撑软件，学校老师没有CAD经验。于是黄老师带领我跑了多家设计院，恳谈多方，寻求合作。终于机电部五院接收了我们，并毫无保留地帮我们在阿波罗工作站中装上软件开发工具，教会了我们CAD软件的开发，顺利完成了课题。当时多数设计院还是手工画图，计数机连网、CAD软件开发，还是很前沿的。后来留校，还开了一门建筑计算机辅助设计（CAD）的新课，为学生毕业以后在设计单位开始使用CAD设计，奠定了基础。崔老师的从实践需求出发，做有创新的研究的学术教诲，以及黄之栋老师的兢兢业业、任劳任怨、踏实肯干，是我们学习的楷模，一直影响着我后来在美国的学习研究工作，我也将这样的学术教诲传给我的学生们。

我印象深刻的还有慈善近人的师母。她总是微笑着，说话轻声细语，对学生充满关爱，教我们做好吃的！她是我的另一个榜样。作为女教授，我在学术上对我的学生传承崔老师那种严格教诲及要求的同时，在逢年过节时，我也学师母设家宴款待学生和访问学者，增进互相了解与帮助。

岁月无情，“天若有情天亦老”。虽然崔老师和师母都离开了我们，但崔老师和师母的教诲和爱永存！崔老师桃李满天下，枝繁叶茂，我们正把崔老师开创的农业生物环境和能源工程专业发扬光大，传遍世界。我们正把崔老师的学术教诲传承给我们的学生们，也把师母的慈爱善良传给我们的孩子们、学生们！像大师兄陈树林所说，“我们对崔老师的怀念的最好方式就是尽自己最大的努力把自己的事情做到最好”，以崔老师为榜样，甘当人梯，推动延续人类的科技文明。

2017年9月5日　于美国哥伦布

师恩永恒：记导师崔引安先生

加拿大萨斯喀彻温大学　郭慧卿

崔引安先生是我的博士导师。我是1991年秋由硕士生转为博士生，硕博连读，到崔先生门下攻读农业生物环境工程博士学位。我于1994年底答辩，1995年初取得博士学位。在崔先生指导下的三年半时间里，先生对我做人做学问都有很大的影响，让我受益终生。

虽然我是1991年秋才正式拜崔先生为师，但我认识崔先生却是在20世纪80年代初。我是1981年入学，成为农业建筑与环境工程专业的第三届学生。记得应该是1982年第一次见到崔先生，他到我们班给我们介绍农业生物环境工程专业。我们那时上大学选专业大都是老师和家长帮我们选的，尤其是我们这样一个谁都不知道的偏科，美其名曰“边缘学科”，所以我们刚来也不太明白自己是来学什么的，因为当时没听说过农业建筑还专门有工程师。崔先生的讲解让我知道了国外农业工程的发展情况，激发了我对生物环境工程的兴趣。

那几年里崔先生给我们讲过几次课。记忆中崔先生从第一次见就没变过，身着中山装，平底步鞋，高大魁梧，鹤发笑颜，让人马上放松下来。无论是听先生讲课还是和先生聊天讨论问题，从来都是一件让我感到轻松愉悦的事情，这种感觉从我读本科开始，一直到在先生指导下完成学业，都是如此。

读本科的时候，研究生对我来说是高深、遥不可及的。我第一次听说硕士研究生是崔先生的学生答辩。不记得是1983年或1984年了，陈树林师兄毕业答辩，这好像是农业生物环境学科第一个硕士答辩，地点在操场边的平房教室里。我们班好多同学都去看热闹，几乎所有的农建老师也去了。那时候我们是允许观摩整个答辩过程的。陈师兄尽显学者风范，口才极好，目光沉着自信，又不乏谦逊平和。好几个老师是一下提出几个问题，陈师兄一一作答，一个不落，甚至不需要拿笔记下问题。当时我对陈师兄的才能风度极为佩服，他也成了我遥不可及的偶像。名师出高徒，崔先生作为他的导师也成了我崇拜的偶像。这次答辩也被我们这些学弟学妹当成了研究生答辩的标准。当然我后来才知道这是优秀研究生的答辩，并不是普遍的要求。陈师兄后来成为美国乃至国际农业工程界的著名学者教授，也是必然的。

我大学毕业后分配到辽宁省的沈阳农业大学农业工程学院当教师。沈农农业建筑与环境工程专业1983年招收第一届学生，1985年，我和我当时的男朋友李振海去之后，马上开始准备教授专业课。我在工作中感到自己知识有限，因此考上了母校88级农建专业硕士研究生，师从吴德让教授。由于我生孩子，推迟一年上学，所以1989年我才开始上硕士。我现在才意识到自己一路走来很幸运，遇到的本科、硕士、博士老师都治学严谨，待学生又如父母长姊长兄。吴老师是我们的本科老师，是治学严瑾而又和蔼可亲的导师。每次想起吴老师，就会想起他爱人成老师，想起多次在他家吃饭的情景。二老做的溜肝尖让我至今难忘，完胜我吃过的所有饭店。那时候老师就像家长，对待学生真像对自己的孩子，这种师生情意令我终生难忘。1991年，我转为博士研究生，硕博连读，师从崔先生。

崔先生对我的研究选题要求很宽松，积极为我建议课题。对我所选课题“日光温室畜菜互补环境研究”大力支持。当时我在辽宁听说了大洼县王京平先生的发明，在日光温室里养猪种菜，用废弃物做沼气发酵的原料，沼气供农户烧水做饭加温，沼肥为绿色有机肥供给蔬菜，猪呼出的二氧化碳又是植物气肥。我找到王先生和当地政府，他们都非常支持这一研究。我起草了国家自然科学基金项目申请报告，和崔先生一起拿到了这个项目。经过几年努力，顺利完成这个项目。我这一生中最艰苦的研究工作就是在那几年，试验设施在不通汽车的农村，所有设备都要一一去租借。我幸运的是有中国农大和沈阳农大这两所综合性大学作为我的后盾，有崔先生给我出谋划策，在各方支持帮助下，在完成项目的同时也结识了各学科的朋友和地方政府技术人员。这些人后来也成为了我博士后研究项目的合作者，虽然他们个个都是我的长者前辈，但他们情愿作为我的课题组成员，和我一起完成了我主持的辽宁省科研项目。我的组织能力在这段时间也有了很大提高。

我印象里先生好像没有别的兴趣，总是在读书。他家总是堆满了各种学术杂志期刊，这就是先生虽然年迈却始终能站在学术前沿，为我们这些学生的研究出谋划策的原因。先生的家就在学校图书馆附近，对行走不便的他提供了便利。我们在先生的建议下也是北京图书馆的常客，在那个互联网还没开始在中国发展的情况下，最大限度地利用了信息资源。

给我留下深刻印象的是多次在先生家吃饭。师母做得一手好菜，粉蒸肉是我的最爱，饺子也很棒。先生总是说：好吃不过饺子，舒服不过躺着。现在想来当时二老已经70多岁了，我们年纪轻轻的学生辈老在先生家蹭饭真是不好意思。先生和师母都总是满脸微笑，面慈心善，对我们真是像对自己的孩子。先生虽然住在教授楼里，但房间都很狭小，先生高大的身体总是坐在他的单人沙发里，给我们指导，谈笑风生。屋子里所有的地方都堆满了书，多来几个人就挤不下了。我不记得崔先生有办公室，我从来都是到他家向他请教。师母就在厨房忙碌或静静坐着听着。我和师母也谈天聊家事。师母可是大家闺秀，听说是北大还是哪个著名大学家政专业毕业的，这在旧社会可是凤毛麟角，她一生相夫教子，默默付出，令人钦佩。

我攻读研究生期间一直在职，边工作边学习。在沈农从助教到讲师，1995 年 6 月终于成了副教授。当时博士后还很稀少，然后我就到园艺系博士后站做了两年博士后。1997 年 9 月出站后，10 月初踏出国门，到加拿大又做博士后。出国后才知道，美国、加拿大是博士毕业后找不到工作才做博士后，就是个临时工，这是后话。

我在中国时每次去北京都去看望先生和师母，出国前也特地去看望了二老。我自己也没想到出国后第一次回国竟然已经是在八年以后。2005 年 6 月，我回国参加一个学术会议，回母校看看。记得好像是在师兄李保明教授的安排下，我和赵灵英师妹一起去先生家接上师母，去医院看望了崔先生。当时先生虽然行动不便，但神志清楚，精神乐观。可惜我相机没电了，没能留下照片。也不知道我们同去的人有没有留影，实为遗憾。我也没想到这是我最后一次见到二老。

我从 2002 年起在萨省大学谋职。2004 年母校水院年轻教师李永欣博士要到我这里来做访问学者。我拜托他在临走前代我看望先生和师母二老，永欣欣然前往，电邮给我他们的合影。

崔先生指导过的研究生逾 70 人，好多都成为了国内国外农业工程行业的带头人，先生和师母桃李满天下，成就辉煌，是我们一生学习的榜样。

缅怀师恩功德，共叙师门情谊

——纪念我的导师崔引安教授逝世十周年

中国农业大学水利与土木工程学院　张天柱

我的博士研究生导师崔引安教授2007年仙逝。2017年，恩师逝世十周年，众师兄弟齐聚一堂缅怀恩师功德，共叙师门情谊，愿恩师一路走好。

在百度、360等搜索引擎上输入崔引安教授，就会出现关于崔教授的生平简介。崔引安（1917—2007年），农业工程学家，教育家，农业生物环境工程专家。中国高等院校现代农业生物环境工程学科的主要创始人，也是创建中国高等院校农业工程专业、拖拉机设计制造专业、农业机械设计与制造专业的主要组织者，并创办了中国第一个农业生物环境工程专业的博士点，为中国农业工程事业培养了大批高级教学、科研专门人才。翻阅他的个人简历、生平简介、科学成就、主要论著等能够很清晰地感知到崔引安教授对中国农业大学，甚至中国的农业生物环境工程学科建设开创性的贡献和意义。

崔引安老师是一位不同寻常却又很平常的教授，虽德高望重却很平易近人，虽开放前卫却又朴素淡泊，虽有些个性却非常以身作则，恪尽职守，并且内心充满尊重与公允，唯才是举、崇教厚德，如春风化雨般，感染和团结着身边的人，是一位令我十分敬重的老师。在此，借回忆崔引安教授二三事，谨以此表达对崔老师的感念之情。

回忆记事一

崔教授组建农建学科，尽职尽责。1981年崔教授从吉林工业大学调来中国农业大学，主持创建农业生物环境工程专业，着重培养了一批批的硕士、博士研究生。崔教授求贤爱才，重组师资团队。科系刚成立不久，师资力量成了制约学科发展的重要因素，崔老师为中国农业大学农建学科的建设尽职尽责，为了把学科建设和发展起来，想方设法组建师资团队，十分爱惜人才，把当时农建专业已经毕业去其他单位工作的优秀毕业生召集回来，包括当时已经在西南农业大学担任副教授的马承伟老师。正是因为有了崔引安教授和他费心组建的师资团队，中国农业大学的农建学科才得以建设并迅速发展。

崔老师是我的博士研究生导师，也是我本科和硕士学习期间的授业老师，对我的学习成长帮助非常大。1985年至1997年，我在中国农业大学完成了本科、硕士、博士的学习，读书学习12载。

回忆记事二

大学刚入学，第一次上崔老师的课，心情是兴奋、新奇的，心中洋溢的满是对一位教授滔滔不绝的仰视和崇敬。那时崔老师68岁，姿态依然年轻，精神矍铄。没有华丽的衣裳，但有专属于他的朴素和时尚。一顶帽子，一身整洁的中山素服，一双舒适的黑色布鞋，还有一股掩不住的卓然气质。

回忆记事三

硕士期间，我研究“蛋鸡养殖自动控制系统”的课题，得到了崔老师的亲身指导，帮助我成功地完成了这个当时在国内来说还是史无前例的课题研究。崔老师是个容易让人放松的人，与他对话总觉得很轻松，向他请教问题，不必紧张或有所顾虑。他的眼睛，能够发射出抵心的温暖和诚恳，总是给我们这些晚辈很多暖心的鼓励，让人信服。

1993 年，我读了崔老师的博士研究生，我与崔老师有了更正式和更频繁的交流。读博期间崔老师对我的学习研究、生活等各方面都给予很多关心和帮助，令我裨益匪浅，感念至今。

回忆记事四

课题研究难推进，崔教授费心费力帮助查资料。

崔老师对学生的关心和负责，总是令我十分感动。我读书时学校的知识库还不太健全，很多资料是查不到的，课题研究很难推进，作为学生也都是干着急，不知所措。崔老师一边给我们宽心，一边为了帮助我们快速推进课题研究，坚持每天早早起来挤公交去国家图书馆查阅资料（包括大量的外文文献），然后筛选适合每个学生用的资料后手抄或复印下来，拿回来给我们研究学习，这才让我的课题研究顺利得以开展。

回忆记事五

关心学生学习和生活，崔老师家里也成半个办公室，辅导学生学习，改善学生生活。崔老师对待每个学生就如同自己的孩子，在学习和生活上给予最大的关爱。崔老师总说我们“学习太辛苦，要好好吃饭，才能有精力做研究”。常常把我们叫到家里去，专门辅导学习。

回忆记事六

崔老师个性独特，思想开放。崔老师还是个有些个性的人，平日里教学工作十分严谨，但是生活中却仍然保持着自己的小爱好。尤其喜爱音乐，家里面放着有年代感的音响，时常一边听一边就跟着哼唱起来，歌声能听出一种年轻的心态。

回忆记事七

学生学业有成，崔老师真心欢喜。1997 年，我博士研究生毕业，崔教授高兴得不得了，我看到崔老师特别开心的笑，笑声不同以往，清朗而又沉慰，是一种真诚的，从心底的欢喜，就像父亲看到孩子有所成就时的欣喜和满足。

回忆记事八

崔教授崇德厚教，身体力行，感召身边所有的人。崔老师性格谦和，他经常告诉其他的教授和师长“要以平等和尊重的心态去帮助身边的年轻人，帮助他们进步”。在他的影响和感召下，那时候老师与学生之间的感情纯粹，师生关系和谐。

从历史和现实发展看，崔引安教授不仅创建了一个学科，更培养了一代代优秀的农建人。面对 21 世纪与未来世界农业发展的大势与中国农业的现实，不得不说，中国农建学科的建设与发展对整个中国的现代农业发展都产生划时代的意义，而赋予这些意义的崔教授功不可没。他治学严谨、有教无类、关爱学生，对人才的培养和发展影响深远。

“经师易得，人师难求”。我庆幸生命中有这样的一位恩师，崔引安教授“行不言之教”变成一种力量，不断传承，影响着我，影响着一代代年轻人。希望崔老师一路走好，学生将永远谨记您的教导和社会责任，与众师兄弟们一道，相互扶持，潜心耕耘，传道授业，广育英才，以表达对您最深切的哀思。

深切怀念崔引安老师

中国农业科学院　农业环境与可持续发展研究所　孙忠富

我于1992年考取崔老师研究生，历时近四年攻读博士学位，弹指一挥间已进入了花甲之年。能成为崔老师的学生还是很有缘分的，作为崔老师弟子大家庭的一员，也深感荣幸。

我从入学到完成学业历经时间并不算短，但真正与崔老师直接交往还是不多的，主要有这么几个原因：一是当时尽管学校也给分配了宿舍，但几乎没在学校住过，开完会或上完课就离开了；另外，那时崔老师也很繁忙，加上相对年事已高，也不便经常去打扰，所以与崔老师的直接交往机会就相对少一些。但是有些事情还是记忆犹新，仿佛昨日，难以忘怀。

本人1987年在中国农业科学院研究生院上研究生，毕业后分配在中国农业科学院农业气象研究所工作，并跟随徐师华和吴毅明老师做课题。吴老师也是改革开放后，我国较早派遣到日本学习现代设施农业控制管理的访问学者，回国后他希望我能在温室环境计算机模拟技术方面做些研究，并建议最好能结合研究课题继续学习深造，当时正好参加一个农业部下达的课题，是关于日光温室环境控制与模拟方面的，所以也欣然接受了这个建议。那时我还不认识崔先生，经过吴老师的引见，第一次得以相见，我向崔先生介绍了个人的经历和对科研的兴趣所在，也咨询了如何报考等有关情况。初次见面崔老师给我留下了深刻的印象，我更进一步了解到崔老师是我国早期留美归国的著名专家，也是我国农业工程领域的先驱，至此下定决心要考取崔老师的研究生。这次见面后不久，经过入学考试和面试等环节，最终有幸成为崔老师弟子大家庭的一员。

那个年代不像现在，有机会读博士的名额还是很有限的，能再次步入教育学术殿堂，内心还是充满了遐想和期望，所以对这样的学习深造机会格外珍惜。我的本科和硕士研究生阶段学的都是气象领域的理论和技术，按专业划分纯属理学，而攻读博士属于工学方向，跨学科、跨专业的学习还是有一定挑战性的。印象最深的是在上专业课期间，我选修了泛函分析这门数学课，尽管我有气象专业的背景，自以为数理基础还比较坚实，但真正学起来的时候，其抽象性和难度与以前学习过的数学分析中微积分等课程根本不是一个量级，最后凭着兴趣和坚持还是学下来了。跨专业的学习和深造，的确扩展了视野，提高了综合科研能力，直到现在仍还为具有理工兼备的教育经历存有一丝小自豪。从基础课程学习选择，到论文方向定位直至最终完成学业并获得学位，都得到崔先生的很多指点和建议，不仅对农业环境工程这个学科有了更深入的了解，也为后来科研生涯的拓展奠定了较好的基础。

记得入学第一年上基础课期间，我选修了崔老师“家畜环境原理”课程，每个星期上一次课，时间安排在晚上。到了深冬季节天气非常寒冷，但每次崔老师都是早早来到课堂。给我的印象是崔先生虽然年事已高，但备课非常认真，准备的参考资料非常丰富，讲课时也非常有底气，旁征博引，我们听起来也很有兴趣。我有气象专业的背景，也有一些设施园艺工程的知识，但是崔老师讲课的内容对我来说还是第一次接触到，所以学起来也感到很有收获，很多原理方法与设施园艺环境控制是相通的，所以对后来的研究很有启发性。印象比较深的是我有几次因有其他事情请假不能去上课，崔老师就把他的讲义手稿借给我看，让我自行补课学习。看到崔老师厚厚的讲义全是手抄本，不像现在使用计算机文字处理这样容易修改复制，准备这么丰富的讲稿得花费多少心血和功夫啊。

后来我还渐渐了解到，崔老师除了是学术严谨的学者，还有兴趣爱好广泛的一面，这是从一件小事中感受到的。20 世纪 90 年代，PC 个人计算机还远没有像现在如此普及应用，当时多数计算机没有配置 CD 驱动器，主要用于计算和文字处理等工作，后来计算机有了光驱设备，计算机可以播放各种音乐和视频了，很多电脑粉丝都为之欣喜若狂。这里再说点题外话，我当时也算是计算机多媒体的爱好者，还在中关村“抢购”了不少光盘，除了一些如 C++ 和 VB 等编程工具等，也包括一些古典音乐和欧美等现代电影等。为啥说是抢购呢，当时我国正在谈判争取加入 WTO，社会上流行一种传说，加入 WTO 后欧美等发达国家将采取严格的知识产权保护制度，很多计算机资料（包括多媒体资料）等将难以买到或高价才能买到，所以当时很多人都去中关村“淘宝挖金”。有一次不经意间谈到了这个事情，崔老师表示出了浓厚的兴趣，我就选了一些音乐和多媒体的光盘推荐给崔老师，那个年代不像现在各种媒体和作品如此丰富，这也算是我当时能为崔老师做的一件小事吧。

还有一件事令我难以忘怀，就是我感受到崔老师除了关心学生们的学习，也很关心他们的生活。记的大概是 1993 年春天（记得不一定精准了），我家有幸从中国农科院的院外家属区乔迁到院内家属区，无论居住环境还是方便程度都比原来有所改善，崔老师得知情况以后很高兴，表示一定要来家里看一看。我选了一个周末，邀请崔老师和师母来家里做客，还一起吃了午饭，崔老师是否还喝了酒，我已经记不清了。但现在还能回忆起，那天崔老师和师母还是很高兴的，我也感到能请崔老师来中国农科院家里做客，也算是做了一件应尽的事情。过了几年，当见到崔老师行走越来越不方便时，越发感到那一次小聚会是非常有意义的。

崔先生已经离开我们多年了，但他那种学术上的严谨和深厚的造诣，以及坚持原则和不随波逐流的品质，都给我们留下了深刻的印象。我记得有一次他在课堂上表示了对某些学术的浮躁和敷衍的深恶痛绝，那种刚正的态度体现出崔老师做人做事的基本准则，一直值得我们努力学习。

谨以此短文表达对崔老师的深切怀念。

忆我的导师崔引安先生二三事

中国科学院生态环境研究中心　刘平（执笔）
农业部规划设计研究院　周新群

我是1998年从中国农业大学农业生物环境与能源工程专业博士毕业后来到中国科学院生态环境研究中心工作的。时间飞逝，一晃已经过去了19个年头，在崔先生身边的三年已然碎裂成记忆中的片段，但先生的教诲和在先生身边所经历的一些事情有时又是那么清晰地呈现眼前，先生对农业工程技术发展的远见卓识、对国家民族的深情和责任感以及对我们这些弟子的关爱和严格要求令我印象深刻。

我师从崔先生之时，他已值耄耋之年，但先生依然精力充沛，并经常不顾大家的劝阻，执意独自乘坐公交甚至骑自行车出行。先生在学习方面涉猎广泛，对各类新技术的发展有着敏锐的洞察力，他对这个世界始终充满好奇和求知欲，热爱生活，酷爱音乐，对他自己所经历的许多事情有独到的思考和解读。先生不仅是我的授业恩师，也是关心、爱护我的慈祥长辈，先生不仅与我们讨论专业技术问题，也与我们畅谈人生发展，与我们分享他的读书体会和一些影视作品的观后感。回忆往昔与先生在一起的温暖时光，那些与先生在一起的点点滴滴化成了一些有趣的小故事，至今思来仍令人温暖、难忘，在此我撷取其中一二以示对先生的怀念。

一、与崔先生的初次见面

1995年金秋时节，我来到北京，进入中国农业大学东校区攻读博士学位，我从事的专业为农业生物环境与能源工程专业，师从崔引安先生。在考入中国农业大学之前，我并没有拜见过崔先生，因此对崔先生没有任何印象，只是听研究生部的老师介绍，说崔先生是早期从美国留学归国的学者，回国后始终致力于农业机械以及农业工程教学和科研工作，是我国农业工程学科领域的先行者和开拓者，我能够成为崔先生的学生当对我的学业有很好的帮助。入学几天后，我接到先生的通知，约我到他家里一叙。按照约定的时间我来到先生家里，先生的家位于校园中一座较为陈旧的二层小楼的一楼，开门迎接我的是一位年近七旬的老太太。她问我找谁，我赶紧告知我是崔先生刚招收的研究生，是接了先生的通知来家面见先生的。老太太闻知后立即请我入门，我随着她穿过门厅来到先生的房中，进得门来始见一位身宽体胖的老先生端坐一老旧的沙发椅上。先生见我进屋并未马上招呼我，他静静地看着我，我站在屋子中间也一时手足无措，不知该如何打破这第一次见面的僵局，还是站在一旁的老太太见状赶紧让我坐下，并微笑着对我说不要紧张。我局促不安地坐在先生身边的椅子上，呆呆地望着先生，静静地等待着。

先生居住的房间较为昏暗，屋内陈设很简单也有些凌乱，在先生的旁边有一个摆满了书的旧书架，很多书籍因年代久远显得破旧。到此时我方意识到这位老太太就是我的师母，我为刚才没有向师母问好而感到懊悔，我极力掩饰自己紧张的心情，并在心里不断地盘算着崔先生会问些什么问题。渐渐地，我适应了屋内昏暗的环境，我借机仔细打量崔先生，见先生满头银发，皮肤白皙而身体较为肥胖，因年纪原因有些驼背。未见先生之前，我曾设想，先生建国前留学美国，回国后又是学术权威，其面貌应当是孤傲、严肃、令人望而生畏，然先生满面慈祥，全然不是我心中设想之样貌，我心中的忐忑不安逐渐放下，绷紧的神经也放松下来。

先生简单询问了我个人及家庭的情况，先生说因我的本科专业为农业机械设计，他特别希望我这样具有机械设计专业背景的学生来他手下从事农业生物环境工程专业的学习。当时我对该专业知之甚少，不知以我农业机械设计的专业背景能否适应该专业的学习。崔先生向我询问对该专业有什么看法、下一步学习有什么想法，我向先生直言我对该专业几乎不了解，也不清楚我的本科专业对未来的学习能够有什么帮助，因而对下一步的学习感到迷茫。先生听了我的叙述，笑着对我说不要有畏难情绪，农业机械工程专业背景对从事设施农业工程技术研究工作大有益处。先生说他早年留学美国所学专业也是农业机械工程专业，那时的中国农业生产是人力、畜力相结合的小生产状态，作物生长基本靠自然条件保障，农业生产效率极为低下。先生记得当年还在国内读书时，有美国的农业专家到访先生读书的大学，美国专家了解到我国很多民众没有基本的口粮保障，许多人营养不良甚至有饿死人的现象，美国专家对此极为不解，因为他们无法想象我们民众的基本食品供应竟然如此艰难。先生接着说道，农业机械的应用极大地改善了农业生产条件，使劳动生产效率得到极大的提高，但仅有高效的农业作业能力还不能保障农产品产量的大幅度提升，为了在有限的土地上生产出充足的农产品，我们必需采取技术手段克服自然条件中那些制约农业生产中的不利条件，使农业作物和养殖畜禽的生产潜力得到充分的发挥。农业生物环境工程技术的发展为破除自然条件对农产品生产的制约提供了有力的技术手段，通过温室、大棚、地膜覆盖等保护地生产技术有效地解决了自然低温环境及水利条件对农作物生产的制约问题。有了设施农业工程技术手段，我们就可以实现增加单位土地面积上农作物生产茬数，使我们能够进行反季节农作物生产栽培，大幅度地提高单位土地面积上农产品的产出数量。通过为养殖的畜禽提供良好的畜禽舍环境条件提升肉蛋产品产量，同时良好的畜禽舍环境也能够实现集约化畜禽生产、降低生产成本和提高经济效益。

先生进一步向我说明道，发展农业机械是为了改变农业作业方式，发展设施农业工程技术是为了改变农产品的生产模式，一个注重农业生产作业效率的提升，一个注重于农产品本身生产效率的提升，如果你拥有较好的农业机械专业知识对于从事设施农业工程技术研究是有很大帮助的。听了崔先生的介绍，我对将要从事的专业有了较为明晰的认识，我向先生表示我有信心把学业搞好，并感谢先生能够给我这样一个深造的机会。正当我站起身来要向先生告辞，先生却又端详我片刻示意我稍候，于是我再次坐下来聆听先生教诲。崔先生认真嘱咐我道，虽然我有机械设计的专业背景，从机械工程角度对我从事设施农业确实有很大的帮助，但仅仅有这些专业基础是远远不够的，先生希望我首先从农业建筑、土木工程以及农作物栽培等专业知识方面入手，尽快补充专业基础方面的短板，以便我能够顺利提出研究工作的设想。先生要求我要制定一个学习的计划，多阅读一些相关的文献，要特别提高查阅文献的能力。他说查阅文献资料和总结文献资料是需要学习的，我第一学期的主要任务除了基础课程的学习外，重点任务之一就是学会如何利用各种条件获取有用的文献资料，在学习中如果遇到什么问题可以随时找他请教，也希望我向师兄们多请教。

与先生的第一次会面就这样结束了，这次会面给我留下了深刻的印象，离开先生的家，我感到轻松和温暖，先生的话无疑为我即将开始的学习生活指明了方向，使我有充足的信心应对未来的研究工作。

二、中式汉堡与取暖的饲料

一日，我在校园里偶遇崔先生，先生将我上下仔细打量了几遍。我见先生面色凝重，心中暗忖是否我哪里有什么不对的地方。先生见我疑惑，随即问我最近是否身体不好或者伙食不好，我赶紧回复自己一切还好，只是学习比较紧张感觉有些疲累。先生嘱咐我要多加注意身体，学习紧张尤其要注意把伙食搞好，我跟先生说学校食堂肯定没有家里的饭菜可口，因此可能饮食方面还是有些问题，但请先生放心我肯定会多加注意身体健康。先生说学业和健康都很重要，但健康尤为重要，没有了健康其他一切都将归零，先生建议我要想办法增加营养确保身体健康。接着，先生要我过几天去他家改善生活，说他年轻时在美国留学对于改善生活有套办法，并要我一定带师妹周新群一起去他家聚餐，他要用中西合璧的方法做一道美食款待我们，具体是什么美食到时候我们就知道了，同时借这次聚餐要对我俩的下一步的研究工作做指导。

几天后，我和周新群应约前往崔先生家中聚餐。到先生家中时值中午时分，我们看到师母已经炖好了一锅红烧肉，与红烧肉一同炖卤的还有煮鸡蛋，鸡蛋与红烧肉一起被炖卤得颜色油红鲜亮，房间中弥漫着红烧肉特有的芳香。这股香味刺激着我们的味蕾，使我们希望能尽快品尝到师母的手艺，但同时我心中也产生一个疑问，先生不是分明告诉我要制作一道中西合璧的美食款待我们吗？怎么眼前呈现的完全是中式美食？我怎么也无法把红烧肉、卤鸡蛋与西餐联系上。先生和师母招呼我俩落座后，先生对我俩说红烧肉加卤鸡蛋是非常有营养的食品，用它来款待我俩就是因为我们学业负担较重需要有良好的营养补充，但是今天他将向我们介绍一种新的吃法。先生说西餐的汉堡是面包片夹肉饼、蔬菜、酱料等组成，我们可以借用这种方式用中式的馒头夹红烧肉、卤鸡蛋和蔬菜制作成中式的汉堡，直到此时我才明白先生所说的中西合璧的美食，原来就是馒头夹红烧肉和卤鸡蛋。这时师母已经将馒头、红烧肉、卤鸡蛋以及蔬菜等搬上了桌，我俩按照先生的指点将馒头用刀一分为二，用两片馒头夹好红烧肉、卤鸡蛋和蔬菜就急不可待地大快朵颐起来。我们一边吃饭一边听先生介绍他早年在美国留学时的一些见闻，那时美国经济科技就已经极为发达，农业生产已经广泛地采用了机械化的作业方式，各类农业机械使他们大开眼界。而我国当时尚处于国内战争状态，国家经济凋敝、科技落后，与先生一同赴美留学的一批同学都是学习农业机械工程的，他们都希望通过在美国的学习掌握先进的农业机械工程技术能够为改变当时我国极为落后的农业生产方式贡献自己的力量，而繁重的学业负担也使先生想办法改善生活以保证有健康的身体应对学习压力。先生说学习好、身体好是对我们最为基本的要求，他知道我们作为穷学生生活清苦，因此，他邀请我们可以经常到他家里去改善生活。

吃完饭，我俩围聚先生身旁倾听先生对我们研究工作的指导。先生没有对我俩各自的研究工作做具体的指导，而是阐述他关于设施农业技术发展中有关技术经济性方面的看法。先生举例说他在实际的农业生产中看到较为普遍存在的粗放的牲畜养殖方式所带来的不经济现象，作为以肉食生产为目的的牲畜养殖需要追求最佳的经济性，用最少的饲料获取最多的肉食产品是衡量养殖业技术水平的指标之一，在春秋季节因为环境温度适宜牲畜能够有较高的生产效率，饲料向肉食产品的转化效率也比较高，夏季高温环境下动物因高温的影响减少进食也造成生产率低下，而到了寒冷的冬季，牲畜为了平衡寒冷天气所带来的热量损失就需要增加进食补充热量损失。如果采用粗放的养殖方式，没有为养殖牲畜建立良好的畜舍环境，那么我们就需要提供额外的饲料用于牲畜饲喂，以此弥补动物抵御低温环境而额外产生热量的饲料损失。换句话说就是，如果没有为养殖动物提供一个合适的环境温度，动物就要通过自身的代谢产热弥补环境低温所带来的热量损失，我们所增加的饲料供应并没有转化成我们需要的肉食产品，而是以动物代谢的热量损失方式浪费掉了，也就是说我们需要在增加饲料供应以代谢方式产热和以燃煤加以合理的环境维护建立良好养殖环境间进行经济分析，我们是采用燃煤产热经济一些还是采用饲料动物代谢产热经济一些，因为饲料是用来饲喂牲畜以转化肉食产品而不是用来产生热量抵御环境低温的，因此，采取合理的技术措施为养殖牲畜在冬季寒冷天气条件下建立良好的畜舍环境是提高牲畜生产效率的重要技术手段。由此，我们在开展设施农业技术研究工作中不能仅仅局限在技术本身，还必须关注所采用的农业技术的经济性，只有经济方面合算和技术方面可行才能使我们的研究成果获得实际的生产应用，我们的研究才能有意义。

三、饥饿与礼仪

某日，我和周新群一同去崔先生家中汇报研究工作进展情况，由于当时我参与了由马承伟师兄负责的畜禽舍养殖环境方面的研究课题，周新群则参加了由董仁杰师兄负责的温室环境技术方面的研究课题，因此，针对当时我国南方地区开放型养猪场夏季降温等技术问题以及不同的温室覆盖材料热保温特性等问题与崔先生进行了讨论。在课题研究讨论之余，先生向我们提出了这样一个问题，即设施农业技术对我国粮食安全保障的问题。先生说我国是一个人口大国，幅员虽然很广阔，然而可耕种的土地并不多，与美国相比较来看，美国国土面积虽然比我国略小，但是其可用于农业生产的耕地比我们要多，且其人口数量比我们要少很多，因而美国在粮食安全方面就比我国的压力要小很多，我国如何用有限的耕地养活更多的人口是一个关乎社会稳定和国家安全的重大问题。并且随着经济社会的发展，人民群众对生活品质的提升有更高的要求，伴随生活水平的提升，广大人民群众对农产品的需求就不再仅仅是填饱肚子这样简单的要求，对肉、蛋、奶等农产品的消费量也将极大提升，而为了满足这些需求，没有先进适用的农业工程技术手段是无法实现的。

先生向我俩讲起他在重庆读书时所经历的一件事情。那时正值抗日战争时期，先生随就读的学校一同撤退到当时国民政府的陪都——重庆，虽然处于战争时期，但同学们之间在平时相处得很好，大家都互敬互谅关爱有加，无论是上课还是在食堂就餐大家都能维持良好的秩序，同学们相互之间彬彬有礼很有君子风度。可是后来发生的事情让先生认识到，在一些特殊的情况下人性的扭曲和群体秩序混乱所带来的安全风险。因为是抗战时期，全国各地物资匮乏，战时的重庆也不例外，先生所在的学校也存在食品供应紧张的问题。在物资供应相对较好的时期，学校食堂的饭菜供应没有问题，同学们无论多晚去食堂总是能够吃饱饭的，因此，大家在食堂就餐时都能够保持良好的秩序，通常大家都是秩序井然地排队用餐，相互间都表现出良好的教养和风度。可是有段时间因食品供应实在困难，学校食堂的饭菜就不能满足所有同学的需求，别说晚到的同学、就是排在用餐队伍后面的同学也不一定能够得到足量的饭菜。由于这样的情况频繁发生，一些同学为了能够吃饱饭就不再温文尔雅、有秩序地排队用餐，而变得像饥民一样拥挤抢夺饭菜，从而造成用餐秩序大乱，竟然有一次因为抢夺饭菜的队伍拥挤得过于激烈，以至于将一位女同学挤进了盛米饭的大木桶里。

讲到这里，先生严肃地对我俩说，你们看即使是在大学校园里，仅仅因为一时的食品供应紧张，就能够使同学之间互相争抢而陷于严重的混乱，如果国家没有稳定的粮食供应，就会使整个国家陷于严重的动乱之中，国家安全就不能有效维护，更何谈经济建设和社会发展。因此，我们在从事农业工程技术研究工作时，一定要把如何在有限的农业生产资料条件下生产出更多数量的农产品作为我们重要的出发点，我们首先要保证能够生产出足够数量的农产品，在此基础上再关注农产品的品质和品种。在技术选择方面，我们既要学习国外先进的技术，也要发展出适合我国国情的技术，比如美国的农业技术虽然先进，但因为其农业耕地和牧场土地广袤，加之其经济条件要比我们好很多，因此，在设施农业技术方面美国的一些好的、先进的技术并不能应用到我们国内的农业生产实践中，在这方面我们不能生搬硬套，不能简单的跟随国外的技术研究方向，要发展我们自己的特色。

离开校园后，我每次回到中国农大东校区，总爱到崔先生居住过的老房子前看看。虽然那座老楼早已挪作它用，已然物是人非，但那座承载了三年师生情谊的老建筑依然吸引着我。我分明看到满头银发、面容慈祥的崔先生就站在那座老房子前，倔强地要伸直他那被岁月压弯了的腰背，他就站在那里凝望着我，也许还要嘱咐我些什么，可是我们再也听不到先生的教诲，再也回不到往昔与先生在一起的温暖时光……

谨以此文纪念永远的老师——崔引安先生！

缅怀恩师，寄怀思远
——有感于崔先生诞辰100周年之际

大连海洋大学机械与动力工程学院　李秀辰

有一种缘分叫师生。我于1995年9月考入中国农业大学攻读博士学位，当时师从工学院的吴春江教授。没想到，天有不测风云，1996年春节期间，吴老师在英国学术访问期间不幸逝世。听到这一消息后，我当时的心情无法形容，既为吴老师的突然离世感到无比悲痛，也为自己的读博之路感到揪心。幸运的是，学校帮我联系久仰大名、德高望重的崔先生时，崔先生欣然同意做我的导师。我为自己能成为崔先生的学生，感到无比幸运和自豪。记得我第一次去见崔先生时，心里非常紧张，但在和先生的交谈中，先生的平和、睿智、深邃和达观深深地感染了我，使我顿消了陌生感。从那时起，在崔先生的教诲和大家风范的影响下，开始了我的新的人生旅程。

有一种格局叫大爱。我读博士期间，崔先生已经80岁高龄，但先生仍心系国家的学科发展，以其广博的学识和卓著的战略眼光，规划着我国农业工程科学的未来。我第一次见到崔先生时，他说："你是大连水产学院的老师，水产是大农业的一个组成部分，我同意接收你，不仅希望你自己学有所成，也希望你们学校将来能创建农业工程学科，为国家渔业工程人才培养和科技发展提供支撑。"先生一席话，如醍醐灌顶，他是在用大爱指点学科发展的迷津，倾心于我国农业工程学科更大的发展。让我这个当时刚30岁出头的年轻教师，内心产生一种对学科建设的顿悟和执着前行力量。在崔先生的倾心指导和帮助下，1997年我校申报的农业生物环境与能源工程硕士点成功获得批复，成为当时我校授予工学硕士学位的第一个重点学科。该学科的创立，不仅助推了我个人事业的发展，而且在该学科的辐射和培育下，农业机械化工程和农业工程一级学科硕士点也相继于2005年和2010年获得批复。目前，农业工程学科已成为我校的特色重点学科，在农业生物环境与能源工程、农业机械化工程、农业电气化与自动化专业招收学术型硕士研究生，同时在农业工程、农业工程与信息化领域招收专业学位硕士研究生。该学科在我国海洋与水产领域，已具有了明显的特色和优势。每每回顾学科建设与发展历程，我校的领导和老师都会表达对崔先生由衷的感激和缅怀之情。崔老师，是您用远见卓识谋划学科发展的未来，以大爱的格局培育了学科之花的盛开。

有一种教诲叫引领。作为崔先生的学生，跟先生学到的不仅仅是知识，弥足珍贵的是他的求真务实的学术思想。记得有一次和先生讨论选题，他拿出一本英文版的“Aquaculture Engineering”专著，向我详细介绍了水产养殖工程技术的发展现状和未来技术需求，指出“我们国家是水产养殖大国，但还不是强国，我们的水产养殖装备与工程技术还比较落后”。先生建议我将水产养殖工程与环境作为研究方向，并叮嘱我：“做科学研究，要有大工程意识，而且要重视前期调研，这样才会事半功倍，取得成果。”在先生的博学和学术思想的熏陶和培育下，我开始了在水产养殖工程与环境领域的学术探究之路，20年来，我一直铭记先生的教诲，坚守至今。今天，作为一名站讲台、指导研究生的老师，面对一届届学生的迎来送往，我都会和学生们分享先生当年的教诲，在工作中不断传播先生的教育思想。

有一种感恩叫缅怀。崔先生离开我们已经10个年头了，师母也已驾鹤西去多年。然而，二十多年的师生情缘，已是我一生的刻骨铭念。师母每次为我开门时慈母般的笑脸和问寒问暖、在先生家朵颐师母亲手制作的虾皮馅的鲜美馄饨、拿着饭票一路小跑去食堂替先生和师母买烙饼、论文答辩后聚餐宴上崔先生的侃侃而谈……，一件件、一幕幕，虽已日过几千，竟如昨天。崔先生的平和、师母的慈祥，让我的内心充满了温暖，在纪念先生百年诞辰的特别日子里，更增添了对先生和师母深深的思念。

师门立雪得心传，诏恩分务许优闲。
山高水长皆有尽，唯有师恩欲弥坚。
先师诞辰百年祭，众徒寄怀修思远。
大爱一生布师道，在天笑慰桃李园。

追忆恩师崔引安教授

大连海洋大学 胡玉才

我是1997年9月入学的，由于是在职学习，需要平衡工作和家庭的关系，所以我用时五年半才完成博士学业；2002年12月完成答辩，2003年4月拿到毕业证和学位证。无论是按入学时间认定，还是按毕业时间认定，我都应该是崔引安教授的关门弟子，所以我先向导师致敬，向各位师兄师姐致敬。岁月如梭，十九年过去，许多事情不能忘怀。

一、拜见恩师

由于工作上自己已经是基础部副主任，家里孩子只有三岁，无论是工作还是家庭，我都不应该到外地读书；但是，1997年9月，已经32岁的我还是带着些许忐忑和一种追求来到了中国农业大学东校区报到，加盟到崔引安教授的弟子队伍中，追随先生攻读农业生物环境与能源工程专业的博士学位。入学的第一天，我就到先生家中拜见恩师了。他给人的第一印象是慈眉善目的老者；他行动不便，但是思维敏锐；他坐在藤椅上，但是说话底气很足。再次回想当初的感觉，至今仍然印象深刻的应该是三个意外：一是对导师如此年长的意外；二是对导师如此平易近人的意外；三是对导师如此执着的意外。

二、先生三问

入学后不久，我到先生家里汇报学习情况，并请教和讨论如何读完这个博士学位等事项。他最初看我长得比较年轻，不像是 30 多岁已结婚生子的人，以为我想通过读博士将来到北京谋生。当我详细介绍了自己的情况后，他就直接问了我三个问题：你为什么要来北京读博士？（他当初的本意是为什么来中国农大读博士）、想怎么完成博士学位论文？（我是在职学习、工作单位在大连）、毕业后有什么打算呀？（我是一名基础物理课教师）。对于这三个问题，我虽然没有像考试一样有所准备，但是这几个问题在当初报考博士的时候就考虑到了，所以，我就用聊天的方式认认真真地回答了他老人家的提问。我的回答不一定是标准答案，但是我能从先生的点评中感觉到，他对我的回答是认可的。这次交流之后，彻底打消了我之前想的先生年纪这么大怎么指导我的疑虑，同时也让先生了解了我来读博士的初衷。谈话中，他既有鼓励又有要求，既给激励又给压力。

三、最后一课

97 级博士生共有三人，导师知道我们几个可能是他指导的最后一批弟子了，所以他坚持在家里给我们讲“农业生物环境工程学”。这门课不是学校教学计划之内的，是老师认为他的弟子应该学习这些科学，了解专业知识，传播他的思想。当时，我们每周两次课，讲稿是导师手写的，下课后我们自行复印。这些材料我是有意留存着的，本想找出来看看的，但是由于多次搬家，一时找不到了。记得是 1997 年 12 月，最后一次课结束后，先生放缓语速，调节语气，很不情愿地告诉我们他的课结束了，我们是最后一批听他讲课的学生了，他再次告诉我们他一生创建了四个学科专业，农业生物环境工程是他投入最多收获最大的一个，希望我们把这个事业做下去、做得更好。先生的话虽然不是豪言壮语，但是他的期盼、他的精神、他的执着一直都在影响和激励我。

四、点滴回报

我毕业答辩时导师已经坐轮椅了，那一天，他和我一样都特别高兴，当天到他家里照相的场面我记忆清晰。今天，当我们追忆恩师时，回想起来很惭愧，我没有给他带来任何利益和荣耀，但是我每次去看他的时候他都很满足、很高兴。让我稍感安慰的是，上学时，由于老人家行动不便，我经常中午替他到学校食堂买几个馒头；出差到北京的时候去看看他；在大连海洋大学建了农业生物环境与能源工程硕士点。还有一点就是，2003 年 10 月，当他得知我获得了辽宁省高等学校首届教学名师奖后，喜悦之情溢于言表，高兴地说你是省级教学名师了，那我就是教学名师的老师啊！我能感觉得到，先生热爱科学事业，创建多个新学科；先生热爱教书育人，桃李芬芳开遍人间；先生热爱家庭生活，伴随中外音乐享受晚年。

愿恩师开创的事业永存，祝恩师的弟子枝繁叶茂。

回忆为农业生物环境工程学科的建设与发展做出显著贡献的崔引安教授

中国农业大学水利与土木工程学院　黄之栋*

崔引安教授是我国老一辈农业工程专家，他呕心沥血为我国农业生物环境工程学科的发展，为我国现代设施农业做出了积极贡献。

为了迎接我国现代设施农业的建立与发展，1979 年改革开放之初，当时仍在邢台的华北农业机械化学院还没正式迁回北京之前，主管教学的副校长翁之馨与水系副主任周军，根据教育部、农业部恢复高考招生的安排，决定在水系设立我国第一个农业建筑与环境工程本科新专业，并于 1979 年秋季在全国招收首届新生。同时由周军、吴德让、范重山、周允将、黄之栋等组成农业建筑与环境工程专业筹备组，在招收新生的同时，借鉴欧美的经验，拟定农业建筑专业的教学计划、教学大纲。进而采取引进来、走出去的方式，翻译部分欧美教材，搜集我国改革开放后引进的部分现代农业设施、设备、装置的设计理念及工程技术应用实例。由吴德让、范重山与上海同济大学张岫云合作，编写了我国第一部农业建筑教材，开设了农业建筑专业课。由周允将、黄之栋编写了农业生物环境工程教材，开设了相应课程。由周军编写了农业工程经济的教材并开设了相

* 黄之栋教授，为我国农业建筑、环境与能源工程专业的创始人之一，曾任中国农业大学水利与土木工程学院院长，首届农业部农业生物环境工程重点开放实验室主任等职。

应课程。同时，设立了相关的专业基础课、专业课、实验实习、课程设计、毕业设计等教学环节。于1983年，为我国培养了首届农业建筑与环境工程专业本科毕业生。

1980年，华北农业机械化学院迁回原北京农业机械化学院校址后，恢复了北京农业机械化学院的校名，后于1984年更名为北京农业工程大学。农业建筑与环境工程本科专业每年招收一个班，约三十人，头几届主要分配到农业部农业工程研究设计院、浙江农业大学、沈阳农业大学、东北农业大学等行政管理、科研、工程设计和大专院校工作。相继部分农业院校陆续开办了农业建筑与环境工程新专业，为我国改革开放后的现代设施农业大发展准备和输送了专业技术人才。

到1981年，虽然在北京农业机械化学院的农业建筑与环境工程本科专业的教学计划、教学大纲、教材建设、教学环节等已基本就绪，教学已步入正轨。但农业生物环境工程学科建设还未起步。此时，教育部已开始恢复我国研究生教育，以加强学科建设和高层次人才培养。当时，农业建筑与环境工程专业是新建立的学科专业，没有教授，没有硕士和博士学位授权点。为了加快和促进新兴学科发展，学校从吉林工业大学调入了我国四十年代留美的农业工程硕士崔引安教授。

崔引安教授作为农业生物环境工程学科带头人，首届硕士、博士生导师，以新的思路，借用我校农业机械化硕士、博士学位授权点的名义，先后开始招收、培养我国首批农业生物环境工程专业的硕士、博士学位研究生。甚至打破常规，连续举办了两期硕士研究生班，加速了我国农业生物环境工程高层次人才的培养。

20世纪80年代末，崔引安教授积极争取、协调，主编出版了我国第一部农业生物环境工程统编教材，同时争取出版了第一部农业建筑统编教材。后来，农业生物环境工程教材获得了农业部农业院校统编教材一等奖，为我国农业建筑与环境工程专业的发展打下了坚实的基础。

为了获得教学科研资源，崔引安教授继续努力争取第二期世界银行贷款项目，为农业生物环境工程专业研究生学位课题研究与学科发展起到了积极作用。

90 年代初，农业生物环境工程专业的前几届毕业研究生都纷纷出国深造未归，为了留住人才，加强农业生物环境工程学科发展，崔引安教授已年近八旬，亲自跑到西南农业大学，说服校领导，将西南农业大学在职在我校攻读博士学位的马承伟同志留在北京农业工程大学工作。为此还千方百计协调，妥善地解决了马承伟同志变更分配产生的违约金问题。

崔引安教授所带的研究生与研究生班学生人数较多，学位课题研究经费较少，而研究生指导与实验研究任务又十分繁重。当时学校，科研经费缺乏，条件较差，老师待遇很低。为了不折不扣完成众多研究生学位课题的研究任务，崔引安教授积极动员组织农业建筑与农业生物环境工程教研室老师，甚至兄弟单位研究人员，热情地无偿帮助指导并创建实验条件，完成了众多研究生的学位课题研究任务。

1996 年，农业部为了促进农业生物环境工程学科的发展，在农业部增设了农业生物环境工程重点开放实验室。崔引安教授年近八旬，腿脚又不灵，身为北京农业工程大学水利与土木工程学院的名誉教授，农业生物环境工程学科带头人、博士生导师，亲自带领黄之栋到杭州浙江农业大学答辩，申报农业部农业生物环境工程重点开放实验室。在场的农业部领导与专家评审组无不为之感动，认为北京农业工程大学首先主办了我国第一个农业建筑与环境工程本科专业，编写出版了第一部专业教材，白手起家，积极培养众多农业生物环境工程硕士、博士学位研究生，积极开展了农业建筑与环境设施应用基础理论与工程技术的研究，先后获得了农业部、北京市与国家多项科技进步奖，在全国农业教育与现代化设施农业工程技术研究领域具有较好的声誉与突出的影响。因此，农业部专家组一致同意确定北京农业工程大学水利建筑工程系正式挂牌成立农业部农业生物环境工程重点开放实验室。经过多年的努力与发展，该实验室承担了多项国家、部委现代设施农业研究项目和开发课题，获得了多项国家、部委科技成果奖与地方好评，现已升级为农业部农业生物环境工程中心实验室。

崔引安教授自80年代中调入北京农业工程大学后，为了推动建立和发展我国农业生物环境工程学科，老当益壮，呕心沥血，积极组织协调本科专业教材出版，争取世界银行贷款实验室建设，努力争取农业部农业生物环境工程重点开放实验室命名与建设，招收众多硕士、博士研究生，努力争取获得我国第一个农业生物环境工程硕士、博士学位授权点。特别值得一提的是，崔引安教授带领组织和形成了农业建筑与环境工程专业团结、协调、默契，勇于奉献与拼搏的学科专业建设团队。该团队明确了农业生物环境工程学科的主要任务是研究和揭示农业生物与环境因素、与相应生态环境的内在关系，并致力于研究开发适宜的生态环境，以更好地发挥农业生物的遗传潜力，并获得较好的经济与社会效益。

农业建筑与环境工程学科专业团队经多年的努力，为我国现代设施农业建设与发展，培养和输送了众多高级技术人才，推动了我国设施农业工程技术与设施的发展，为成功解决我国肉、蛋、奶、果、菜等菜篮子工程和农民脱贫致富做出了积极贡献。

我与崔先生

中国农业大学水利与土木工程学院　袁冬顺*

崔教授离开我们已整整十年了，现在还是很想念他老人家。

他是在20世纪80年代初调入我系（农田水利系——后来的水利与土木工程学院）的，那时已60多岁了。来后任我们水利系的系主任。有一次我请他到杭州出席浙江机械科学研究所的一个鉴定会。那是我室（水力机械教研室）承担的农机部的一个项目——农用自吸泵的研制，是那个样机的鉴定会。

一路上他老人家还主动要帮我拿随身的行李物品，我不让还不行，因我那时心脏病经常发作。他说，你有病，我能拿得动。他的关怀令我感动。

崔教授在会上代表我校领导讲了话，外校的老师听后，向我夸赞说，你们领导有水平，讲话讲到了点子上。其实他并不是从事我们专业的，但谈起我们专业的问题，仍然十分专业，说明崔教授知识面广，专业功底扎实，技术问题能够做到触类旁通。他的讲话赢得了大家的敬重。

也是那次以后，我与崔教授开始互相熟悉了起来，交往也渐渐增多了。

崔教授是解放前最后一批考上的留美学生。20世纪40年代末期回国，先是在南京中央大学任教。后来调任吉林，去筹

* 袁冬顺教授，中国农业大学水利与土木工程学院流体力学与水力机械工程方面的专家，为崔老师生前的挚友。

建长春汽车拖拉机学院（即后来的吉林工大），也就是在那个时期，他被打成了右派，为此吃了不少的苦头。

崔教授是我们系的领导，在他看来，或许我是可以交往的同事、朋友。但其实崔老师大我许多，我与他的大儿子同岁，所以我与崔老师可以说是忘年之交。他的四个儿子都很优秀，上学时也曾受到过父亲政治命运的牵累。他们兄弟几人与我也有很好的友谊，是较好的朋友。

崔老师的知识渊博留给我极深的印象。对于他的学生毕业后的去向，他也是极为负责，既考虑他们的所长，也考虑他们的发展方向。

为了筹建和发展农业建筑这个新的专业，他处处留心物色人才。为了从西南农业大学调入一位老师，他不顾高龄亲自出马，长途乘车往返，到该校找院、校各级领导商谈，做工作。他的诚意与一心为事业的火一般的热情，最终促成了这位老师调动的成功。当然，说来简单，但整个过程其实充满艰难，他跟我聊过很多……

从与崔老师及他家人的交谈中，我逐渐了解到，崔老师年轻时是怎样从艰苦的生活中走过来的。

崔师母告诉我，崔老师出国留学的前一夜，师母把家里一顶帐子拆了，缝成几条裤衩让他带走。师母的哥哥送他上的船，当时脚上穿的鞋，鞋面还勉强看得过去，但鞋底已经洞穿。崔师母还说，那时他家的米缸经常没有米，可见当时生活的艰难。

在美国上学时，崔老师每周到食堂洗盘打工二十小时，所得报酬，节省着花的话，可以解决一周的伙食费。那个工作的任务，就是肩披一张大毛巾，把洗好的大盘子一个个擦干。一站就是两个多小时，不停地干，也相当的累人。打工挣的钱，花 0.5 美元可以买到一小布袋白糖，苦惯了的他，感到很满足。

年轻时代艰苦的生活，磨炼了他，也让他形成了一生艰苦朴素的生活习惯。

他来学校后如遇到出差，从来不坐卧铺。我问他为什么，他轻松地说，喜欢看沿途的好风景。其实，我知道他是想为学校省钱！

崔老师在生活中唯一的业余开销，是在于电子音响和音乐方面。他是时尚电子产品（音响、碟片播放机等）的爱好者，因此喜爱收集一些唱片之类的东西。其他方面，则一律从简。外出时，总是随身背一个“文革”当时的“红卫兵”喜爱的那种帆布挎包。在外吃饭一般不上馆子，在挎包中放入夹了芝麻酱的馒头，还有一瓶水，就是他的午餐。外面天气冷，他就找一个药店之类的地方，到里边去，坐在店里的凳子上，享用自己携带的“午餐”。店里人看他年纪大，也不好赶他走。我说，你难道不能上馆子吃上一顿热乎乎的面条吗？他说，吃一顿面条花的钱，可买一斤肉，可以吃上一个星期。我说你吃了面条难道就没钱买肉了吗？他笑不吭声，但那种节俭的习惯仍然不会有所改变。

有一位由他推荐赴美的学生回来看他，说，“崔老师，你一年的薪水，还不够我家游泳池换一次水的钱呢。”可见当时我国知识分子在经济上的窘境。

他是 1957 年被错划为右派的人，工资肯定要受影响。家里当时四个儿子，都在上学，可以想见这些情况是当时他生活窘迫的原因。但就是在这样的生活条件下，崔老师为我院创建农建这个新的专业，为学科建设与人才培养，付出了很大的辛勤努力，做出了很大的贡献。

崔教授离开我们十年了，我们还是那么怀念他。我们谈笑时，他的那种音容、笑貌，至今如同还在我的眼前。

怀念您，敬爱的崔引安教授！

祖父崔引安的一家

亚思明（崔春）*

记得有一次堂哥崔杨问我：你觉得爷爷奶奶算是幸福婚姻的楷模吗？我认真地想了想，好像很难说不是。虽然从现代女权主义的角度来看，祖母熊治芸（1915—2010年）在祖父崔引安（1917—2007年）学成归国之后放弃工作，专心相夫教子，束缚于家务角色而失去了社会认可——这也是她生平的一大憾事。但就家庭关系而言，我却能从祖父整日挂在嘴边的“老婆子”的召唤声中感受到她无人企及的至尊地位。

祖母是武汉人，1933年嫁给了祖父，婚后为支持丈夫求学供职于邮电局，凭着一份并不算高的薪水贴补家用。1945年祖父留学美国，一去就是三年有余，她便独自承担起照顾婆母、养育幼子的重任，特别是到了解放战争时期，生活千难万险她都昂首挺过。婚姻最宝贵之处在于伴侣之间同甘共苦、相濡以沫，他们的确都做到了。富贵的时候住过花园洋房，水果都是一车一车地运进家来；落魄的时候遭受政治批斗，全家被下放到东北农村接受劳动改造。历经七十余年的风雨考验，炼就了携子之手，与子偕老；坚不可摧牢，不可破的白金之婚。

* 亚思明，本名崔春，文学博士，硕士生导师，现任教于山东大学（威海）文化传播学院。主要科研方向为华语流散文学研究、20世纪中国文学整体研究、现代诗歌的跨界艺术研究。迄今在《文学评论》《文史哲》《学术月刊》《中国现代文学研究丛刊》等期刊杂志上发表学术论文20余篇，出版专著《诗与和平——泰戈尔传》。E-mail:1324638859@qq.com

通常男主外女主内模式的夫妻之间少有共同语言，但祖父和祖母总有聊不完的话题。我很好奇晚年的祖父耳聋到充耳不闻的地步，何以能与祖母谈笑风声、轻松应对？而且祖父一口标准的普通话，祖母只讲家乡方言，听起来似乎不在一个频道上，却能行云流水，切换自如。他们的语速也有所不同：一个慢条斯理，一个疾风细雨。偶尔也饶舌打趣，嘴皮子跟不上的时候，祖父也会撂下句狠话："哼！你个老婆子，这辈子罪孽深重！"祖父列举的祖母的罪状便是连生四胎都是儿子——而他最大的梦想是要个闺女。

很难想象，祖母如何能够常年与五个男人为伍，不仅要做"男生宿舍"的舍监，还要当他们的厨娘、裁缝和内务总管，并且成功地把他们塑造成了衣来伸手、饭来张口的老爷模子和少爷坯子，这给后来崔家儿媳的接管工作造成了很大的困扰。婶婶许惠和我讲过她初临崔府的一件糗事：那年她尚未正式过门，奶奶张罗了一席家宴，一头钻进厨房精工细制，上菜速度明显跟不上如狼似虎的食客胃口。婶婶看不入眼，顾不得矜持，提前退席帮厨，未作新嫁娘，便洗手做羹汤。常言道，勤快母亲懒子女，崔家男子十指不沾阳春水，一心只读圣贤书，很大程度上是祖母娇惯所为。在我印象之中，祖母很少与我们同桌吃饭，她总是在后厨忙碌。最拿手的是烧鱼和炖豆腐——二者均以慢火著称。但与烹饪相比，耐心细致的祖母更擅长女红，还记得儿时收到过她亲手缝制的绣花枕套，精美绝伦，一直被当作藏品而不忍使用。

在那个年代，祖母辛苦操持，带大了四个儿子，让他们吃饱穿暖还有个健康的身体，已算是居功至伟。功课学业之类的大约根本无暇顾及，所幸的是他们后来全都大学毕业、事业有成，也许得益于祖父的言传身教、和谐的家庭氛围。四个孩子当中最淘气的要算老三——我的父亲崔茂常（1945—2006年），小时候经常逃学旷课，成绩垫底，未能考入正规中学，进了一所民办学校。后来民办的被正规的收编，发校服的时候他的校徽是一块布牌，人家的校徽是一块铜牌，父亲深感备受歧视，从此奋发图强，仿佛坐上了火箭炮，一箭冲天，考取北京大学数学力学系。他当年的数学老师——一位从军队转业的上校军官，曾告诉奶奶："您儿子的那种优秀，不是学校可以培养出来的优秀。"

可惜宁静的校园生活很快就被政治运动打破了。1957年"反右"开始，长子崔茂伦（1937年—）——也就是我的大伯，正在中国人民解放军第二坦克学校学习，1959年进入武汉军区一军一师坦克团，担任技术检查员和文化教员。只因家庭出身断送了他的军事前景。1962年再次参加高考，被吉林工业大学汽车系录取，因"文化大革命"延迟一年毕业，1968年服从组织分配，去到山东惠民地区广饶汽车拖拉机修理厂，从普通工人做起，在一次批斗中遭遇了大面积烧伤。时隔多年，祖母叙述起这段往事，还不禁泪眼婆娑。大伯后来就在当地娶妻生子，20世纪80年代初调任到广饶县经济贸易委员会工作。1983年东营市成立后，曾连续三届被评选为市人大代表。1993年评为高级工程师，1997年退休后依然担任评估师、顾问等多项社会职务，一直工作到七十多岁。

受政治运动伤害最深的应该是我叔叔，也是祖父最小的儿子崔茂东（1952年—）。"文革"爆发时，其余的兄弟均已长大成人，并且完整地接受了高等教育，而他才不过十四五岁，就被投入到"上山下乡"的洪流之中。时至今日，他仍然拒绝喝粥，因为在农场劳动锻炼那几年，每天的伙食就是一锅清可鉴人的稀粥，永远也填不饱肚子。有一天，他在野外干活时被锋利的钉耙刺穿了大腿，又得不到任何医护救治，就拖着一条鲜血淋漓的伤腿，扒上了一辆开往长春的运煤的火车。等到他破衣烂衫、浑身是血、满脸黢黑地敲开家门的时候，一家人都惊呆了，抱在一起痛哭流涕。

若干年后，我读到了王鼎钧回忆录，才了解到东北人的农具钉耙曾是内战时期的秘密武器。当时驻守东北的国军以大米为主食，由山海关到长春这694公里地形狭长，易入难出，正是《孙子兵法》所说的“挂形阵地”。擅打游击的共军征集农耕用的“耙”摆在公路上，几百个“耙”翻过来，钉尖向上，公路就变成刀山，军用卡车不能前进，只有任凭伏击者把粮弹搬运一空。这个奇异的“钉耙战术”后来被莫言挪用到了《红高粱》的创作之中，成为山东军民对日抗战的一幕场景。但在我的家族故事里，却勾连起一段锥心刺骨的回忆。

“文革”结束后，高考再度恢复，父亲考入中国科学院海洋研究所，师从毛汉礼院士攻读海洋物理学专业的研究生。而叔叔的考分原本过了志愿分数线，只因心脏有疾，体检时被刷了下来。他后来全凭自学拿到了本科文凭，成为一名电脑工程师。母亲常说，叔叔可谓好学上进的模范知青，他连回老家探亲都带着他的奥数演算题。夏日傍晚坐在院子里乘凉，口中也念念有词地诵读英文，或者学习日语，似乎总在追赶那段被蹉跎的青春。又因他在所有兄弟当中与我父亲最像，我也与他最亲。迄今我的相册里还保存有两岁那年，我坐在他的臂弯里，摄于北京动物园门前的一张合影。其实那一年我原本是被母亲抱去车站给他送行的，第一次看见火车，非要上去坐坐，听他们隔着车窗说话，说着说着车就开了，我就被带去了北京。

那一年祖父的历史问题已经澄清，国家农业部急需水利专家，他被借调进京，与二伯一家团聚。二伯崔茂新（1942年—）

大学一毕业就来到京城，他早先在水暖厂当技术员，后来进了三元食品有限公司开发中心，成为高级工程师。二伯母杨卓敏任教于龙潭中学，因教学出色，被评为北京市特级教师。他们的独生子崔杨和所有的崔家男子一样，内秀而不善于表达。由于父母忙于工作，他是在爷爷奶奶的看护下长大的，也与他们感情最深。他最大的爱好就是拆掉家中所有的电器，然后再不动声色地安装回去。大三那年，他发现只需一段小小的编程，就能让学校的 IC 饭卡永远不缺钱花。当然，他懂得悬崖勒马，没有走上经济犯罪的道路。

印象最深的一次家族聚会是在 1987 年的暑假，父亲刚从美国访学回来，我们相聚在祖父位于北京农业工程大学（现中国农业大学）东校区的寓所内。那时候叔叔的独生子崔航大约三岁多了，他继承了崔家外貌上的一切优点：雪白的皮肤、黑亮的眼睛、红润的小嘴，而且不哭不闹，见人就笑。每次我们推他出去，都会引来路人的艳羡：啊啊，好可爱的孩子呀！叔叔也时常得意地抚着他那一头乌黑蜷曲的卷发：嘿！做把毛刷子不错！

那时候，不只是一个家庭，整个中国都走在一条向上的路上。每一个人都容光焕发，就像是所有的花朵都在向他鞠躬，整个世界都向他倾倒过来。叔叔在中关村成立了自己的电子公司；父亲改进了美国科学院院士卡·翁切的大洋环流反演法；祖父创办了中国第一个农业生物环境工程专业的博士点。崔家的男人们坐在客厅里辩论时事，女人们挤进厨房各显身手，孩子们欢声笑语闹作一团。那真是一段太平盛世，祖父常说一生多难，晚年终于赶上改革开放。他在逆境时从未放弃过希望，顺境时告诫我们要懂得感恩。假如时光就此定格，我将不会品味这世上还有生老病死的痛苦。

一晃十几年过去了，我已从德国基尔大学硕士毕业，在德国之声中文部担任记者和撰稿人。2005 年 5 月份的一天，我突然接到母亲打来的跨国长途，得知父亲罹患食道癌，正在北医三院接受手术治疗。那一刻，仿佛生命中的花朵全都凋谢了。那一年，我在德中之间往返了三次，陪护父亲住院、出院，然后再次住院，亲见他从一个胖子变得形销骨立、不忍猝睹。就在他六十岁生日过后不久，病情再度恶化，我知道，属于他的时间不多了。

然而，一直到他生命的尽头，父亲从未停止过工作。疼痛难忍的时候，他会去躺一小会儿，只要稍微好过一点儿，就会踱到电脑桌前，写他未尽的文稿，或者修改博士生的毕业论文。所以他最后的离世丝毫没有影响他关门弟子的如期毕业。很多人以为，如此透支精力无异于釜底抽薪，但他说，不工作，毋宁死。我想，我可以理解父亲的心情，就像威尔士诗人狄兰·托马斯所写的，“不要温和地走进那个良夜”，即使是已经接近死亡，“失明的眼睛可以像流星一样闪耀欢欣，/ 怒斥，怒斥光明的消逝”。

父亲 2006 年 1 月份去世的时候，祖父已经住进医院，家人向祖父隐瞒了父亲去世的消息，但他其实心知肚明。2007 年，我趁回国休假去看望久居病房的祖父，他的神志还很清醒，谈及父亲，说他嗜好吸烟，饮食无节，毁了自己，可惜壮志未酬。还说身上奇痒难搔，看看德国有无特效药。我后来也找医生咨询，未果，他便阖然长逝。三年之后，祖母也随他而去。2014 年夏天，二伯母又因肺癌离世。至此，家族的这棵生命树上已经落叶飘零。

与此同时，又有新的果实孕育，新的嫩叶长出。崔家最小的一个孙子崔航 2013 年已从中科院地球物理所博士毕业，去了英国伦敦大学学院工作。崔杨所在的公司顺利上市，他成了技术总监，儿子豆豆也茁壮成长。大伯更是子孙满堂，门丁兴旺，前些年他的小女儿——堂妹崔红娟也来北京安家落户。而我也已结束异国漂泊的生活，回到祖国，偶尔驻足于车站、机场，查看车次、航班，赫然在大屏幕下端发现叔叔的名字倏忽飘过——设计者：崔茂东，心中似有暖流涌动。

关于崔氏家族，拉拉杂杂写到这里，写不完，也完不了，而我只能删繁就简，梳理支脉。其实在现代中国，家庭制度曾被视为政府腐败的根源，也是“五四”以来新文学不遗余力探索的领域，不竭攻击所谓“吃人礼教”，已达鞭挞死马的程度。随着现代社会个体单元性的增强，家族意识也早已淡漠了。而我为祖父崔引安一百周年诞辰纪念文集的出版，奉命写下这篇文字的时候，仿佛听见历史的风声正在耳畔呼呼作响，同时感到一种奇异的血缘的召唤。所谓血脉至亲，就是不必开口，便已懂得，而我们往往是因为懂得才变得慈悲。

2017 年 9 月 23 日

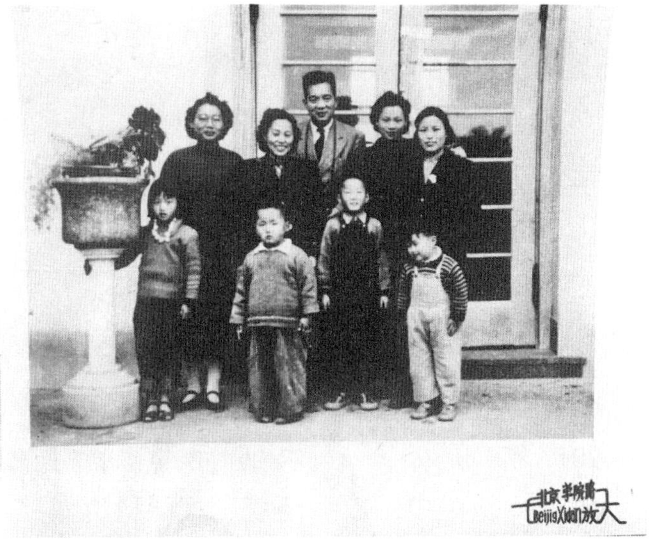

1948 年，祖母、祖父（后排左二、左三）与家人合影，
前排左三为崔茂新，左四为崔茂常

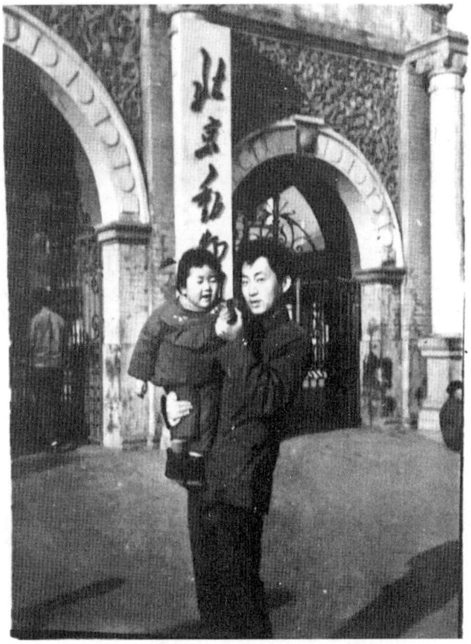

1977 年，崔春（两岁）和崔茂东

回忆我的祖父
——农业工程学家崔引安的生平往事

亚思明（崔春）

今年（2017年）是祖父——农业工程学家崔引安教授诞辰一百周年。为缅怀他对中国农业环境工程学科所做的贡献，中国农业大学特组织出版一套文集、影集、年谱等纪念性资料。作为他的孙女，我对祖父的专业领域一窍不通，但一直想写点儿什么，以此来保存这位自打我记事起就已定格在脑海中的仪表不凡、气宇轩昂的崔家老爷子。

从40年代末的老相片上不难看出，刚从美国学成归国的祖父身材高大，相貌英俊，西装革履，颇有明星范儿。套用今天的标准，高、富、帅——并非安富尊荣，而是学富才高。不过在我的儿时记忆里，他的官僚家庭的出身、留美海归的经历都一度成为历史罪证，为家人所讳莫若深。当他第一次作为“爷爷”现身的时候，已是80年代了，兀自端坐在农大分给他的那套四居室的客厅沙发里，唇红肤白，脑门发亮，不多的几根头发昂然直立，闪着银光——老爷子的气场一直都很强大，哪怕他不变的装扮是夏天一件白T恤、冬天一套中山装。

童年时候我与祖父的单独接触似乎总是发生在暑假。他带我逛遍北京城。永远斜挎着一只布包，包里放着自备的水和干粮。无论我如何用哀怜的眼光乞求一支雪糕，也休想从老爷子的口袋里榨出一个钢镚儿——他的“吝啬”早已声名远扬。唯一的一次破例是在书店里，我摩挲着一套画册，他竟然慷慨解囊。听母亲说，少年时代的父亲酷爱绘画，曾立志要上中央美院，遭到祖父的断然反对，后发奋考到北大数力系。我知道在祖父看来，文艺只为怡情，却不成其为安身立命之本。但他也许也为折断儿子的画笔暗含愧疚之心，希望在我身上能得以补偿。他带我观画展、买绘本，对我说：人体是最美的，学画要从人体素描开始。整个暑假，我都在临摹手的姿态——或是芊如玉笋，或是遒劲多筋。可惜对于画画的热度并没有持续下去，我转而迷恋上了文学。

祖父自幼念私塾，古文功底扎实。他鼓励我多读《孟子》，最是锻炼口才，并说“文革”时期舌战造反派，全拜《孟子》所赐，驳得众人百喙莫辩。他还劝诫我背诵古诗，“腹有诗书气自华”绝非虚言。从祖父身上，我的确可以感受到一个人的学养是珠宝一般熠熠生辉的东西。这种光芒使得他挤公交从来不会没人让座位，布衣加身却总被怀疑官居高位，以至于曾有上访的农民一路尾随，非要祖父为他主持公道。无奈之下，祖父只好找到派出所民警，交出身份证，验明正身才算作罢。

祖父担任过中国农业大学的农田水利系主任，创办过中国第一个农业生物环境工程专业的博士点。据说“农业生物环境工程”等课程都是他在国内首创。在我印象之中，退休以后的祖父也是退而不休，一直在给学校培养博士生。教书育人为主，侍花弄草为辅，桃李满天下自不待言，后园里也时常花果飘香——很多珍稀品种都系绝无仅有。最令他得意的是一株墨绿色的月季，所见者无不啧啧称奇。可惜好景不长，被人连夜刨土掘根“偷”之大吉。

现在回想起来，身为科学家的祖父实是有着深厚的人文积淀，这种积淀反而增进了他作为学者的创新力。他喜爱一切新科技新发明，年轻时候的爱好是摄影，擅长给黑白照片上色——那也是我父亲的拿手绝活儿，因此我很早就对黑白时代有了彩色的记忆。原以为那是父亲的别出心裁，想不到却是家传秘籍。

在组合音响尚不多见的80年代，祖父就收藏了难以计数的唱片卡带，有古典音乐，也有通俗歌曲。听婶婶说，他还好唱京戏，但我没听过他吊嗓子。当我还在懵懂之时，他就已垂垂老矣，耳朵也有些背了，对音乐的欣赏近乎是对家人神经的折磨。当他把音量开到他认为恰当的程度，满屋子的尘埃都随龙飞飞凤飘飘起舞，稍后便有奶奶的唠叨、儿孙的抗议。然而谁也奈何不了他的这点嗜好，那些唱碟被他视若珍宝，还将外包装纸盒糊上花花绿绿的布头，好像圣诞礼品专柜。若再给他一只雪橇、两匹麋鹿，他便能把礼物撒遍人间。

90年代来京城上大学那几年，是我与祖父在生活上最为接近的一段时期。每逢周末，我便踏上单车，从北科大一路骑行到农大院内。时至今日，我依然幻想他一直都还在那儿：推开一楼小院的后门，就是厨房，锅里有奶奶给我留的绿豆汤。厨房外走廊的橱柜里，存着点心和碗碟。左拐进外屋，再推开右手边的一道房门，就能看见他端坐在那里。就那样静静地坐着，眉毛已近全白，仿佛大雪下了一夜……

是的，我已习惯了他总在那儿。人老了就变成一棵树，会从脚底生出根须来，将自己固定在原处。满世界乱跑的都是年轻人，等到他们想要安顿下来的时候，却发现有些人已经不在。起初，祖父对我出国留学颇不以为然，还说，女孩子，早一点嫁了算了。那时我气他重男轻女，回头细想，他其实是疼我的。

血缘真的是一种很玄妙的关系，每一代都做了驿马，驮着基因累死在跑道上。我们不只有着相似的唇形，还有相似的软肋，会犯相似的错误。志在远方，难免亏欠眼前。祖父从不做家务，一辈子被人伺候惯了；坚持原则到了冷酷无情的地步。常听亲人们抱怨，做他的学生远比做他的儿子幸福。“文革”后第一年恢复高考，叔叔的考分原本是过了志愿分数线的，只因心脏不好，体检时被刷了下来。但倘若祖父认可，当时他所执教的吉林工业大学依然可以破格录取他最小的这个儿子，而他却坚决拒绝去占用指标。

相形之下，90年代中期，为了争取让他的蜀籍弟子毕业留京，主持他所设立的农业生物环境工程重点开放实验室，年近八旬的祖父不辞辛苦地一趟一趟跑农业部，递申请，写报告，终于破例获得批准，还拿到了联合国的基金资助。而这位弟子也果然不负重托，把实验室办得风生水起，成为业内的一块招牌。

就在我为写这篇文章搜索祖父的生平履历的时候，我惊讶地发现，1952—1955年，他竟然担任过山东工学院副教授兼汽车教研室主任。山东工学院是山东工业大学的前身，现已发展为山东大学的重要组成部分。想不到兜兜转转几十年，我现在任教的大学竟是祖父六十年前待过的地方。这令我不由地想起瑞典诗人特朗斯特罗姆的一个隐喻：“时间不是直线，它甚于迷宫”。如果耳贴墙壁，也许我会听到祖父六十年前的脚步和语音，我会听到他从墙的另一边走过。我真想大喊一声：“老爷子，我也在这里啊！”

2007年，我回国休假的时候去医院看望久居病房的祖父，他的神志还很清醒，只说身上奇痒难搔，看看德国有无特效药。我后来也曾找医生咨询，未果，他便阖然长逝。因为父亲已走在了他的前面，又因他已年过九秩，儿孙满堂，算是喜丧，就很平静地接受了他的离世。但随着时间的推移，我越来越懊悔自己为什么没有珍惜与他独处的时光，甚至都无法完整叙述一个与他生平有关的故事。

我只知道，他出生于湖北武汉的一个官宦之家，太祖父崔昌阀毕业于满清武备学堂第一期，后来沦为政治斗争的牺牲品，临死前将尚未成年的祖父托孤给一个兄弟。因此，祖父是受这位太伯父资助完成学业。但他聪颖勤奋，成绩优异，1940 年自国立中央大学农学院毕业后留校当助教，1945 年成为邹秉文先生促成的、美国向中国农业导入的农业工程“教育计划”奖学金二十位获得者中的一员，赴美国爱荷华州立大学农业工程系学习。这段简略的历史过往还存在着大量的细节空白等待填补。譬如，我很想知道，太祖父究竟是怎么死的？他的那个姨太太，也就是我的太祖母是怎样一个女性？家道中落之后，祖父又是如何度过那段兵荒马乱的岁月？我甚至想偷偷问他，在祖母之外，与别的女人有无一段隐秘的恋情？可惜这些秘密已经被故事的男主角永远带入了历史虚无，民国的一段惊心动魄的官场内乱外加家族恩怨的绝佳文学素材就这样与我失之交臂……

祖父不止一次地向我描述过抗战时期物质生活的窘迫：他唯一的一双皮鞋鞋底已经洞穿，他就是穿着那样的一双皮鞋登上了由重庆飞往印度的航班。从那里，再乘船远赴美利坚。而到了大洋彼岸，美国民众生活的富裕安逸又与中国的苦难多灾构成极大的反差。1948 年，他放弃了一家美国农场的聘请回到国内。我问他可曾后悔——特别是在他被打为右派、全家下放劳改以后，是否悔不当初留在美国当农场主？他沉吟片刻：别国再好也是别人的；中国培养了我，我要为中国服务。这段对话发生在 90 年代，正值高校留学潮的风起云涌，当时只觉得老爷子迂腐得可爱。时过境迁，自己也在旅欧十二载后再度回国，突然从感情上拉近了与他的距离。

现在，我也在大学做着教学和研究工作，从某种意义上来说，像是在步祖父和父亲的后尘。我们祖孙三代相继走过了“五四”以来的中国百年历史。但历史叙述与文人的权力意志有关，文人的角色往往被夸大了，多少自然科学工作者的故事自此缄默无闻。因此，我要描绘出我记忆中的这些画面，呈现祖父的音容笑貌如在眼前。我想，那是身为农业工程学家的祖父更真实、更人性化的一面。

2016 年 5 月 14 日　于山东省威海市

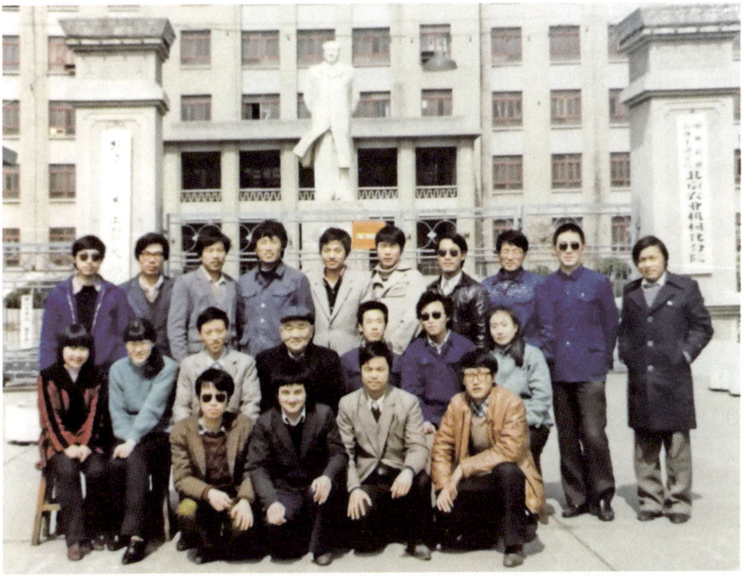

崔引安先生弟子介绍

崔引安教授弟子名录

01 **陈树林，** 硕 81，1984.10 毕业，现工作于 Washington State University，联系电话：509-335-3743，E-mail：chens@wsu.edu

02 **周仕超，** 硕 81，1984.12 毕业，现工作于国外（美国）

03 **马承伟，** 硕 81，博 91，1984.12 硕士毕业，1996.08 博士毕业，现工作于中国农业大学水利与土木工程学院（已退休），联系电话：010-62737400(o)，E-mail：macwbs@cau.edu.cn

04 **杨秀生，** 硕 81，现工作于 University of Connecticur College of Agriculture and Natural Resources，联系电话：860-486-0135，E-mail：xyang@canrl.cag.uconn.edu

05 **李彦龙，** 硕 81，现工作于国外（美国）

06 **赵建良，** 硕 81，现工作于国外（美国）

07 **陈青云，** 硕 82，现工作于中国农业大学园艺学院，联系电话：010-62732552，E-mail：caucqy@163.com

08 **黄泳涛，** 硕 82，1985.7 毕业，现工作于国外（加拿大），联系电话：001-587-287-9779，E-mail：taoh1168@gmail.com

09 **王杰明，** 硕 82，1985.7 毕业，现工作于国外（加拿大），联系电话：613-841-0851，E-mail：jieming_wang@hotmail.com

10 **金羽周，** 硕 82，1985.7 毕业，已去世

11 **袁巧霞，** 硕 83，1986.7 毕业，现工作于华中农业大学工学院，E-mail：qxyuan@mail.hzau.edu.cn

12 **朱松明，**（硕 83），博 86，1990.8 毕业，现工作于浙江大学生物系统工程与食品科学学院，联系电话：0571-88982373，E-mail：zhusm@zju.edu.cn

13 **董红敏，** 硕 84，博 86，1989.12 毕业，现工作于中国农业科学院农业环境与可持续发展研究所，联系电话：010-82109979， E-mail：donghongmin@caas.cn

14 **周长吉，**硕 84，博 87，1987.7 硕士毕业，1990.8 博士毕业，现工作于农业部规划设计研究院，联系电话：010-59196860，E-mail：zhoucj@facaae.com

15 **杨战清，**硕 84，1987.7 毕业，现工作于国外（英国）

16 **韩鲁佳，**硕 85，博 87，1990.8 毕业，现工作于中国农业大学工学院，联系电话：010-62736313，E-mail：hanlj@cau.edu.cn

17 **董仁杰，**硕 85，博 94，1988.7 硕士毕业，1997.8 博士毕业，现工作于中国农业大学工学院，E-mail：rj_dong@yahoo.com 和 rjdong@cau.edu.cn

18 **郦伟，**硕 85，1988.8 毕业，现工作于广东惠州大学建筑与土木工程学院，E-mail：0752009@163.com

19 **彭高军，**硕 85，1988.6 毕业，现工作于中国农业大学，联系电话：13501267776

20 **张福林，**硕 85，博 91，1995.7 毕业，现工作于北京联华维信贸易有限公司，E-mail：fulin_zhang@126.com

21 **杨其长，**硕 85，博 92，1992.7 硕士毕业，1996.3 博士毕业，现工作于中国农业科学院农业环境与可持续发展研究所，E-mail：yangqichang@caas.cn

22 **李再贵，**硕 85，1987.7 毕业，现工作于中国农业大学食品科学与营养工程学院，联系电话：010-62737392，E-mail：lizg@cau.edu.cn

23 **宋韬，**硕 85，（博 93），(1995.7) 毕业，现工作于上海神计信息系统工程有限公司，E-mail：Songt_sj@163.com，博士导师为曾德超教授

24 **曾有为，**硕 85，1987.7 毕业，曾工作于成都大学（已退休），E-mail：ywzheng@163.com

25 **齐刚，**硕 85，1987.7 毕业，现工作于 University of Memphis，E-mail：gangqi@memphis.edu

26 **肖新民，**硕 85，1989.8 毕业，现工作于长沙新振升集团有限公司，E-mail：1615282151@qq.com

27	**韩宽襟**，硕 85，(博 87)，(1990.6) 毕业，现工作于国外 (英国)，博士导师为万鹤群教授
28	**周建明**，硕 85，1988.7 毕业，现工作于国外 (英国)
29	**李有龙**，硕 85，1988.7 毕业，现工作于国外 (加拿大)
30	**赵光志**，硕 85，1988.7 毕业，现工作于国外 (美国)
31	**滕光辉**，硕 86，博 93，1988.1 硕士毕业，1997.11 博士毕业，现工作于中国农业大学水利与土木工程学院，联系电话：010-62736635，E-mail：futong@cau.edu.cn
32	**郑广庆**，硕 86，1989.7 毕业，现工作于山东省淄博市人民防空办公室，E-mail：18053367799@189.cn
33	**龙吉生**，硕 86，现工作于上海康恒环境股份有限公司，E-mail：long@shjec.cn
34	**李东日**，硕 86，(博 88)，现工作于日本 EASTSUN CO.,LTD 联系电话：0081-9099587547，E-mail：ldr60@i.softbank.jp
35	**徐刚毅**，硕 86，1988.1 毕业，曾工作于北京市农林科学研究院蔬菜研究中心 (已退休)，E-mail：xugangyi@nercv.com
36	**王秀德**，硕 86，现工作于北京农学院工会，E-mail：wangxiude@126.com
37	**孙伟**，硕 86
38	**李保明**，硕 87，博 92，1990.8 硕士毕业，1997.1 博士毕业，工作于中国农业大学水利与土木工程学院，联系电话：010-62736904，E-mail：libm@cau.edu.cn
39	**赵灵英**，硕 87，1990.7 毕业，现工作于美国俄亥俄州立大学，联系电话：001-614-5988958，E-mail：zhao.119@osu.edu
40	**杨保城**，硕 87，1990.7 毕业，现工作于农业部规划设计研究院，联系电话：010-65929441，E-mail：13501065883@139.com

41	**李秀金，**（硕 87），博 94，1997.8 毕业，现工作于北京化工大学环境系，E-mail：xjli@mail.buct.edu.cn
42	**郭慧卿，**（硕 89），博 91，1995.1 毕业，现工作于 University of Saskatchewan 机械工程系，E-mail：Huiqing.guo@usask.ca
43	**张天柱，**（硕 89），博 93，1997.12 毕业，现工作于中国农业大学水利与土木工程学院，E-mail：zhangtianzhu@263.net，硕士导师为贾先斌教授
44	**孙忠富，**博 92，1996.8 毕业，现工作于中国农业科学院农业环境与可持续发展研究所，联系电话：010-82105990，E-mail：sunzhongfu@caas.cn 和 sunzhongfu@gmail.com
45	**王红英，**博 93，1996.8 毕业，现工作于中国农业大学工学院，联系电话：010-62736925，E-mail：hongyingw@cau.edu.cn
46	**刘平，**博 95，1998.7 毕业，现工作于中国科学院生态环境研究中心，E-mail：liuping@mail.rcees.ac.cn
47	**周新群，**博 95，1998.7 毕业，现工作于农业部规划设计研究院科技处，联系电话：010-65003961，E-mail：704080474@qq.com
48	**李秀辰，**博 95，1999.7 毕业，现工作于大连海洋大学机械与动力工程学院，联系电话：0411-84762610，E-mail：lxc@dlou.edu.cn
49	**潘强，**博 97，2000.7 毕业，现工作于青岛诺安百特生物技术有限公司，青岛澳兰百特生物工程有限公司，E-mail：panqiang@hotmail.com
50	**胡玉才，**博 97，2003.4 毕业，现工作于大连海洋大学，联系电话：0411-84762080，E-mail：hyc@dlou.edu.cn

注：班级与毕业时间带括号者，是由其他老师指导的。

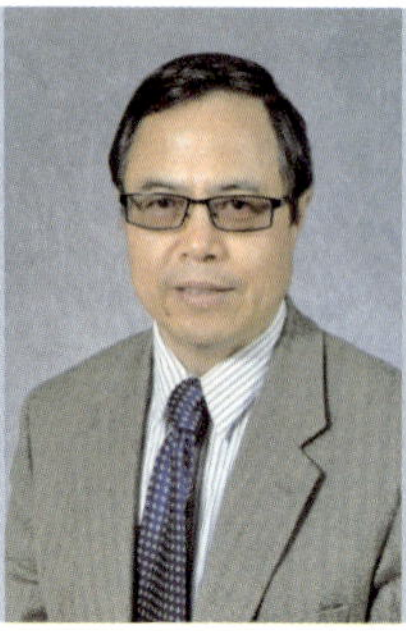

陈树林

个人简介

籍贯：河北高阳
硕士研究生 81 级（1986 年赴美留学）

学习与工作简历

就读于河北农业大学 77 级，1984 年获中国农业大学工学硕士学位，1986 年进入美国康奈尔大学生物与环境工程系，1991 年获博士学位。之后到美国路易斯安娜州立大学土木与环境工程系，先是做博士后，继而做助理研究教授。

工作职务与社会兼职

任美国华盛顿州立大学生物系统工程系教授。现任华盛顿州立大学生物加工和生物基产品工程（BBEL）实验室主任，同时是华盛顿州的注册土木工程师。

科研工作及业绩

前期研究水产养殖工程和环境工程。目前主要研究方向是工业生物技术和工业生物系统工程在生物能源和生物基产品方面的应用。具体指导木质纤维素糖化与生物转化、高附加值营养保健品、微生物油脂化学品及燃料、新型沼气技术、多尺度数学模型与生物炼制的研发工作。

在国际学术期刊上发表论文逾 300 篇，应邀参与 14 余个专集编辑和专著章节的写作，申请美国和中国专利 40 多项。

目前持美国授权专利 7 项，中国授权专利 15 项。截至 2017 年 6 月，文献引用总次数超过 1 万次，H-Index 为 54。

通信地址与联系方式

E-mail：chens@wsu.edu 电话：001-509-335-3743

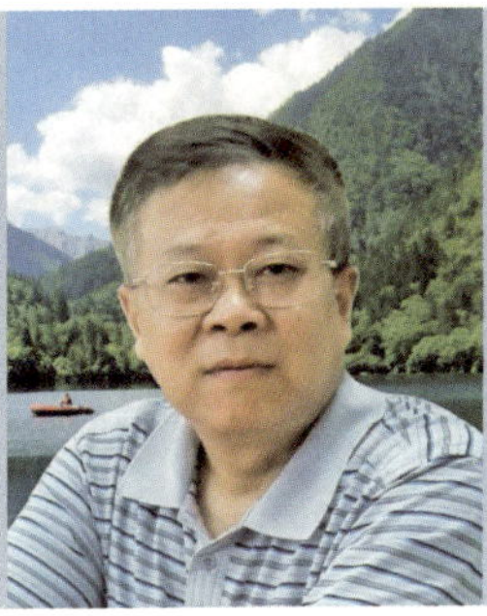

马承伟

个人简介

籍贯：重庆，1952年9月出生
硕士研究生81级、博士研究生91级

学习与工作简历

1977年3月至1980年2月，就读于成都农业机械学院（后改名四川工学院，现为西华大学）农业机械设计与制造专业。

1980年3月至1982年2月，四川省石棉县农业机械修造厂，任助理工程师。

1982年3月至1984年11月，北京农业机械化学院（北京农业工程大学），81级农业生物环境工程专业硕士研究生，导师为崔引安教授，毕业后获得工学硕士学位。

1984年12月至1996年8月，西南农业大学农业机械系（后改为农业工程学院），讲师、副教授、系副主任（副院长），其间于1986年9月至1987年7月在重庆建筑工程学院进修建筑工程专业，于1989年9月至1990年7月在西南农业大学主办的农业部日语培训班学习，1992年起在北京农业工程大学在职攻读博士学位。

1992年5月至1996年8月，北京农业工程大学（中国农业大学东校区），91级农业生物环境工程专业博士研究生，导师为崔引安教授，毕业后获得工学博士学位。

1996年9月至2012年9月，中国农业大学水利与土木工程学院，教授、博士生导师。其间于2004年1月至2004年7月作为高级访问学者赴日本千叶大学，从事设施园艺环境调控工程方向的研究与学习交流。

2012年10月退休，继续在设施园艺工程方向从事研究开发工作。

工作职务与社会兼职

在职期间，任中国农业大学水利与土木工程学院教授，博士生导师，院学术委员会与学位委员会委员，曾任农业建筑与环境工程系主任、农业部设施农业生物环境工程重点开放实验室主任，2008 年～ 2015 年，受聘为农业部现代农业（大宗蔬菜）产业技术体系的设施与设备工程岗位专家。

曾兼任中国农业工程学会设施园艺环境工程专业委员会副主任，北京农业工程学会常务理事及设施农业环境工程专业委员会主任、北京设施农业协会副理事长、《农业机械学报》《温室园艺》等期刊编委。

科研工作及业绩

在研究生学习与毕业以后的工作期间，从事设施农业生物环境与能源工程专业领域的研究开发工作，主要研究方向为设施园艺环境工程，进行过温室环境调控工程、太阳能利用技术与装备、温室环境模拟与优化理论等方面研究。

主持或参与承担的科研工作

作为崔引安教授培养的国内农业生物环境工程学科首届研究生，在硕士研究生学习期间，在崔引安教授的指导下，开展了温室中太阳能蓄热利用的“地中热交换”课题研究，其研究成果发表于《农业工程学报》创刊号（1985 年第 1 期）。博士研究生学习期间，承担了崔引安教授主持的高校博士点基金项目的有关农业设施蒸发降温技术方面研究课题的工作。

自 20 世纪 90 年代后期以来，主持或参与承担了包括国家重点科技攻关、重点科技支撑计划、自然科学基金、高技术研究发展计划（863）等在内的科研项目二十余项。其中主要有：

1997 年，主持国家重大科技产业工程——工厂化高效农业示范工程项目的“新型节能日光温室与连栋塑料温室”课题；

2001 年，主持国家“十五”重点科技攻关项目“温室环境智能控制关键技术研究开发”、教育部骨干教师项目“温室缀铝膜保温机理与应用技术的研究”和农业部重点实验室基本建设项目“覆盖材料传热测试台研制”等课题；

2004 年，参与了国家自然科学基金项目“温室环境动态建模与智能控制算法研究”课题工作；

2006 年，承担“十一五”国家科技支撑计划重点项目“现代高效设施农业工程技术研究与示范”中的“华北地区高效节能温室试验与示范”专题、农业部农业行业标准项目“温室覆盖材料保温性测定方法”等课题；

2008 年，主持开展了国家自然科学基金项目“温室缀铝膜保温机理与性能的研究”课题研究工作；

2008 年，承担“十一五”国家科技支撑计划重点项目“绿色环控设施农业关键技术研究与产业化示范”的“日光温室环境模拟优化与保温被开发”课题；

2008 年，受聘于农业部担任现代农业大宗蔬菜产业技术体系的设施工程与设备岗位专家，主持有关蔬菜设施与装备的研究开发与推广工作；

2009 年，承担“十一五”国家科技支撑计划项目“南疆三地州高效现代特色农业关键技术研究与集成示范项目”的“日光温室评价系统与覆盖材料测试装备的研究开发”课题；

2012 年，参加“适合西北非耕地园艺作物栽培的温室结构与建造技术研究与产业化示范”的公益性行业（农业）科研项目工作；

2012 年，参加“新疆设施农业产业高效持续发展关键技术研究与示范”的“高效设施农业标准化工程技术集成示范”课题，主持“日光温室环境动态仿真与设计支持系统研究”专题；

2013 年，参加“作物数字化技术研究”项目的“温室节能工程关键技术及智能化装备研究”课题，主持“日光温室构件集热技术与智能控制系统研究”专题。

主要研究工作贡献

在温室覆盖层传热的研究方面，系统研究了温室的单层与多层覆盖、反射膜保温覆盖、日光温室保温被等温室内外覆盖层的传热过程与保温性影响因素，建立了各种覆盖层传热的理论模型和传热的定量化分析计算方法。

适应温室覆盖材料保温性测试与研究工作的需要，开展了温室覆盖材料的测试评价技术与装备方面的研究开发工作，取得了较为系统的成果。开发完成国内首台温室覆盖材料保温性能测试设备，在国内得到推广应用。依据相关研究成果制定了覆盖材料保温性测评方法的国内温室工程行业标准。

从事温室通风的定量分析和计算方法方面研究，在整理国内外研究成果的基础上，通过理论分析与实验的方法，系统地建立了机械通风、自然通风的定量分析与计算方法，该方法已为我国温室通风设计标准所采用。

对温室环境动态模型和模拟方法开展了深入系统的研究。在国内首次创立了以日光温室环境模型为核心内容与计算机模拟软件为主要分析手段的日光温室环境评价、设计方案优选的方法体系。在深入进行了日光温室室内光照与热环境形成机制与影响因素作用规律的理论研究基础上，完整构建了日光温室热环境与光照环境的动态模型，建立了系统化、实用化的模拟方法，并将其开发成为可供实际应用的日光温室热环境模拟预测和优化，以及日光温室光照环境模拟预测和优化的计算机软件，为日光温室工程优化设计与研究提供了有力的工具。此外，研究建立了针对普通连栋温室热环境的动态模型，开发了温室通风和采暖等计算软件。

针对日光温室工程优化问题，系统开展了对日光温室的光照、保温蓄热等室内环境形成机制，以及日光温室建筑与结构优化等方面的研究。与其他研究人员与工程技术人员一道，在日光温室设计与建造的工作实践基础上，系统总结了日光温室的建设经验，研究提出了华北地区日光温室优化设计的方案，其成果发表于《节能日光温室设计建造规程》等专著中。

开展了大量的在温室中充分利用太阳热能、提高温室环境性能的节能技术与装备的研究。探索试验了在塑料大棚中以及在连栋温室中采用地中热交换系统蓄能增温的技术；开发了经济实用的日光温室钢管屋架组合管网水循环集放热系统，以及具有高效集热性能的日光温室中空板水循环集放热系统，均为实用的、具有良好的推广前景的温室节能技术；在日光温室中利用相变材料蓄能的太阳能利用技术与装备方面的研究开发工作，也获得了初步成功的成果。

此外，在密闭式人工光照育苗设施、地源热泵在温室采暖中的应用等方面也开展过一些研究探索。

取得的成果与奖励

通过长期坚持不懈的研究，在有关温室环境调控工程、节能技术、日光温室工程优化及理论、设施工程标准化、温室环境分析和数值模拟等方面，取得了较多的研究开发成果。获得国家专利 10 余项，软件著作权 6 项，发表科研论文 100 余篇。

研究成果获得国家与省、部各级奖励 6 项。其中，在国家工厂化农业重大项目实施的工作中，参与主持和完成的华北型温室开发与温室环境调控技术研究等项目，获得国家科技进步二等奖（2007 年）、国家重点科技攻关计划优秀成果奖（2001 年）、北京市科技进步三等奖（2001 年）等奖项，2011 年参与完成的日光温室节能高效栽培工程研究项目获山东省科技进步一等奖。

教学工作及业绩

在西南农业大学农业工程学院工作期间，参与了该校农业建筑环境与能源工程专业的创建工作，承担了该专业“农业生物环境工程”“钢筋混凝土结构”“钢结构”等课程的教学工作。

1997 年以后，在中国农业大学工作期间，从事农业建筑环境与能源工程的大学本科与农业生物环境与能源工程专业的研究生教育工作。主讲“农业生物环境工程”本科课程、“设施园艺环境工程”硕士研究生课程与“生物系统动力学”博士研究生课程。其中“农业生物环境工程”本科课程于 2010 年被评为北京市精品课程。

先后指导博士研究生 16 名，硕士研究生 30 名。

主编《农业生物环境工程》（2005 年 2 月出版，2007 年获北京市精品教材奖、2008 年获中华农业科教基金会高等农业院校优秀教材奖）、《农业生物环境与能源工程导论》（2006 年 9 月出版）和《农业设施设计与建造》（2008 年 2 月出版）等全国统编教材 3 部，参编《农业设施设计基础》《中国蔬菜栽培学》和《推进新的农业科技革命的探索与实践》《节能日光温室设计建造规程》等教材和专著 6 部。

2006 年及 2008 年获中国农业大学师德标兵荣誉称号，2010 年被评为北京市师德先进个人。

通信地址与联系方式

工作单位：中国农业大学　水利与土木工程学院　农业部设施农业工程重点实验室

通信地址：北京市海淀区清华东路 17 号 中国农业大学东校区 195 信箱

邮编：100083

电话：010-62737371(h)，010-62737400(o)

E-mail：macwbs@cau.edu.cn

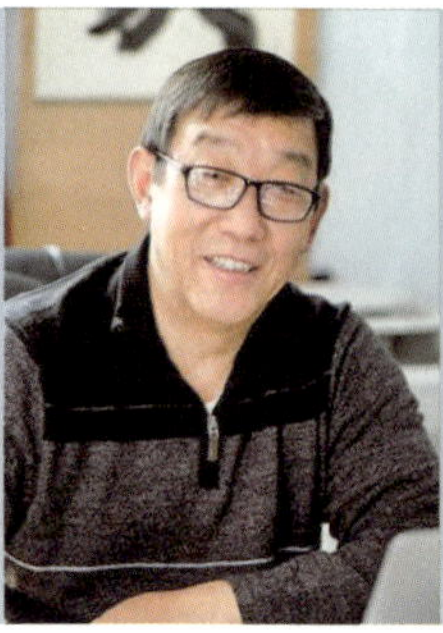

杨秀生

个人简介

籍贯：山西长子县，1958 年出生
81 级选派赴美留学研究生

学习与工作简历

1958 年出生。1977 年恢复高考后，考入北京农业机械化学院（后并入现中国农业大学）内燃机设计制造专业。1982 年初毕业，获工学学士学位。1983 年初作为国家改革开放后的首批出国研究生赴美留学，主修农业环境工程，先后就读于康奈尔大学和俄亥俄州立大学，于 1985 年和 1988 年分别获得康奈尔大学科学硕士和俄亥俄州立大学哲学博士学位。

之后在普渡大学和俄亥俄农业研究与发展中心从事博士后研究 3 年，1991 年受聘于康涅狄格大学任自然资源管理与工程系（现更名为自然资源与环境系）资源工程学助理教授，1997 年晋升为副教授并获终身教授资格，2002 年破格提前晋升为正教授。1998 年学术休假期间受聘为斯坦福大学环境工程系 UPS 特聘教授，1999 年起担任康涅狄格州气候师和康涅狄格州气候中心主任。

学术业绩与荣誉

科研领域为自然资源管理与工程、生态与环境工程、现代农业工程与设施，以及生物与工程气象，追求农村建设、粮食保障、食品安全、生态平衡与环境保护的和谐发展，是农业、生态和资源工程等领域的知名学者。

截至 2014 年，在国际重要学术刊物和国际学术会议上共发表论文 200 余篇、受邀在世界各地学术讲演 70 余次、主持或参与组织国际学术会议 20 余次、著有学术著作 10 余部、开授本科生和研究生课程 10 余门。1999 年入选千年版《世界科学与工程界名人录》，并多次荣获俄亥俄州立大学、康涅狄格大学、美国农业与生物工程学会和美国教授协会的荣誉和奖励。

学术兼职

任美国科学协会、美国环境科学与工程教授协会、美国农业与生物工程学会、美国气象学会和美国政府气候师协会会员暨专项委员会委员，美国农业部和环保总署专项科研基金评审委员会委员、美国－以色列农业研究与开发基金委员会评审委员会委员、中国科学院海外评审专家、中国自然科学基金委员会海外评审专家。

此外，还担任世界科学出版社《农业科技前沿》系列著作主编、《国际农业与生物工程学报》编委会副主任和数家国际学术刊物的编委。

社会兼职与社会活动

担任康涅狄格州华人教授协会主席，旅美农业科学家协会主席和海外华人农业、生物和食品工程师协会永久理事，以及 2006—2007 年度主席，关心中国的进步与发展，致力推动中美之间的科技文化交流，是海外华人中活跃的社会活动人士，曾多次受到中美两国领导人的接见与勉励。

担任中国国务院侨办海外专家委员会（该委员会包括杨振宁、丘成桐、朱经武等 30 余名世界著名华人科学家）委员、中国科学技术协会海外高级顾问，曾出任中国农业大学、北京师范大学、浙江大学、同济大学、西北农林科技大学、中国科学院、中国农业科学院、中国农业工程研究设计院等大学和科研机构的兼职教授或兼职研究员。此外还担任中国农业大学美国校友会的主席。

通信地址与联系方式

Connecticut State Climate Center

Natural Resources and the Environment

University of Connecticut

1376 Storrs Road, Storrs, CT 06269-4087

USA

Phone: (860) 486-0135

Fax: (860) 486-5408

Email: xiusheng.yang@uconn.edu

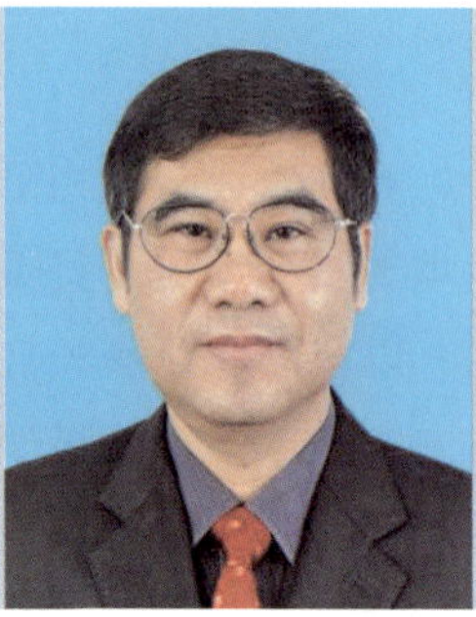

陈青云

个人简介

籍贯：湖北石首市，1958 年 10 月出生
82 级选派赴日留学研究生

学习与工作简历

湖北石首市人，留日博士，中国农业大学园艺学院教授。

1982 年 2 月本科毕业于华中农业大学农机化专业，1982 年 9 月作为“出国预备研究生”考入北京农机学院，入学后不久即赴大连外语学院培训日语。

1983 年 10 月作为教育部公派留学生赴日本筑波大学攻读博士学位。

1990 年回国在中国农业大学工作。历任该校农业工程系主任、园艺学院副院长、农学与生物技术学院副院长。

学术与社会兼职

任中国农业工程学会常务理事，设施园艺工程专业委员会主任、《北方园艺》副主编等。

中共党员、农工党员。2003 年至 2007 年任农工党海淀区委主委，海淀区人大常委，2007 年至 2017 年任农工党北京市委常委。

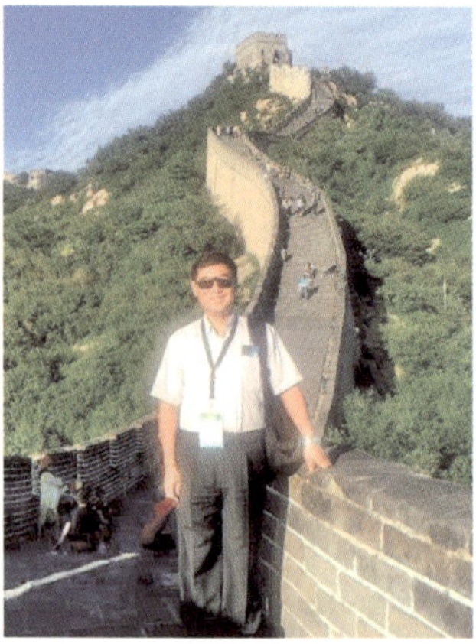

学术与工作业绩

研究领域涵盖日光温室结构优化与环境工程、设施园艺气候区划、温室作物生长发育模型等。发表论文近百篇，主编或副主编教材 5 部，获得专利授权 4 项。获 2004 年度日本农业设施学会和 2009 年度中国农业工程学会优秀论文奖，2011 年获农业部科技进步奖一等奖、宁夏科技进步奖二等奖。

2011 年 8 月至 2017 年 7 月，作为第七批、第八批援疆干部在新疆农业大学任林园学院副院长、设施农业研究所所长。援疆期间，对新疆设施农业进行了大量调研，足迹遍布新疆 80 多个县市，出版专著《戈壁奇葩——新疆阿克苏市良种场设施农业礼赞》，创建新疆农业大学设施农业研究所，动员社会力量为新疆捐资助学。鉴于在新疆的工作业绩，2017 年 8 月，被中共中央组织部、统战部、国家发改委、人社部授予“全国对口支援新疆先进个人”，北京市委市政府和新疆农业大学先后授予“民族团结进步先进个人”等称号，被新疆维吾尔自治区政府评选为优秀援疆干部，并记功两次。

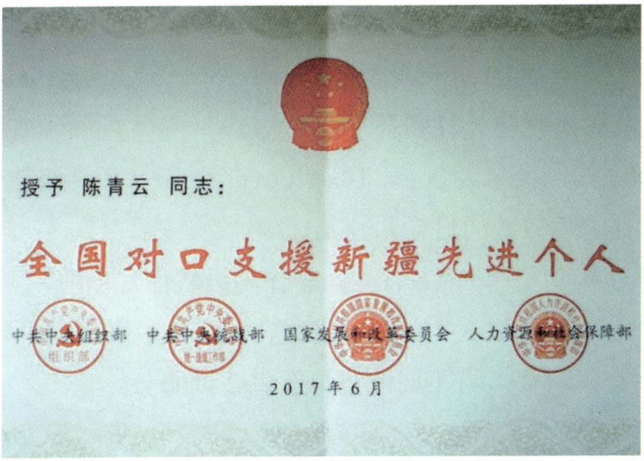

通信地址与联系方式

工作单位：中国农业大学 园艺学院

通信地址：北京市海淀区圆明园西路 2 号 中国农业大学西区

邮编：100193

电话：010-62732552(h)

E-mail：caucqy@163.com

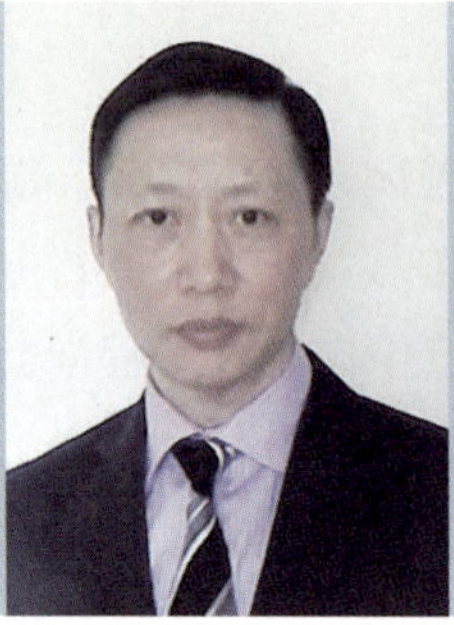

黄泳涛

个人简介

籍贯：四川省凉山彝族自治州
硕士研究生 82 级（1987 年赴德国留学）

教育经历

就读于原成都农机学院（现为西华大学）77 级，1985 年获中国农业大学工学硕士学位，1987 年进入德国霍恩海姆大学农业建筑与环境工程系，1992 年获博士学位。之后继续在德国霍恩海姆大学经济系人体工程学院做研究员。1993 年离开大学进入工业界。

工作经历

1993—1995 年，德国 Systecs Informations Systeme GmbH 任软件工程师，从事建筑软件的优化设计和开发。

1996—2006 年，加拿大 Open Text Corporation 任高级软件工程师，从事企业电子文件管理系统的设计和开发。

2008—2009 年，美国 Celgene Corp 任高级软件工程师。

2009—2012 年，加拿大 IBM 任管理顾问兼高级软件工程师。

2013 年至今，自雇，给不同的公司提供咨询服务。

通信地址与联系方式

E-mail：taohl168@gmail.com

电话：001-587-287-9779

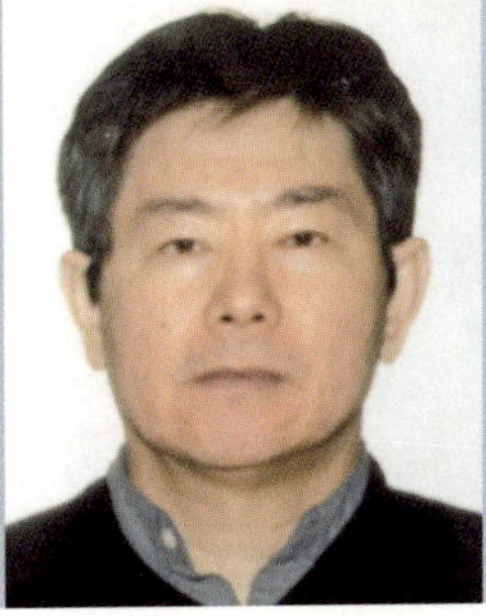

王杰明

个人简介

籍贯：山东日照，1958年3月出生
硕士研究生82级

学习与工作简历

1978年2月至1982年2月，山东农业大学，农机专业，学士。

1982年9月至1985年9月，北京农业机械化学院，农田水利系，农业生物环境工程专业，硕士。

1985年9月至1991年12月，中国农业工程设计院，环境室，工程师，室副主任。

1992年1月至1994年10月，加拿大圭尔夫大学，工程学院，环境工程专业（University of Guelph, Engineering Department），博士。

1994年10月至1997年3月，加拿大国家研究院，建筑所，室内环境室（National Research Council, Institute of Construction, Indoor Environment Lab），博士后。

1997年4月至2000年6月，加拿大北电（Nortel），软件工程师。

2000年6月至2005年7月，Entrust，软件工程师。

2005年8月至今，Cisco System（思科），工程师，高级工程师。

通信地址和联系方式

电话：016132865465

E-mail：jieming_wang@hotmail.com

微信：jieming_wang

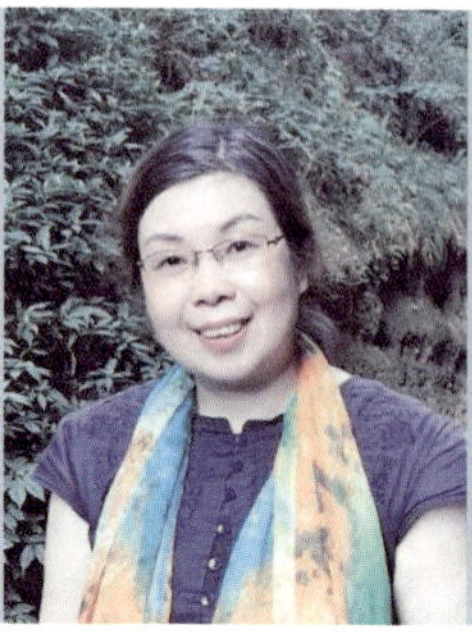

袁巧霞

个人简介

籍贯：湖北麻城，1963年10月出生

硕士研究生83级

学习与工作简历

1979年9月至1983年6月，华中农业大学工学院，学士。

1983年9月至1986年6月，中国农业大学水利与土木工程学院，硕士。

2004年9月至2008年6月，华中农业大学资源与环境学院，博士。

1986年6月至今，任职于华中农业大学工学院，现任该院教授。

学术工作与业绩

主要从事农业生物环境控制及能源工程方面的教学和研究工作。现任华中农业大学工学院农业生物环境与能源工程研究室执行主任、能源与动力工程专业负责人、华中农业大学农业废弃物综合利用技术与装备创新团队负责人。

先后主持或参加国家公益性行业（农业）科研专项子课题“畜禽养殖场固体废弃物增值利用技术与关键设备”、国家自然科学基金“高含水生物质微波水热碳化机理与产物品质协同调控”项目、华中农大自主科技创新培育项目“畜禽粪蚯蚓生物处理及产物基质化利用技术与装备”、“农业废弃物资源化利用技术与装备”、国家“十一五”支撑计划子课题“沼渣优质高效复合有机肥”、武汉市科技局项目“固体废弃物基质化处理关键技术”、湖北省教育厅产学研重大项目“湖北省循环农业技术集成”、湖北省科技攻关项目“基于水氮高效利用的设施栽培节水技术及环评”、农业部专项“畜禽养殖源产排污测算”、湖北省农业厅项目“湖北省生物质户用炉具质量评价”以及“玉米秸秆资源化利用技术”等课题的研究。

主讲本科生“温室设计与建造”“工程热力学与传热学”“环保与节

能”“农产品加工机械与设备”和研究生“高等传热传质”“生物质能转换技术专题”“环境工程”和“现代农业工程概论”等课程。在“Bioresource Technology”“Energy”“Journal of FAE”《农业机械学报》《农业工程学报》《应用生态学报》《水土保持学报》等国内外重要期刊上发表论文60余篇；参编教材2部，主编专业书藉2部；获国家发明专利6项，实用新型专利10项；获湖北省科技进步三等奖1项。

主要社会兼职

兼任中国农业工程学会畜牧专业委员会常务理事、湖北农业工程学会理事、湖北省太阳能研究会常务理事、湖北省农机学会农村能源专业委员会副主任委员、中国沼气学会会员；湖北省农村能源技术推广专家组成员、武汉楚天生物能源有限公司技术顾问。

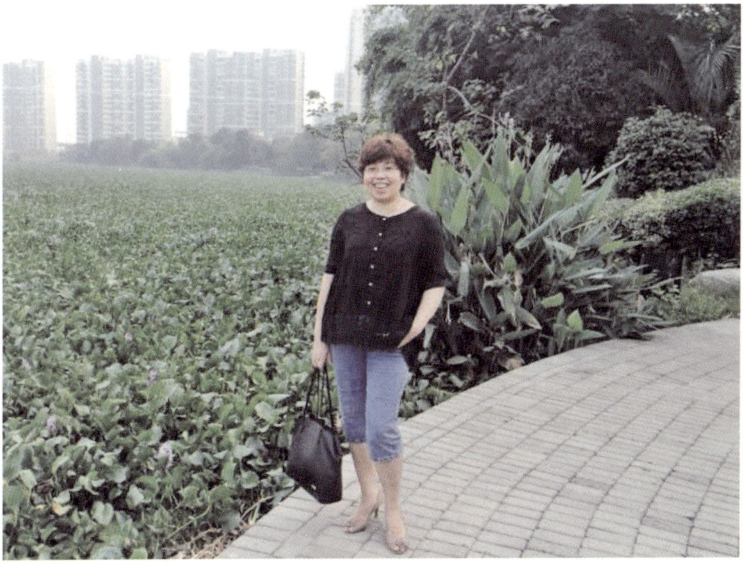

通信地址与联系方式

通信地址：武汉市 华中农业大学工学院

E-mail：qxyuan@mail.hzau.edu.cn

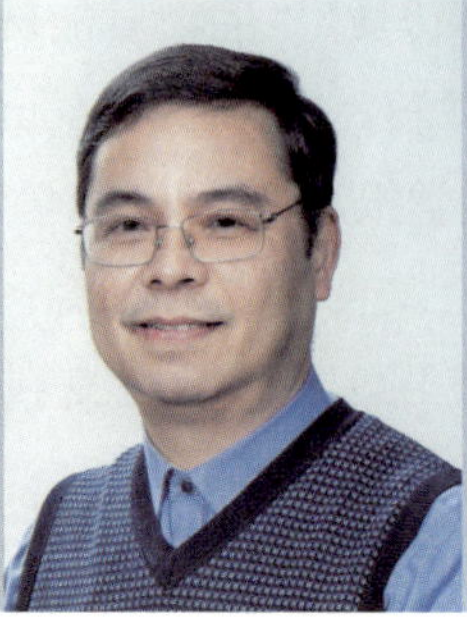

朱松明

个人简介

籍贯：浙江嘉兴，1962年1月31日出生
博士研究生86级

学历与工作简历

中国农业大学博士、加拿大McGill大学博士。

曾先后在比利时Gembloux农业大学、美国华盛顿州立大学、加拿大McGill大学、加拿大农业部研究中心留学或工作，2008年回国到浙江大学工作。

学术任职与社会兼职

现为浙江大学生物系统工程与食品科学学院院长，兼农业生物环境工程研究所所长。农业部农业科研杰出人才，浙江省千人计划特聘专家，农业部设施农业装备与信息化重点实验室主任，农业部设施农业装备与智能调控创新团队负责人，浙江省设施水产工程与装备重点科技创新团队负责人。

兼任中国农业工程学会畜牧工程分会副理事长、特种水产分会副理事长，中国食品科技学会食品机械分会副理事长、浙江省农业工程学会常务副理事长、美国农业工程师学会（ASABE）食品工程分会理事、“Transactions of the ASABE”“Applied Engineering in Agriculture” 的Associate Editor，“Aquacultural Engineering”、《农业工程学报》等期刊编委。

主要学术业绩与奖励

主持和主参国家基金、国家863和科技支撑计划等省部级及以上课题30多项。发表学术论文200多篇，其中SCI收录近100篇、EI收录50多篇。曾获国家科技进步三等奖1项、国家级新产品1个、省部级二等奖1项、三等奖1项、教育部霍英东基金优秀青年教师奖、国际水产养殖工程学会两年一度的唯一杰出论文奖（第一作者）、美国食品科技学会George Stewart国际论文奖（第一作者）、中国农业工程学会第二届青年科技奖等。

通信地址与联系方式

通信地址：浙江省杭州市 浙江大学生物系统工程与食品科学学院
电话：0571-88982373(o)
E-mail：zhusm@zju.edu.cn

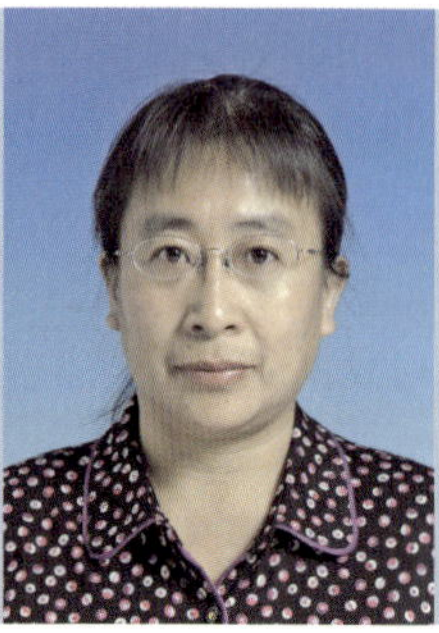

董红敏

个人简介

籍贯：河北新乐，1964年出生
硕士研究生84级、博士研究生87级

学习与工作简历

1980年9月至1984年7月，北京农机学院农业建筑与环境工程专业，学士。

1984年7月至1986年12月，北京农机学院农业建筑与环境工程专业，直博生。

1986年12月至1989年12月，北京农业工程大学农业生物环境工程专业，博士。

1989—1992年，中国农科院农业气象研究所，助研。

1992—1994年，中国农科院气象研究所，副研。

1994—2000年，中国农科院气象所畜牧环境工程室主任，副研。

1998年，美国爱荷华州立大学农业工程系，合作研究。

2000—2003年，中国农科院环发所环境工程室主任，研究员。

2000年11月至2001年3月，日本国立环境研究所，合作研究。

2002年3月至2002年8月，日本国立畜产草地研究所，合作研究。

2003年2月至2003年5月，荷兰农业环境技术研究所高级访问学者。

2004—2008年，中国农科院农业环境与可持续发展研究所，研究员、所长助理。

2008—2009年，新疆畜牧科学院（挂职）副院长。

2009年至今，中国农科院农业环境与可持续发展研究所，研究员、副所长。

主要学术成绩

长期从事畜禽养殖废弃物处理利用与气体排放的环境科学研究，先后主持了国家科技攻关、科技支撑、863、973、行业科技等重点科技项目和课题，以及联合国开发署、全球环境基金、世界银行等国际合作项目。发表学术论文120余篇，主编著作3部。获得省部科技奖一等奖1项（第一完成人），二等奖1项（第二完成人），三等奖1项（第一完成人）。获得国家三等奖1项（第二完成人）、国家科技进步二等奖1项（第一完成人）。

在畜禽养殖废弃物处理利用方面，在当时畜牧业环境研究得不到承认的情况下，率先开始了国内畜禽养殖环境技术的研究。针对养殖废弃物的环境污染问题日益突出，带领团队先后开发出组合式猪场高浓度污水处理技术、静态通气堆肥技术、死畜禽与粪便一体化处理、臭气净化技术、太阳能畜禽舍等系列技术，作为农业部的主推技术，为解决畜禽养殖业环境污染创造了条件。

组织全国56个单位，对210个点开展监测基础上，建立了我国第一套畜禽养殖业产污和排污系数，为摸清畜禽养殖业污染源底数、污染防治战略制定和防治工程设计提供了数据基础，是国务院第一次污染源普查中畜牧业源污染测算的主要科学依据。在养殖环境与畜牧业温室气体排放方面，获国务院第一次全国污染源普查先进个人。

由于畜牧环境领域的突出贡献，2012年荣获全国优秀科技工作者称号。

结合我国畜牧业环境污染防治需求，以及国际应对气候变化减排温室气体的形势，率先开展了畜禽养殖温室气体减排研究。主持“畜禽粪便沼气处理清洁发展机制项目开发与示范”课题，在国际上创立了第一个被联合国批准的“农户/小规模农场的农业活动甲烷回收”方法，成为定量评价和监测沼气温室气体减排的国际通用方法，使我国和广大发展中国家开发CDM项目并获得发达国家经济补偿成为可能。

开发了我国农业领域第一个户用沼气CDM项目和第一个大型养殖场沼气清洁发展机制项目，开创了我国农业领域环保公益项目获得国际环境补偿成功先例，带来巨大的生态效益和经济效益。作为第一完成人，获2011年中华农业科技一等奖，2012年获得国家科技进步二等奖。

在国际畜牧环境标准制定和谈判方面，作为国际知名的专家，参加了联合国粮农组织（FAO）《畜牧业环境生命周期评价指南》和联合国环境署（UNEP）《农业减排技术手册》编写。作为中国政府气候变化谈判代表团成员，参加了巴黎气候大会等《联合国气候变化框架公约》的谈判，先后负责温室气体清单编制指南、气候变化国家信息通报评审指南、农业减排等议题的谈判。依靠坚实的专业知识，圆满完成了历次谈判任务，出色地维护了国家权益。作为国际专家协调人，组织美、英、荷兰等多国专家编写了政府间气候变化专业委员（IPCC）《2006IPCC 温室气体排放清单指南》畜牧业一章编写，该指南成为全球所有国家编写畜牧业温室气体报告必须遵循的指南。作为主要作者参加了具有广泛影响的 IPCC 第五次评估报告，对 IPCC 温室气体清单编制方法和评估报告做出了突出的贡献，是 2007 年诺贝尔和平奖 IPCC 集体奖的团队成员。

主要社会活动及荣誉

现任农业部动物产品环境风险因子评估实验室主任。国家农业废弃物循环利用创新联盟秘书长。中国农业工程学会畜牧工程分会副理事长。联合国《气候变化框架公约》中国政府谈判代表团成员；联合国《气候变化框架公约》国家清单评审组长专家。

2000 年获全国“三八红旗手”称号，2000 年获国务院特殊津贴，2004 年入选新世纪百千万人才工程国家级人选，2012 年荣获全国优秀科技工作者称号，2013 年获全国五一劳动奖章。2016 年国家高层次人才特殊支持计划领军人才（万人计划）。

通信地址与联系方式

工作单位：中国农业科学院农业环境与可持续发展研究所

通信地址：北京市海淀区中关村南大街 12 号

邮政编码：100081

电话：010-82109979

E-mail：donghongmin@caas.cn

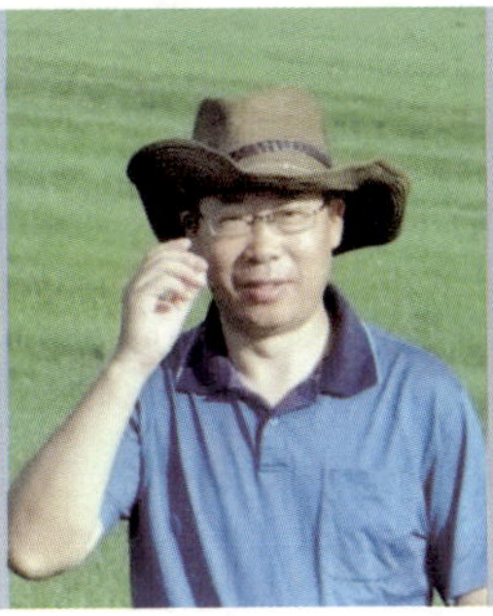

周长吉

个人简介

籍贯：甘肃武威，1964 年 1 月 18 日出生
硕士研究生 84 级 博士研究生 87 级

时光如梭，流年似水。导师崔先生离世整整十年了。先生之风，山高水长。今年正值崔先生百年诞辰，借此特别时刻，弟子周长吉将自己毕业以后的工作情况做个总结，以表达对崔先生的感念之情。

学习与工作简历

我 1990 年在崔先生的指导下顺利毕业取得博士学位，被分配到中国农业工程研究设计院（现改名为农业部规划设计研究院）工作。27 年来我一直兢兢业业地在这个单位工作。在这里我从助理工程师、工程师、高级工程师一直成长为二级研究员，现任农业部规划设计研究院总工办主任、院常务副总工程师、农业部农业设施结构工程重点实验室主任、设施农业研究所首席科学家。

这些年，我和我的同事们的工作就是一方面做科学研究，另一方面要面向政府和社会做技术服务。

科学研究

日光温室研究

我刚刚入职的第二年就有机会承担农业部“八五”重点攻关课题：“日光温室结构性能优化及其配套栽培技术研究”。在 5 年的研究工作中，我深入基层，调研了辽宁、河北、北京等地的日光温室，从合理采光和结构受力的角度综合考虑提出了一套日光温室结构优化方法：以冬至日温室栽培床面大于光补偿点 4 000 勒克斯的 6 小时累计平均有效光照强度不低于 2 万勒克斯为采光设计指标确定日光温室总体尺寸，以网格优化原理为基础确定前屋面弧线。同时基于该优化设计方法分别优化设计了东北、西北和华北三地的日光温室优化结构尺寸，提出了标准图纸。在后续的研究中，针对我国西北地区日照资源充足，水资源不足、经济条件较差的实际条件，创造性地开发出了三种类型“西北型日光温室”，在充分采光和结构优化的基础上将集雨节水灌溉技术融合进去，研究提出的西北地区干旱、半干旱集雨节水技术、大跨度高效节能日光温室结构等技术达到国际先进水平。针对琴弦结构日光温室特点，以结构轻简化为目标，建立了双向承载结构模型，使日光温室的造价降低 30% 以上。研究成果先后获农业部规划设计研究院科技进步一等奖，农业部科技进步三等奖，杨凌农业高新技术示范区科学技术一等奖。近年来，对日光温室研究的重点又转移到轻型组装式结构和存量温室的技术改造与提升上，希望在接下来的 5 ～ 10 年里能使中国的日光温室技术再上一个新的台阶。

温室工程标准化研究

在温室标准化研究方面，我主持和参加完成了国家、行业、协会等不同等级的温室相关标准 30 多项，这些标准的内容涉及工程设计、施工安装与验收、性能测试与评价、名词术语等，涵盖了从基础规范、通用规范到专用规范的全方位标准体系。尤其在设计规范中，我创新性地提出了很多独到的方法，使温室设计理论固化于标准之中。如针对温室热惰性差的特点，提出“累年最低温度平均值”的温室室外采暖设计温度取值方法；针对温室轻钢结构的特点，提出用“10 米高空 3 秒瞬时风速”为依据的温室结构基本风压设计方法，并分析全国气象台站数据，提出了全国温室工程设计基本风压参数；针对温室透光覆盖材料热阻小的特点，提出了“雪荷载加温折减系数”和“基于一次最大降雪量”的温室结构基本雪压设计方法；针对中国特色日光温室和塑料大棚结构形式，提出了特定温室构型的风荷载体型系数；针对塑料温室结构容许变形大的特点，加大了结构稳定计算中构件允许长细比，大大降低了温室结构设计的用钢指标；针对温室结构抗风能力差的特点，提出用地锚和基础联合抗风的设计方法，显著提高了结构的抗风能力；针对温室结构的特殊用材和实际使用寿命，修正了结构设计中可变荷载取值的设计基准期，为减轻温室结构建立了理论基础。由于在温室标准化工作中的突出贡献，我被中国工程建设标准化协会评为 2014 年度中国工程建设标准化年度人物，并兼任中国工程建设标准化协会农业工程分会理事、全国农机标委会农机化分会委员。目前在温室建设领域，只要提到温室标准，大都与我的研究成果密切相关，而且我经常被冠以温室行业质量标准专家的称号。

近年来，在以往工作的基础上，我们提出了温室工程领域的标准体系，这个标准体系是温室行业标准化的顶层设计，在“十三五”期间，通过国家标准、行业标准和团体标准平台，在新标准制定和老标准修订方面全面推进，尽早使我国的温室行业走向正规，并与世界接轨。

温室结构工程研究

2011 年，以农业部规划设计研究院为平台，成功申请到农业部农业设施结构工程重点实验室，我出任首任实验室主任，开始带领团队一边创建，一边运行。“十二五”期间实验室紧紧围绕温室结构，以温室结构的相关标准制定、温室结构的设计软件开发、新型温室结构创新、温室施工安装及验收的技术与标准化研究为主线，通过国家、行业课题研究和实验室开放课题研究，在西北地区日光温室结构、华北及东北地区琴弦式日光温室结构的研发上提出了系列化的温室结构，同时在温室配套装备上也开发出了自己的产品，如草莓高架栽培设施、水肥一体化装备等。在实验室建设方面，用了 5 年的建设时间，2016 年实验室成功通过农业部组织的第三方验收，并获得了农业部 800 万元的建设经费支持，在 5 年的锤炼中，我们的团队也被农业部评为了“科研创新团队”。“十三五”期间，我们将在实验室建设和完善的基础上，进一步建设实验基地，为扩大规模实验以及试验产品走向市场创造条件。

社会服务

规划设计

20 多年来我几乎跑遍了全国各地，规划项目包括政府的政策规划、产业发展规划、区域发展规划、园区规划等，工程设计包括从可行性研究报告到初步设计、施工图设计一直到施工现场指导等工作，我无一缺席。扎实的工作基础，在获得客户充分满意的同时，也获得了很多成果奖励，包括中国工程咨询协会的成果奖励和中国工程咨询协会农业分会的奖励。通过系统的工程规划和设计，我也掌握了工程前期项目评审中应该把握的主要环节，经常被政府或社会组织邀请做专家进行项目的咨询和评审。现任农业部工程建设项目招标、评标专家和农业部工程建设项目项目评估专家，经常为政府的决策提供个人专家意见。

质量鉴定

近年来，温室技术在我国迅猛发展，由于市场不完善，经常出现工程质量纠纷。我经常利用自己掌握的知识，客观公正地分析工程质量，在温室用户中赢得了很好的声誉。2001 年北京某科研单位双层充气温室倒塌；2002 年江西赣州 PC 板温室材料流滴性质量纠纷；2004 年北京一花农租用采暖系统不合格温室的经济纠纷；2007 年江苏一花卉温室在风雨中倒塌；2013 年江苏常熟两栋光伏玻璃温室因大雪倒塌；2014 年海南台风造成大片温室倒塌等等。我在接到委托后深入现场，仔细观察、认真分析，最终都能准确找到事故原因，所出具的技术分析报告有的作为法庭仲裁的依据，有的作为当事双方协商调解的技术支持，还有的作为政府决策和制定政策的依据。由于我在这方面的出色工作，也被温室行业公认为是质量事故鉴定的最权威专家，任何的疑难工程质量问题大都找我来解决。

社会调研

我十分重视从实践中学习和总结。近 10 年来，组织专家先后专题调研了甘肃、陕西、宁夏、辽宁、山东、四川、重庆等省市的设施园艺，并在日常的工作中结合项目走遍了全国各省、直辖市、自治区，掌握了大量各地温室设施发展的第一手资料，并从中总结出很多有创新、能复制、高效益的生产技术，编写出版了《日光温室超高效种植技术模式》《温室工程实用创新技术集锦》《中国设施园艺——全国设施园艺生产调研报告》《中国温室工程技术理论与实践》等专著，将其奉献给广大的生产和科研人员，为中国设施农业先进技术的推广做出了积极的贡献。

教学实践

我虽然不在教学单位，但一直没有脱离对温室理论的系统总结和传播。从参加工作至今，我已经编写出版著作 33 部，其中主编 18 部，《现代温室工程》《温室工程设计手册》《光伏技术在农业中的应用》等著作已经成为大学本科和研究生教学，以及行业工程设计的主要参考文献。我在中国农业大学的平台上带出了两名硕士研究生，在农业部规划设计研究院的平台上带出了 1 名博士后。目前还是西北农林科技大学的客座教授，经常出现在各地农业大学的讲堂上，向学生们传授温室工程基础知识和行业发展动态。现在我是全国农业专业学位研究生教育指导委员会农业工程与信息化技术分委员会中唯一一名不在教学单位的委员，承担设施农业领域的教材和案例编写工作。

科学普及

我一直致力于将所学知识推广应用到生产实践中去。从2000年至今，在各种场合做学术报告累计近90场次，在报刊、杂志等刊物发表科普性文章200多篇。2000年与中国温室网合作，主持创办了《中国温室》（内刊），后来该杂志合并到《农业工程技术》中，以《温室园艺》分册出版发行。从2011年开始，我在《农业工程技术·设施园艺》杂志上做“周博士拾零”专栏，每月1期，至今已经连续发表70多篇文章，内容涉及国内外温室工程技术从设计到建造、运行等各方面的技术，深受广大读者的欢迎，现在已经成为该杂志的一个金牌栏目。2016年，我将前55期的内容汇集成册出版了《温室工程实用创新技术集锦》，由农业出版社出版发行，得到业界高度评价。

国际交流

参加工作以来，我走访过瑞典、荷兰、西班牙、法国、美国、委内瑞拉、日本、韩国、越南、缅甸、蒙古、土库曼斯坦、哈萨克斯坦、伊朗、以色列以及中国台湾等国家和地区，其中作为访问学者在美国俄亥俄州立大学和康涅狄格大学学习三个月，在中国台湾大学学习两个月，还在西班牙和荷兰分别做过21天的长期考察和交流。在对外交流中，成功引进了瑞典劳德维森的温室用缀铝室内遮阳保温幕，并在上海设厂生产，实现了这一产品的完全国产化；翻译了美国温室制造业协会的温室系列标准，为我国温室标准的制定起到了非常积极的引导作用；在引进推广的基础上，将荷兰的文洛型温室实现了完全的国产化，并进而转向出口；引进消化了日本草莓立体栽培架和草莓立体育苗技术，并在国内得到推广应用；为委内瑞拉规划设计了中国农业技术的推广示范中心，为中国的农业技术走向南美建立了通道；在伊朗示范建立了中国日光温室的示范，为中国日光温室技术走向“一带一路”国家建立了样板。通过国际交流，我增长了知识，开阔了视野，也扩大了单位的业务领域，取得了多方的收益。

成果与荣誉

自参加工作以来，我一直从事设施农业工程项目的规划、设计、咨询和技术的研究、开发、推广、标准化等工作。近30年来，主持和参加完成国家及部委科研课题30多项；负责完成200多项现代农业工程项目的规划设计；编写出版专（译）著33部，其中主编18部，主持和参加完成温室行业国家和行业标准29部，发表学术论文90多篇，科普文章200多篇，获得省部级科技进步奖5项，全国行业协会成果奖3项，先后被农业部授予“有突出贡献的中青年专家”“全国农业科研杰出人才”“全国农业先进个人”等称号，享受国务院特贴。

由于工作中做出了一些成绩，也得到了社会的认可，因此担任了很多社会职务，包括《农业工程技术·温室园艺》编委会主任、《农业工程学报》编委、《中国农业机械工业年鉴》编委、“International Journal of Agricultural and Biological Engineering”编委、中国农业工程学会理事、中国农业工程学会设施园艺工程专业委员会副主任委员、中国园艺学会设施园艺分会副会长、北京农业工程学会常务理事、北京农业工程学会农业建筑专业委员会主任、中国农业机械化协会设施农业分会专家组组长、农业部全国农机化科技创新设施园艺专业组副组长等。

我深感中国设施农业行业发展任重而道远，在未来的工作中，我将继续努力工作，争取为中国设施农业发展多做点事情，以此来回报崔先生对我六年的亲手栽培。

时光易逝，十年光阴如白驹过隙。先生西去渐行渐远，然而先生的教诲永远是我前行的动力。聆听过先生的鼓励，我敢上巅峰放歌，我变得充实坚强，我敢超越自我。

通信地址与联系方式

通信地址：农业部规划设计研究院

电话：010-59196860(o)

E-mail：zhoucj@facaae.com

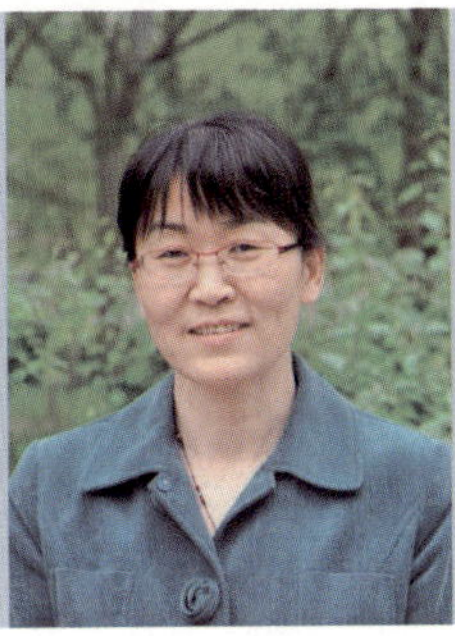

韩鲁佳

个人简介

籍贯：山东省惠民县，1964年8月出生
硕士研究生85级、博士研究生87级

学习经历

1981年9月至1985年7月，原北京农业工程大学农机设计制造系，本科生，获工学学士学位。

1985年9月至1987年7月，原北京农业工程大学农业机械化专业农业生物环境工程方向硕士研究生，导师为崔引安教授。

1987年7月至1990年8月，原北京农业工程大学农业机械化专业农业生物环境工程方向研究生，导师为崔引安教授，获工学博士学位。

工作经历

1990年9月至1995年9月，原北京农业工程大学农业工程研究院，该期间的1995年2月至1995年8月，英国国立农业工程研究所（Silsoe Research Institute,UK），访问学者。

1995年10月至今，中国农业大学农业工程研究院（1995—2002年）、工学院（2002年—），在该期间于1999年1月晋升教授职称，2007年受聘教授二级岗，入选2007年度教育部长江学者特聘教授。

在该期间的任职：

1995年10月—1999年3月，中国农业大学农业工程研究院副院长。

1999年4月—2002年6月，中国农业大学东校区科研处处长。

2002年4月—2006年4月，现代精细农业系统集成研究教育部重点实验室主任。

2008年11月—2010年7月，中国农业大学工学院副院长。

2010年7月至今，中国农业大学工学院院长，该期间的2016年6月至

2017 年 6 月，任北京市农村工作委员会副主任（挂职一年）。

主要工作业绩

1990 年博士毕业后留校任教至今，主要从事农业工程领域农业生物质工程方向的科研、教学工作。所领导的科研团队 2011 年入选首届农业部“农业科研杰出人才及其创新团队”、2012 年入选教育部“创新团队发展计划”。

先后主持或参与完成欧盟地平线、欧盟框架计划、科技部、国家自然科学基金委、教育部、农业部、北京市等省部级及以上课题，以及中比、中英等国际合作项目 40 余项；曾获国家科技进步二等奖 2 项（2005 年，排名第一；1998 年，排名第六），教育部和农业部科技成果一等奖各 1 项、其他省部级科技成果奖 4 项；获北京市教学成果奖一等奖 1 项、校级教学成果奖特等奖 2 项（均排名第一）；获授权国家发明专利 30 余件、国家实用新型专利 10 余件、国家计算机软件著作权近 20 件；累计发表论文 200 余篇，其中 SCI 收录论文 100 余篇。

曾获北京市优秀教师（2009 年）、新世纪百千万人才工程国家级人选（2007 年）、第九届中国青年科技奖（2006 年）、全国“三八”红旗手（2006 年）、全国优秀科技工作者（2005 年）、宝钢优秀青年教师（2001 年）、国务院特殊津贴专家（1999 年）、农业部中青年有突出贡献专家（1997 年）、第七届中国农学会青年科技奖（2001 年）、中国农业工程学会第二届青年科技奖（1995 年）等荣誉称号。

主要社会兼职

先后兼任 ISO/TC293 饲料机械委员会主席（2015 年～ 2020 年），世界工程组织联合会女性与工程委员会（WFEO/WIE）执委（2007 年～ 2017 年），中国农业工程学会第八、第九届理事会副理事长，中国农业机械学会第九、第十届理事会副理事长，第六届教育部科学技术委员会机电运载学部委员，第七届教育部科学技术委员会农林学部委员（2016 年 5 月—），全国农业工程领域工程专业学位研究生教育协作组组长（2016 年—），高等学校教学指导委员会农业工程类专业教学指导委员会秘书长（2013 年—），第十二届全国政协委员等职。

通信地址与联系方式

工作单位：中国农业大学工学院

电话：010-62736313(o)，010-62736635(h)

E-mail：hanlj@cau.edu.cn

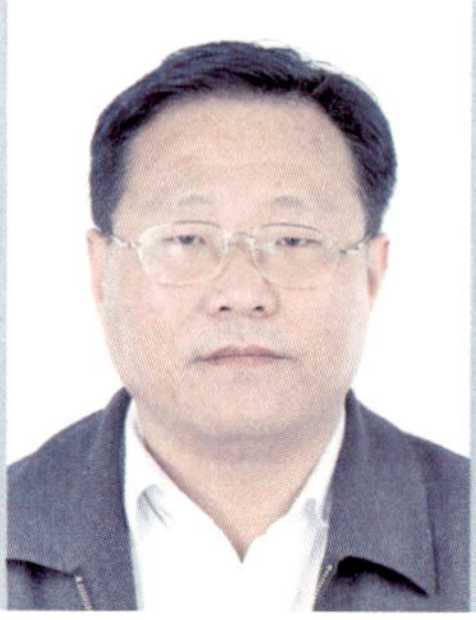

董仁杰

个人简介

籍贯：山东省德州市，1964年12月出生
硕士研究生85级、博士研究生94级

教育经历

1985年，山东农业大学学士。

1988年，北京农业工程大学硕士。

1997年，中国农业大学博士。

工作经历

1988—1994年，山东农业大学工程学院农村能源教研室和实验室副主任。

1997年至今，中国农业大学：副教授（2001年）、教授（2005年—）；国际合作与交流处副处长（1997—2006年）、处长（2006—2014年），烟台格罗宁根大学筹备组副组长（2015年—）。

工作任职

1997年—，中国农业大学生物能源环境科学与技术实验室主任。

2011年—，农业部可再生能源清洁化利用重点实验室常务副主任。

2013年—，北京市“生物质工程”交叉学科主任。

2014年—，国家生物燃气高效生产与综合利用研发（实验）中心副主任。

2016年—，生物能源科学技术国际研究中心（国家级国际科技合作基地）主任。

社会兼职与社会活动

为科技部和农业部沼气工程专家组成员，是农业部畜禽养殖粪水处理与资源化利用专家组长。

国际交流与合作活跃，是德国生物能源工程中心（DBFZ）学术委员会委员（2014年～），国际标准化组织TC255（沼气）和TC285（生物质炉灶）委员。2013年曾为非洲农业大会唯一的非非洲成员和美国公立大学会议的非美国成员。与国际、国内沼气工程产业界和学术界交流密切，2005年建立了“农业对非合作”网络（AfriCAU），2013年建立了“南南合作炉灶联盟”（S4G），2014年建立了“大循环”（Great Cycle）。

研究领域与业绩

研究领域包括：（1）有机废弃物的能源化和肥料化，（2）生物质炉灶测试与认证，（3）有机污水的人工湿地处理，（4）生物能源的环境贡献和环境影响评价，（5）非洲农业的发展。

1988年以来，已经在沼气工程教学科研和技术推广领域工作近30年，主持过数十项国家各部委和省区的重大课题，领导着北京和山东的两个研究团队，共有16位副教授和30位研究生。与政府部门和产业界有着密切的合作。

在国际国内学术期刊上发表了200余篇论文，开展了13次国际培训。任亚洲农业工程学会和中国农业工程学会的终身会员，中国农业工程学会的常务理事。参与组织2004年国际农业工程年会并担任副秘书长，自2001年来历任发展中国家可再生能源发展论坛的主席。

通信地址与联系方式

工作单位：中国农业大学

工作地址：北京市海淀区清华东路17号 中国农业大学东校区

邮编：100083

传真（fax）：+86 1062737885

E-mail：rjdong@cau.edu.cn

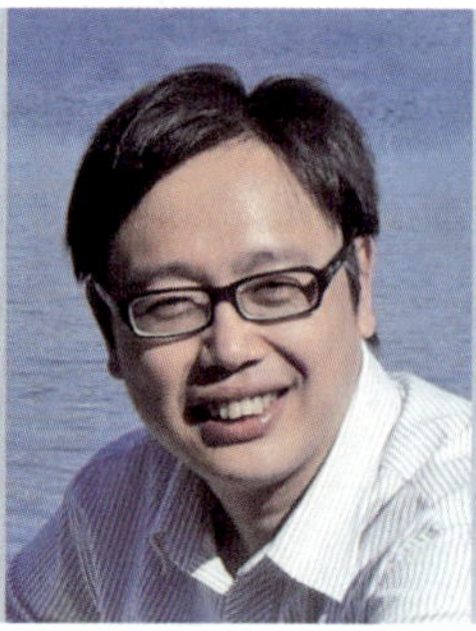

郦伟

个人简介

籍贯：湖南益阳，1964 年 4 月出生
硕士研究生 85 级

学习与工作简历

1981 年 9 月至 1985 年 7 月，湖南农学院农业机械化专业就读，获工学学士学位。

1985 年 9 月至 1988 年 8 月，北京农业工程大学农业建筑与生物环境工程专业就读，获工学硕士学位。

2009 年 1 月至 2011 年 7 月，华南理工大学建筑学院做访问学者，师从何镜堂院士从事岭南建筑创作理论研究。

2012 年 12 月至今，在华南理工大学建筑学院在职攻读博士学位。

1988 年 8 月至 2001 年 1 月，在湖南农业大学工作，历任助教、讲师、副教授、城镇建设系副主任、系主任。

2001 年 1 月至今，在惠州学院工作，历任副教授、教授、建筑与土木工程系主任、图书馆馆长、建筑与土木工程学院院长。

工作职务与社会兼职

中国建筑学会岭南建筑学术委员会委员；中国民族建筑研究会民居建筑专业委员会学术委员；广东省土木建筑学会理事；广东省房地产研究会常务理事及房地产招投标研究委员会主任；惠州市土木建筑学会副会长；惠州市城市规划委员会委员；惠州市城市规划专家委员会专家；2012 年 9 月担任西南林业大学建筑与土木工程专业硕士研究生导师。

教学科研工作业绩

1. 教书育人。主持创办和建设了惠州学院建筑学、土木工程、工程管理和风景园林四个本科专业。主持中央财政专项资金教学实验平台项目 3 项，主持建筑学实验教学示范中心、建筑设计与建筑历史教学团队、建筑学特色专业等广东省教学工程项目 5 项，指导学生获得省级以上学科竞赛、创新创业竞赛奖励 10 余项。2012 年被评为广东省南粤优秀教师、惠州学院教学名师，3 次获得惠州学院教学成果奖。

2. 科学研究。致力于当代建筑批评、建筑历史、绿色建筑等学科领域的研究，主持或参与国家自然科学基金项目、亚热带建筑科学国家重点实验室项目、教育部人文社科基金规划项目、广东省自然科学基金项目、广东省哲学社会科学规划项目等国家和省部级科研项目 10 余项。

在《文艺研究》《学术研究》《华南理工大学学报》《农业工程学报》《太阳能学报》《中国社会科学报》等权威学术期刊和国际学术会议发表论文 30 余篇，其中 2 篇被《中国社会科学文摘》转载，1 篇被《新华文摘》论点摘编，1 篇被人大复印资料《造型艺术》全文转载，5 篇次被人大复印资料《造型艺术》《美学》《哲学原理》索引，在学术界产生了较大影响。其中重要成果有：

（1）《建筑批评的时间维度》，被人大报刊复印资料全文转载，并获惠州市第二届哲学社会科学优秀成果一等奖（政府奖，2009）。

（2）《建筑批评中意识形态维度的嬗变与反思》，被《中国社会科学文摘》转载、《新华文摘》论点摘编，并获惠州市哲学社会科学优秀成果二等奖（政府奖，2012）。

（3）《当代中国建筑的意识形态批评：在文化与形式之间》，被《中国社会科学文摘》转载，并获广东省哲学社会科学优秀成果三等奖（政府奖，2013）。

3. 服务社会。担任中国建筑学会岭南建筑学术委员会委员、中国民族建筑研究会民居建筑专业委员会学术委员等学术职务，在岭南地域建筑研究、历史建筑与传统村落的保护与利用方面取得了一些成绩。担任惠州市城市规划委员会委员、惠州市城市规划专家委员会专家、惠州市审计局特约审计员、惠州市政协委员等社会职务，积极参加惠州市重大规划建设项目的咨询与评审工作，承担了幸福惠州、生态宜居城市、山水城市、海绵城市等多项调研课题。2009 年、2013 年 2 次获得惠州学院服务惠州突出贡献奖，2014 年被评为惠州市拔尖人才。

通信地址与联系方式

工作单位：广东惠州学院建筑与土木工程学院

通信地址：广东省惠州市演达大道46号 惠州学院建筑与土木工程学院办公室

邮编：516007

电话：0752-2527316

E-mail：0752009@163.com

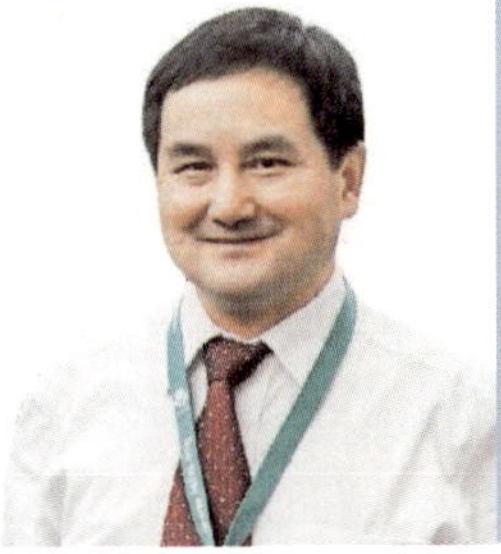

杨其长

个人简介

籍贯：安徽省无为县，1963年8月出生
硕士研究生85级、博士研究生92级

学习工作经历

1981年考入华中农学院（现华中农业大学）农业机械化专业，获工学学士学位。1985年考入北京农业机械化学院（后更名北京农业工程大学）农业生物环境专业研究生班，1987年8月毕业（1989年3月获工学硕士学位）。

之后，分配至中国农业科学院农业气象研究室（现为农业环境与可持续发展研究所）工作至今。

1992年9月考取北京农业工程大学（1995年更名中国农业大学）农业生物环境工程专业在职博士生，1996年3月获工学博士学位。2005年4月至2006年4月，荷兰瓦赫宁根大学访问学者；2013年10月至2014年2月，美国亚利桑那大学高级研究学者。

1987年8月毕业后，一直在中国农业科学院农业气象研究室（后更名农业气象研究所，2002年与生物防治研究所合并成立农业环境与可持续发展研究所）从事科研工作，1994年4月被聘为畜牧环境研究室副主任，1997年1月晋升为副研究员，2001年1月晋升为研究员，2004年8月被聘为环境工程研究室主任，2010年12月聘为二级研究员，2011年兼任农业部设施农业节能与废弃物处理重点实验室主任。

主要学术成就

多年来一直从事设施园艺环境工程领域的科研工作，在“LED植物工厂”“温室热环境模拟与节能调控”以及“都市型设施园艺技术”等方面取得了重要进展，为设施农业产业发展做出了积极贡献。

在LED植物工厂研究方面，作为我国植物工厂高技术研究倡导者、国家

“863”项目首席科学家，率领团队在植物多光质组合优化配方与LED光源创制、光－温耦合节能环境调控、营养品质调控以及基于物联网的多因子协同管控等核心技术方面取得重要突破，并获得2017年度国家科技进步二等奖。

在温室热环境模拟与节能调控研究方面，系统探明了日光温室系统及墙体传热规律，首次提出“主动蓄放热”思想，发明了基于黑膜吸热－水媒传热与储热的主动蓄放热方法，实现了墙体蓄放热与保温隔热功能的分离，为温室结构轻简装配化及热能调控奠定了理论基础。

在都市型设施园艺技术创新研究方面，首次提出并发明了“甘薯营养根与块根根系功能分离”创新栽培方法，成功实现了甘薯的“空中结薯”；发明并创制了“墙面立体无土栽培”技术，实现垂直空间栽培；率先突破茄子、辣椒、西瓜等20多种果蔬的树式栽培技术。成果在都市园艺、观光栽培等领域实现了广泛使用，并获得2009年国家科技进步二等奖、2011年中国专利金奖。

主要社会活动及荣誉

现为中国农业科学院学术委员会委员，国际园艺学会（ISHS）温室工程专业委员会主席（2014年8月—），Greensys2017（2017年国际设施园艺大会）主席，国家智慧植物工厂创新联盟主席（2017年3月—），中国照明学会电光源专业委员会农业照明委员会理事长，全国农业照明创新产业联盟理事长兼学术委员会主任（2015年3月—）。

先后获国家科技进步二等奖2项（第1）、三等奖1项（第4），中国专利金奖1项（第1），中华农业科技奖二等奖1项（第1），北京市科技进步二等奖2项（第1），其他省部级奖8项。率领团队入选农业部创新团队、中国农科院2008—2013年度先进集体，获得中华农业科技奖创新团队奖。

获得国家有突出贡献中青年专家、国务院政府特殊津贴专家、百千万人才国家级人选、全国农业科研杰出人才、全国农业先进个人等荣誉称号。

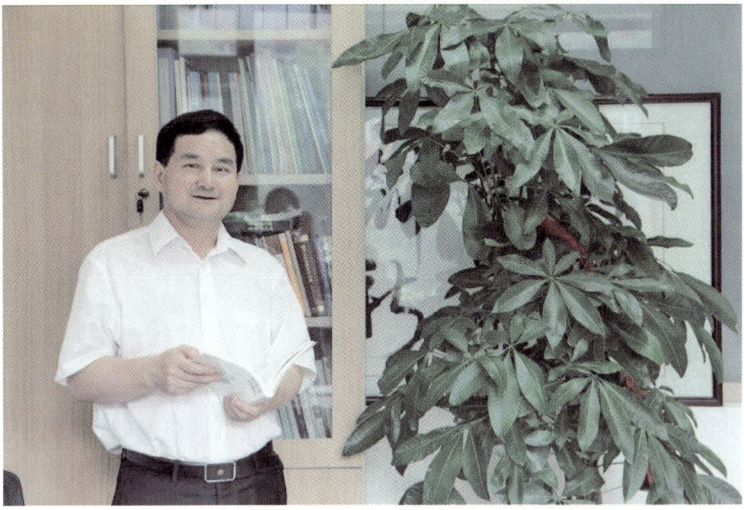

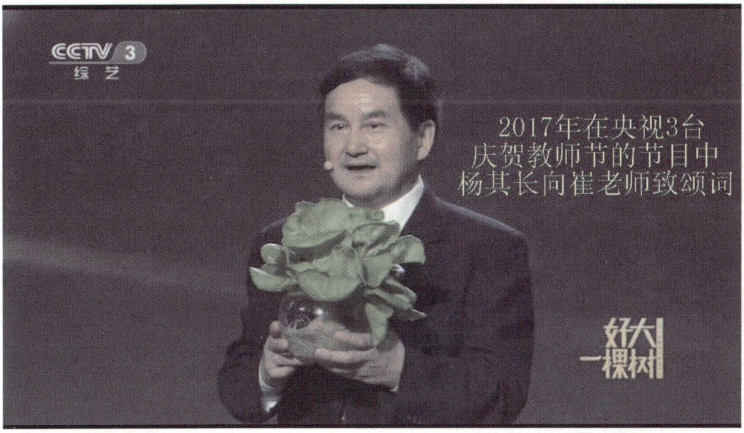

通信地址与联系方式

工作单位：中国农业科学院农业环境与可持续发展研究所

单位地址：北京市中关村南大街 12 号

邮编：100081

电话：010-82105983

E-mail：yangqichang@caas.cn

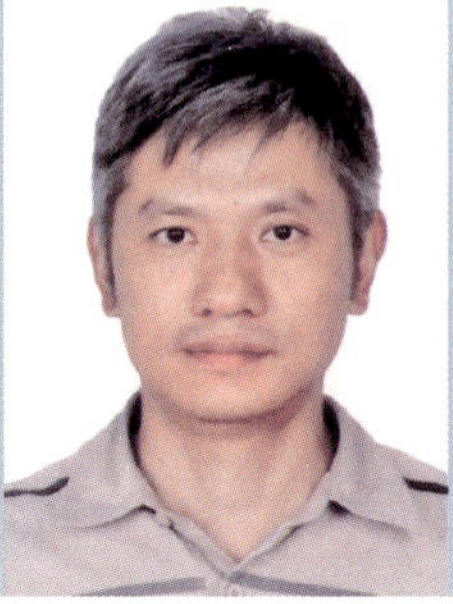

李再贵

个人简介

籍贯：湖南，1964 年 5 月出生
硕士研究生 85 级

学习经历

1980 年 9 月至 1984 年 7 月，湖南农学院农业机械化专业，工学硕士。

1985 年 9 月至 1997 年 6 月，北京农业工程大学农业生物环境工程专业研究生班。

1994 年 4 月至 1997 年 3 月，日本佐贺大学农学研究科农学硕士。

1997 年 4 月至 2000 年 3 月，日本鹿儿岛大学联合农学研究科农学博士。

工作经历

1984 年 7 月至 1985 年 8 月，湖南岳阳市园艺场助理工程师。

1987 年 7 月至 1994 年 8 月，中国农业工程研究设计院环境室、加工所，助理工程师、工程师。

2000 年 10 月至今，中国农业大学食品科学与营养工程学院谷物科学与利用研究室，副教授，教授。

学术职务与社会兼职

中国农业大学食品科学与营养工程学院教授，博士生导师。

中国食品工业协会燕麦产业工作委员会副秘书长，国家粮油标准技术委员会委员，国家燕麦与荞麦产业技术体系功能成分与深加工岗位科学家。

研究工作与业绩

主要从事粮食油脂的品质评价与食品加工技术研究。近年来，从事粮食的营养与功能性研究。承担了国家自然基金、支撑计划、公益性行业专项等大量国家与省部委的科研项目。

与国内外企业进行了近20个横向合作和服务项目，为企业开发新产品近30个。

主编和参编英文著作2部，日文著作1部，中文著作3部，发表SCI论文30余篇、其他日文论文20篇和中文论文近50篇。

共计申请国家发明专利20余项，获得国家发明专利14项。

通信地址与联系方式

工作单位：中国农业大学 食品科学与营养工程学院

通信地址：北京市海淀区清华东路17号 中国农业大学东校区

邮编：100083

电话：010-62737392

E-mail：lizg@cau.edu.cn

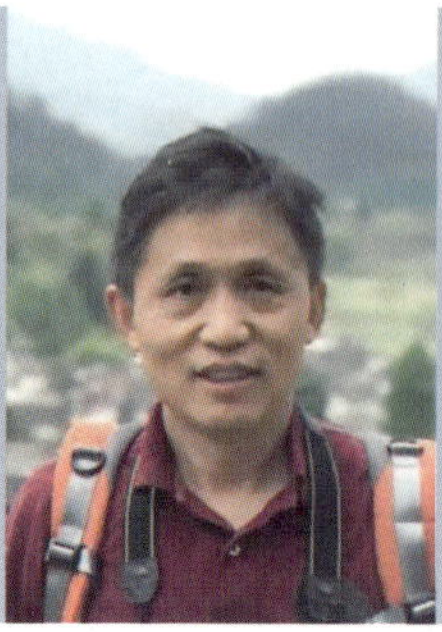

宋韬

个人简介

籍贯：江苏，1963 年 12 月出生
硕士研究生 85 级、博士研究生 92 级

学习与工作简历

1981 年前在新疆生产建设兵团农四师 64 团读小学、中学。

1981 年 9 月至 1985 年 7 月，西北农学院（现为西北农林科技大学）农机系农业机械化专业本科。

1985 年 9 月至 1987 年 7 月，北京农业工程大学农业生物环境工程研究生班。

1987 年 7 月至 1992 年 9 月，南京农业大学农业工程学院讲师。

1992 年 9 月至 1995 年 7 月，北京农业工程大学农机制造专业博士研究生。

1995 年 7 月至今，上海市计算技术研究所高级工程师（教授级），上海神计信息系统工程有限公司总工程师。

科研工作及业绩

研发上海市税务网上报税系统，100 万用户。

研发国家税务总局金山三期上海税务网上报税系统，120 万用户。

研发上海市税务增值税发票网上认证系统，30 万用户。

研发企业人力资源软件 HROffice，销售收入 2 500 万元。

研发 TeamEngine Messenger 即时通信系统。

研发霓歌移动即时通信系统。

通信地址与联系方式

工作单位：上海神计信息系统工程有限公司 通信地址：上海市松江区泗陈公路 518 弄 578 号 邮编：201601 电话：021-54081717(o)，E-mail：songt_sj@163.com

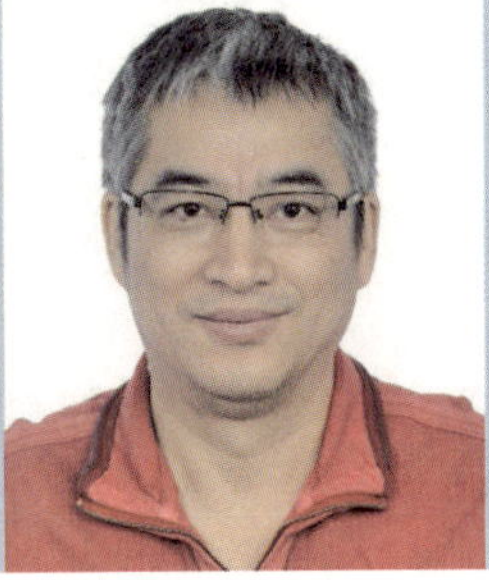

滕光辉

个人简介

籍贯：山东济南，1963年8月出生
硕士研究生86级、博士研究生93级

学习经历

1978年9月至1982年7月，吉林工业大学汽车工程系汽车运用与修理专业，获工学学士学位。

1986年9月至1988年1月，北京农业工程大学水利与土木工程系农业生物环境工程专业，获工学硕士学位。

1993年9月至1997年11月，中国农业大学水利与土木工程学院农业生物环境工程专业，获工学博士学位。

1998年8月至1998年11月，英国Harper Adams University 农业工程系，高访学者。

工作经历

1982年7月至1986年9月，新疆一运司修理厂，技术员、助理工程师、车间主任。

1988年1月至1995年10月，北京农业工程大学水利与建筑工程系，讲师。

1995年10月至2003年10月，中国农业大学水利与土木工程学院，副教授。

2003年11月至今，中国农业大学水利与土木工程学院，教授。

工作职务与兼职

工学博士、中国农业大学教授、博士生导师，国务院特殊津贴获得者。

现任农业部设施农业工程重点实验室副主任、北京市畜禽健康养殖环境工程技术研究中心副主任，水利与土木工程学院学术委员会与学位委员会委员。为中国农业工程学会高级会员、美国农业工程学会会员、中国畜牧兽医学会信息分会常务理事、现代物理农业工程分会副理事长。

研究方向

畜禽养殖环境与动物行为自适应建模、畜禽健康与福利养殖环境测控技术、农业生物环境物联网监控与云处理技术、设施农业数字化智能生产装备创制与农业生物环境工程控制理论与信息技术等领域。

自“九五”以来，先后主持完成了国家科技攻关、国家科技支撑项目、国家“863”计划、国家农业科技成果转化项目、国家自然科学基金项目，以及教育部重点项目、农业部“948”项目、北京市重点项目、天津市市校合作项目等各类省部级以上项目 / 课题 20 余项。目前主持在研“863”项目“植物工厂网络化控制系统研究”课题（2013—2017 年）、国家重点研发计划“家畜（猪、牛）信息感知及环境控制系统的研制与验证”课题（2016—2020 年）并参加农业部蛋鸡产业技术体系研究开发工作。

历年教学、研究成果及奖励

先后主持和参加国家自然科学基金项目、国家“863”计划项目、国家科技支撑项目、农业部成果转化项目、农业部“948”项目、天津农委项目等 30 余项；获得省部级科技进步奖 10 余项、发明专利 6 项、实用新型专利 10 项、软件著作权 18 项。

出版教材与著作 5 部：2003 年主编教材《实用计算机网络应用技术》、2003 年参编著作《畜牧工程科技创新与发展》、2004 年参编教材《家畜环境与设施》、2005 年主编教材《农业生物环境因素测试技术》及 2011 年参编专著《中国蔬菜栽培学》。

发表研究论文 150 余篇，其中近期发表 SCI、EI 收录论文 50 篇、ISTP 收录 10 篇；主讲本科生专业必修课程 4 门、研究生必修课程 2 门；指导博士研究生 18 名，其中毕业 10 名；指导硕士研究生 51 名，其中毕业 47 名。

2004 年获中国农业大学优秀教师称号，2014 年享受国务院政府特殊津贴。

获得国家和省部级以上科技成果奖励 9 项：其中 2003 年，“设施农业分布式网络控制技术的应用与开发”获得教育部科学技术进步二等奖（第 1 完成人）；2005 年，“温室生产智能控制与管理技术研究及应用”获得北京市科技进步二等奖（第 9 完成人）；2006 年，“温室生产智能控制与管理技术研究与应用”获得神农中华农业科技二等奖（第 8 完成人）；2007 年，“家禽健康养殖关键技术研究与产业化示范”获得北京市科技进步三等奖（第 1 完成人）；2008 年，“规模化猪场健康养殖清洁生产工艺及配套设备”获得教育部科学技术进步二等奖（第 10 完成人）；2010 年，“大型养鸡场循环经济关键技术集成与产业化示范”获得北京市科技进步二等奖（第 2 完成人）；2011 年，“福利化健康养猪关键技术研究与应用”获得神农中华农业科技二等奖（第 8 完成人）；2015 年，“规模化养鸡环境控制关键技术创新及其设备研发与应用”获得神农中华农业科技一等奖（第 4 完成人）；2016 年，“规模化养鸡环境控制关键技术创新及其设备研发与应用”获得教育部科学技术进步一等奖（第 3 完成人）。

通信地址与联系方式

工作单位：中国农业大学 水利与土木工程学院 农业部设施农业工程重点实验室

通信地址：北京市海淀区清华东路 17 号 中国农业大学东校区 195 信箱

邮编：100083

电话：010-62736635(h)，010-62737583(o)

E-mail：futong@cau.edu.cn

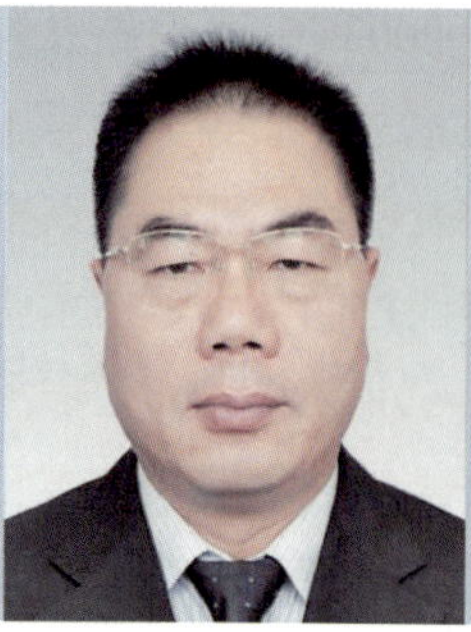

郑广庆

个人简介

籍贯：山东省寿光市，1962年10月出生

硕士研究生86级

学习经历

1979年9月至1983年6月，就读于山东农业机械化学院，农业机械化系农业机械化专业，获得工学学士学位。

1983年7月至1986年8月，就职于山东农业机械化学校，任“农业机械”课教师。

1986年9月至1989年6月，师从崔引安先生，就读于北京农业工程大学，水利与农业建筑系，农业建筑与生物环境工程研究方向硕士研究生。硕士研究期间，与中国农业工程研究设计院、浙江黄岩县果品公司合作完成国家“七五”科技攻关项目——“柑桔通风贮藏库工程技术研究”，获得硕士学位。还参加了国务院农村发展研究中心联合调研《中国不同地区乡镇企业起步之差距》，在89—ISAE会刊发表论文“Study on Ventilating System of Orange Ventilating Storehouse at Nomal Atmospheric Temperature”。

工作经历与工作业绩

现在山东省淄博市人民防空办公室工作，中共党员。

1989年7月至1995年11月，就职于山东省淄博市经济研究中心。在此期间，1992年6月任副科长；1993年4月任正科级副科长；同年主持创办《山东信息报》，任常务副总编，1995年《山东信息报》获得全国统一刊号，公开发行，发行量跃居全省同类报刊前列。

1995年12月至2013年6月，调淄博市人民政府办公厅工作，任科级秘书。1997年4月任淄博市政府办公厅秘书一科副科长、主任科员；1999年4月任秘书一科科长，2001年4月任市政府办公厅助理调研员，2003年4月任市政府办公厅副主任，2006 年 6 月任市政府副秘书长，2010 年 1 月任市政府副秘书长兼市政府督查室主任。

2013 年 6 月至今，任淄博市人民防空办公室党组书记、主任。领导淄博市人民防空办公室在 2013 年荣获全国人防训练比武个人技能冠军；2014 年首创人民防空警报手语，通过国家人防办和中残联专家评审，成为国家标准，在全国推广应用；2015 年被全国文明委评为“第四届全国文明单位”；2016 年在全国第七次人防会议中，获得国家人社部、军委国防动员部联合表彰为“全国人民防空先生集体”称号。

于 2017 年被山东省国防动员委员会评为山东省关心国防建设十佳个人，山东省人民防空先进个人。

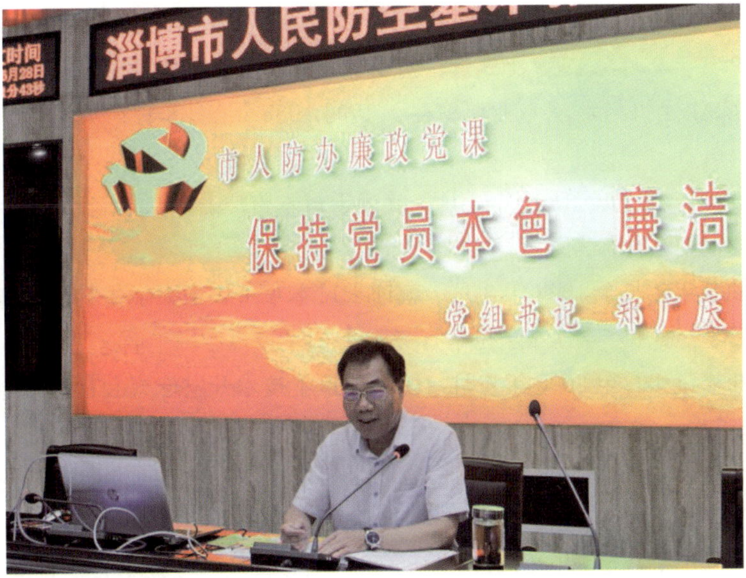

通信地址与联系方式

家庭地址：山东省淄博市张店区

E-mail：18053367799@189.cn

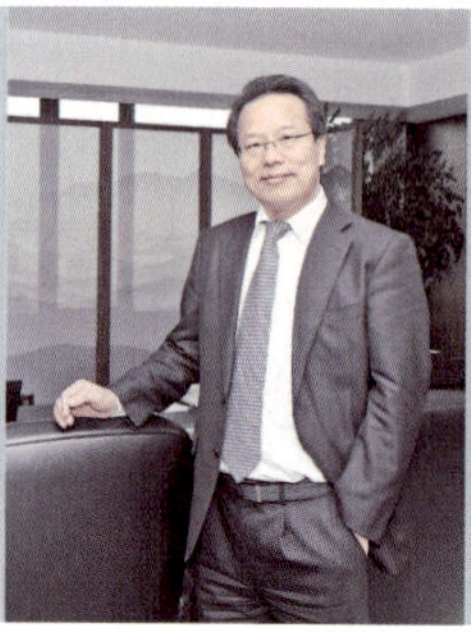

龙吉生

个人简介

籍贯：江西吉水，1966年11月出生

硕士研究生86级

学习与工作简历

1982年9月至1986年7月，就读于华中农业大学农业工程系，获农业机械学士学位。

1986年9月至1988年9月，就读于北京农业工程大学（现中国农业大学），农业建筑与环境专业研究生。其间1988年2—8月在大连外语学院学习日语。

1988年10月至1991年3月，就读于日本带广畜产大学畜产机械专业，获得农业工程硕士学位。

1991年4月至1994年3月，就读于日本东京农工大学生物生产技术专业，获得生物生产学博士学位。

1994年4月至2006年4月，就职于日本技术开发株式会社，任职环境设施部主任。

2006年5月至2008年6月，就职于日本技术开发株式会社，任职资源环境部部长，其间创办PFI中心和CDM中心并兼任主任。

2004年1月至2008年11月，兼职于上海日技环境技术咨询有限公司，任董事长。

2008年8月至2010年12月，就读于中欧国际商学院，获得EMBA证书。

2008年12月至今，创办上海康恒环境股份有限公司，任职董事长、首席执行官。

工作职务与社会兼职

现为上海康恒环境股份有限公司（城市固废治理及投资运营综合服务领

域的领先企业）董事长兼首席执行官；国家发展改革委 PPP 专家、国家财政部 PPP 专家；国家城乡建设部可持续发展与资源环境专家委员会委员、中国环卫协会垃圾处理专家委员会理事、国际固体废弃物协会成员、日本废弃物管理专家协会会员；华中理工大学兼职教授、重庆大学客座教授、日本福冈大学客座教授。

工作业绩

从事环保工作 20 余年，是国际型环保领域专家，从事的城市固废综合处理、环境修复等环境保护工作，是提升国内环境治理水平和质量的重要组成部分；作为知名专家，为国内生活垃圾减量化、无害化、资源化的进步做出贡献。

所带领团队引进并消化吸收了“瑞士 VonRoll- 日立造船技术”，应用在国内多个垃圾焚烧发电项目；投资、设计和建设的以垃圾焚烧发电为核心的静脉产业园项目处于国内一流水平；负责研发的多项技术获得专利认证、工程项目多项被评为环保示范工程。

创办的上海康恒环境股份有限公司，业务领域涵盖：城市固废综合治理、静脉产业园、垃圾焚烧发电 EPC、环卫一体化、环境修复、农林废弃物解决方案等，是城市固废治理及投资运营综合服务领域的领先企业。康恒环境掌握全球领先的生活垃圾焚烧发电、污泥协同处置、餐厨和厨余综合处置等核心技术，其中康恒环境引进的“瑞士 VonRoll- 日立造船技术”全球市场占有率第一，经康恒环境自主技术消化并拥有独特技术专利的康恒垃圾焚烧炉在国内市场已累计占有约 40% 份额。康恒环境在国内投资建设的静脉产业园也处于顶尖水平，包括目前国内环保设计标准最高的宁波鄞州静脉产业园、位于国家花园城市的珠海市生态环保产业园、青岛小涧西生活垃圾焚烧发电扩能项目、河南光山垃圾焚烧发电项目、太原南部生活垃圾焚烧发电项目等，多个项目为财政部 PPP 示范项目，典型项目各项指标均严于欧盟标准或国家标准，树立了行业标杆。

工作经历

1988 年，公派留学日本；1994 年取得博士学位后在日本技术开发株式会社工作，先后担任环境设施部课长、部长，创办 PFI 中心和 CDM 中心并兼任主任，从事垃圾焚烧发电等以垃圾处理为中心的环境治理项目的技术咨询和工程建设业务 20 多年。在日本工作期间参与了日本东京都中央清扫厂和名古屋市猪子石清扫厂等代表性垃圾焚烧发电厂、琦玉县资源再生工厂和北九州循环产业园区等静脉产业园区的设计和建设。

1998 年作为国家教委“春晖计划”聘请的海外环保专家，考察了三峡库区的环境保护状况，为三峡库区的环境保护和环境治理出谋划策。在日本工作期间，一直心系国内环保领域的发展，曾多次回国参与环境治理的专业学术讨论；在国内固废处理起步阶段，以决策智库专家身份为国内环保行业的国家标准制定献计献策，先后参与了多项国家垃圾焚烧技术规范和垃圾焚烧污染控制等标准的编制和修订工作；其间为国内早期垃圾焚烧发电技术的书籍编写了主要篇章，丰富了大批刚入焚烧行业的从业人员及高校环保专业学生的知识，为国内固废处理及环境治理方面做出了重要贡献。

2000 年初，受聘成为上海市市容环卫局咨询顾问，借助在欧美及日本等国家参与项目技术咨询工作而积累的经验和技术，为上海市市容环卫局和江桥垃圾焚烧厂的建设提供技术咨询，确保了国内早期现代化炉排炉焚烧厂的顺利运营。之后，又参与了成都洛带等大型垃圾焚烧发电厂的建设。2006 年，受聘国家建设部，成为建设部可持续发展与资源环境专家委员会委员，并担任了中国环卫协会垃圾处理专家委员会理事等职。

2003 年底代表日本技术开发株式会社和上海环境集团组建了上海日技环境技术咨询有限公司，并出任董事长，带领技术团队为上海环境集团的多个焚烧厂提供技术支撑。

2008 年，回国在上海创办上海康恒环境工程有限公司（现更名为上海康恒环境股份有限公司）。

2013 年，带领康恒环境团队荣获国家科学技术进步奖二等奖。

目前，康恒环境已成长为国内集投资、建设、运营为一体的全产业链固废综合治理环保领军企业。

主要研究工作贡献

带领团队获得生活垃圾焚烧炉自动燃烧控制系统、生活垃圾与市政污泥混烧的污泥前处理装置和通沟污泥淘洗分离机等多项发明专利；适用于城市生活垃圾焚烧的机械炉排、焚烧烟气 SNCR 脱硝装置、掺烧工业垃圾的生活垃圾焚烧炉均匀给料设备、大型焚烧炉机械炉排、高温过热器管束的节距结构、顺推三段式冷却高压损炉排的垃圾焚烧设备等 20 余项发明专利和 30 余项实用新型专利。

在日本技术开发株式会社工作的15年间，参与编写政府相关政策规划，此外主要从事垃圾焚烧发电厂的设计和建设业务，参与了日本东京都中央焚烧厂和名古屋市猪子石焚烧厂的代表性机械炉排垃圾焚烧发电厂的设计和建设，也参与过龟丸、所泽等焚烧厂的流化床焚烧发电厂、八女清扫厂、酒井清扫厂、盛冈紫波等焚烧厂的垃圾气化熔融发电厂的建设，还参与了北九州Eco-town和琦玉县资源循环工厂的规划、招商引资和设施建设等业务。

作为上海日技环境技术咨询有限公司的负责人，为上海江桥、成都洛带、青岛小涧西等多座大型垃圾焚烧发电厂的设计和建设提供技术支撑。

创立的上海康恒环境股份有限公司在引进消化欧洲和日本先进的机械炉排垃圾焚烧发电技术的基础上，研发创新了更加适应国情的机械炉排，成功应用于国内超过90个垃圾焚烧项目，包括应用在世界海拔最高的拉萨垃圾焚烧发电项目。与康恒环境团队一起对“瑞士VonRoll-日立造船技术”进行了适应国情的本土化研究和技术改造，研发的技术获得多项专利认证，实现了该技术的完全国产化设计、生产和制造。该项技术和设备的国产化推动并引导了垃圾焚烧发电核心设备的产业技术升级，满足了政府对垃圾焚烧发电厂环保排放高标准的要求，同时提高了垃圾焚烧发电厂的投资效率，为解决垃圾围城问题及推动垃圾焚烧发电领域的发展带来了积极的社会效应。

发表了50多篇专业论文，参与编写了多部专业书籍，如《废车垃圾处理·资源化技术开发动向》（日文）、《废弃物处理总论》（日文）、《城市固体废物管理与处理处置技术》《生活垃圾焚烧技术》等；参与编制或修编了《生活垃圾焚烧处理工程技术规范》《生活垃圾焚烧厂评价标准》《生活垃圾填埋场填埋气体收集处理及利用工程技术规范》《生活垃圾焚烧污控标准》等多个国家技术规范和标准。

通信地址与联系方式

工作单位：上海康恒环境股份有限公司

通信地址：上海市青浦区崧秋路9号

邮编：201703　　电话：021-80268325(o)

E-mail：long@shjec.cn

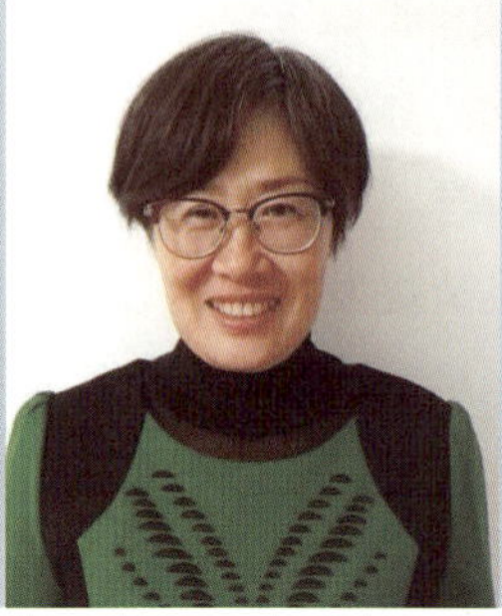

徐刚毅

个人简介

籍贯：吉林省长春市，1956年4月出生

研究生班86级

学习与工作简历

1978年3月至1982年1月，吉林工业大学（现与吉林大学合并）农机系、农机专业本科生。

1982年1月至1986年8月，长春市色织布总厂设备科，任助理工程师。

1986年9月至1988年3月，北京农业工程大学86级农业生物环境工程专业研究生班，之后于1991年获得硕士学位。

1988年3月至2011年5月，北京市农林科学院蔬菜研究中心，从事园艺设施方面的研究与推广工作，研究员。

2011年5月退休。

科研工作及业绩

1992—1995年，在蔬菜研究中心栽培室无土栽培课题组从事科研工作。

1996—1997年，参加农业部项目“北京新型日光温室的设计及果菜生产栽培”课题，进行了日光温室结构的优化设计，在兼顾采光、保温、受力以及使用等方面的基础上，采用大跨度、大前角、无立柱结构，便于空间利用和机械化作业，采光好，平均透光率达70%～80%及以上，提高了日光温室的整体性能。该项目获得1998年北京市科技进步二等奖。

1997—2000年，参加“新型节能日光温室与连栋塑料温室设计”课题，该课题是“九五”国家重大科技产业项目——工厂化农业的子专题。在日光温室墙体和后屋面的设计上采用新型保温材料，减少了墙体厚度，减轻了钢结构的负荷，节省材料30%；研究开发了上卷式卷铺机构，实现了保温被的整体卷铺机械化作业；研究开发了新型自防水保温被，与传统保温被相比，除具有保温、质轻、耐腐蚀等特性外，性价比高，防水性和抗老化性能尤为突出，处于国内领先水平，该项目获得 2001 年北京市科技进步三等奖。

2000—2005 年参加“北京工厂化农业关键技术研究与示范推广”课题，设计出悬挂式管轨传送系统，该系统是一种以圆管为轨道可进行长距离空中传送的新型栽培设施，用于蔬菜气根栽培或花卉观光展示，是自主开发的新一代栽培设备，技术先进，性能稳定，该课题获 2006 年北京市科技进步二等奖。

2005—2006 年主持完成了农委的试验示范项目“现代农业装备及配套技术的试验与示范”课题。对日光温室结构负荷进行了力学分析，首次设计出加气混凝土梁柱框架结构的日光温室。在日光温室新设计和墙体新材料的选择方面有所突破，京郊取缔红砖后，选出新型材料替代红砖已成当务之急，该研究选出三种新型材料替代红砖作为日光温室的墙体新材料，用三种新材料设计出七种不同墙体的日光温室并对其进行测试分析，为取缔红砖后的日光温室建造寻找一条可循之路。

2007—2009 年主持国家科技支撑计划课题“日光温室地（水）源热交换环境调控系统及配套技术研究”。成功研制出了日光温室卷膜通风系统。该系统操作简便，通风均匀，使日光温室整体性能提高。设计出温室热水供暖自动控制与数据采集存储系统，其中包括：日光温室加温自动控制系统、存储式三相电功率数据采集存储系统、超声波热量计及数据采集存储系统。实现了对日光温室加温系统的自动控制与能量消耗系统的监控，为课题研究提供详实可靠的基础数据和依据。对连栋温室地（水）源热泵热水供暖系统的可行性进行了系统的研究，该研究结果已在海军基地及大兴基

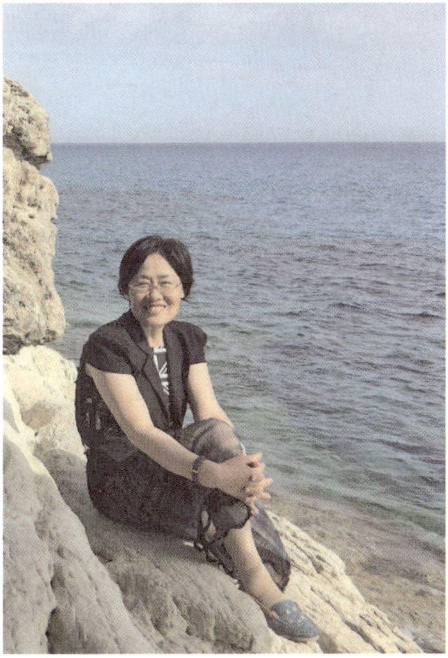

地得到应用。研制了太阳能加温自控与供热数据采集存储系统，用以研究不同气象条件下太阳能加温系统供热量，光照强度对太阳能加温系统的影响。该研究为太阳能加温系统在设施农业上的应用打下基础。

1997—2011年，作为温室设计课题组负责人，从事日光温室设计、蔬菜园区规划、日光温室保温被及卷铺机研制与开发工作。设计出不同结构日光温室十余种，为京内外约50个园区提供了规划设计；所设计的日光温室为京郊农业园区普遍采用，共推广日光温室近万亩。自防水保温被产品在2006年注册了“刚毅”牌品牌；自防水保温被的优越性能已被广大用户所认可，并具有一定的知名度。1997—2011年以来，推广保温被累计创产值5 000万元。取得了良好的社会效益和经济效益。

专利和发表科研论文情况

获得国家实用新型专利三项：(1)日光温室屋顶保温被卷放装置；(2)双层保温板组装式日光温室；(3)悬挂式管轨传送系统。

发表科研论文十三篇，其中三篇发表在《农业工程学报》，一篇发表在《华中农业大学学报》，一篇发表在《沈阳农业大学学报》，一篇获市蔬菜学会1997年优秀论文二等奖；“北京农业水资源与蔬菜节水研究”获得北京市科协优秀调研成果三等奖。

通信地址与联系方式

现住址：北京市海淀区成府路20号，中国地质大学院内

E-mail：xugangyi@nercv.com

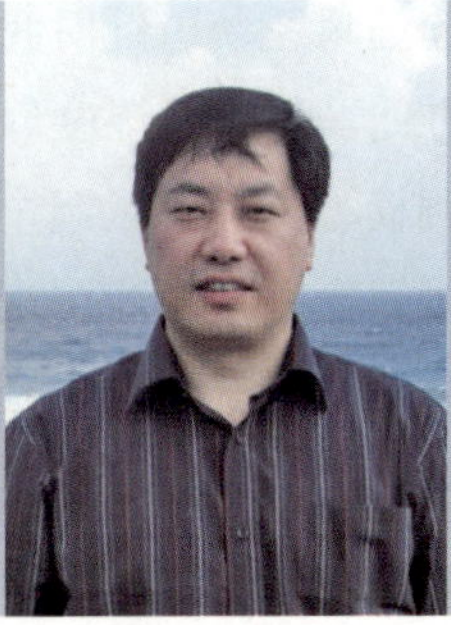

李保明

个人简介

籍贯：浙江省缙云县，1960年12月出生
硕士研究生87级、博士研究生92级

学习、工作经历与业绩

中国农业大学水利与土木工程学院教授，博士生导师。

1979年9月由浙江省缙云中学考入北京农业机械化学院农田水利系农业建筑与环境工程专业，成为我国该专业的首批21位大学生之一。于1983年7月本科毕业并获工学学士学位后直接留校任教，在北京农业机械化学院农业建筑与环境工程专业担任助教，也成为我国该专业培养的首位专任教师。

在担任助教期间，先参与农业建筑与环境工程专业实验室的创建工作。参与了黄之栋老师主持的“温室与湿帘风机降温系统研究”项目，从“大”字形实验温室设计建造，到降温湿帘专用纸和胶粘剂的研发，进行了大量的试验测试与研究工作。该项目于1985年8月通过了农业部的科技成果鉴定，鉴定专家委员会认为该成果填补了国内空白，温室和湿帘风机降温系统的创新技术达到国内领先水平。该成果也被评为北京农业机械化学院首届科技成果奖特等奖（排名第2）。从1986年开始，农业部启动了设施园艺领域的“七五”重点研发项目，在崔引安教授的直接挂帅下，北京农业机械化学院主持了其中的三个课题，分别为吴德让老师主持的“钢丝悬索结构大鹏骨架”、黄之栋老师主持的“大棚冬季临时加温热风炉”和周允将老师主持的“塑料大棚薄膜筛选”。本人主要参与了其中的棚膜筛选课题研究工作，对我国当时塑料大棚用的30余种薄膜和遮阳网的透光特性进行了测试分析，从透光率、光谱分布、散射光含量、材料强度、耐老化等参数性能进行了全面测定和评估，为提升大棚用塑料薄膜及遮阳网质量与性价比等提供了依据。

1987年9月考入北京农业工程大学农业生物环境工程专业在职硕士研究生，师从崔引安教授，硕士论文研究方向为畜禽养殖环境工程，主要研究湿帘蒸发降温系统对鸡舍降温的气候适应性及鸡舍的纵向通风系统。针对我国不同气候区的9个典型城市，收集整理了连续20年的夏季瞬时温湿度气象参数，利用模糊数学综合评判原理建立了模糊综合评判模型，探明了湿帘降温系统在我国各地鸡舍的降温效果、降温幅度等变化规律，并针对我国南方开放舍、中部有窗舍、北方密闭舍等鸡舍建筑特点，就鸡舍夏季通风系统气流组织问题进行系统研究与实地测试分析，提出了夏季鸡舍纵向通风系统设计的方法，并检验了应用效果等，为我国鸡舍通风与湿帘降温系统的普遍推广应用与技术改造升级提供了依据。于1990年8月顺利通过农业生物环境工程专业硕士毕业答辩并获工学硕士学位。1989年12月晋升为讲师。

1991年开始，参与了由王云龙教授主持的农业部重点项目“鸡舍通风与控制新技术研究”，进一步系统研究了鸡舍纵向（隧道式）通风系统设计与应用方案，为缩小鸡舍间距，实施分区或整场全进全出养殖工程工艺和采用整场连栋鸡舍，为现代化鸡舍建设提供了支撑技术。

1992年9月考入北京农业工程大学攻读农业生物环境方向的在职博士研究生，师从崔引安教授和王云龙教授，就“大型连栋鸡舍设计与环境控制技术”进行系统研究。在原农业部蓬莱良种肉鸡示范场（现山东民和牧业股份有限公司）建成20连栋的大型连栋鸡舍，首次在我国按分场全面实现了整场全进全出的工艺，在节约用地、减少建场成本、提高生产效率和养殖效益等方面取得重大突破。

1992—1994年担任农业建筑与环境工程教研室（曾用名：专业委员会）副主任，期间协助崔引安教授申报成功1项高等学校博士点专项科研基金（利用沸腾炉原理蒸发降温系统研究），以及1项国家自然科学基金（畜菜共养系统质能传递规律及调控机理研究），协助崔教授招收指导博士生的相关工作。

由于在鸡舍纵向通风等畜禽环境控制领域的技术突破，解决了我国规模化养鸡的夏季高温应激难题，并在全国得到普遍推广应用，于1992年12月被学校高级职称评审委员会评审组推荐提前晋升副教授。

1995—1996年期间，先后参与完成了国家“九五”畜牧业科技发展规划的畜禽环境工程专题研究，以及“工厂化高效农业”的各国温室技术典型模式研究专题。“九五”开始主持了科技部的畜禽规模化养殖重中之重科技攻关项目的“蛋鸡环境控制技术研究课题”。于 1997 年 1 月顺利通过博士学位论文答辩并获农业生物环境工程学科工学博士学位。1998 年 12 月晋升为教授职称。

工作任职与社会兼职

1995—1997 年任农业建筑与环境工程系副主任；1997—2003 年任农业建筑与环境工程系主任；1999—2015 年任水利与土木工程学院副院长；2006—2010 年兼任农业部设施农业工程重点实验室主任；2011—2020 年任农业部设施农业工程重点实验室学科群主任；2013 年开始兼任北京市畜禽健康养殖环境工程技术研究中心主任；2008—2020 年任国家蛋鸡产业技术体系生产和环境控制功能研究室主任、岗位科学家。

2008 年入选北京市教学名师；2011 年入选农业部首批农业科研杰出人才及农业部设施农业工程工艺与环境控制创新团队负责人；2016 被评为全国优秀科技工作者等；2000 年开始接任中国农业工程学会畜牧工程分会理事长；2004—2015 年担任国际农业工程学会（CIGR）建筑环境与设备分会理事；此外还担任“International Journal of Agricultural and Biological Engineering”《农业工程学报》《中国畜牧杂志》《中国农业大学学报》《中国家禽》等多种学术刊物的栏目主编、副主编或编委。

国际交流活动

1997 年 7—9 月在以色列参加“现代农场经营管理”国际培训班；2001 年 5—8 月在美国伊利诺依大学香槟校区农业工程系作访问学者；2003 年 1—3 月在丹麦国家农科院农业工程研究所作访问教授；2005 年 8—10 月在德国国家农业工程研究所作访问教授；2008 年 7—9 月在荷兰瓦赫宁根大学作访问教授；2012 年 8—10 月在加拿大马尼托巴大学农业与生物工程系作访问教授；2014 年 12 月在埃及开罗大学作访问教授。

此外，还先后访问了美国爱荷华州立大学、俄亥俄州立大学、加州大学戴维斯分校、华盛顿州立大学、爱德华大学、明尼苏达大学、乔治亚大学，比利时鲁文大学，意大利米兰大学，德国波恩大学、霍恩海姆大学，瑞典农业大学，日本筑波大学、千叶大学、岩手大学、东京大学、北海道大学，韩国首尔大学，澳大利亚南昆士兰大学，以及我国台湾大学、嘉义大学、花莲大学、屏东科技大学等多所高校。与相关高校的科研团队建立了较紧密的合作关系，并于2012年组织成立了国际畜禽环境与福利研究中心，每年定期开展相关合作研究与学术交流工作。

人才培养、主要教学课程及获奖

先后为本科生、研究生讲授“农业生物环境工程”“农业建筑与环境工程专业概论”“农业工程导论”“设施农业工程新技术”“设施农业工程工艺及建筑设计”“设施农业工程工艺学”“动植物环境控制”“农业生物环境与能源工程研究进展”“农业生物环境与能源工程专论”“生物环境工程科学研究方法”等10门课程。

已指导毕业各类研究生120余名，其中博士后7名、博士生49名、硕士生68名。在毕业的博士和硕士研究生中有9人已晋升为教授（研究员）和博士生导师，27人晋升为副教授（高级工程师）和硕士生导师。

作为主编或副主编出版了《家畜环境卫生与设施》《设施农业工程工艺及建筑设计》《家畜环境与设施》《动植物生产基础》《畜牧工程科技创新与发展》《林果花菜设施快速育苗技术》《温室大棚花卉生产》《园艺设施学》《中国养鸡学》《可食用观赏植物》等10部教材。其中《设施农业工程工艺及建筑设计》和《动植物生产基础》于2006年被评为北京市精品教材和全国农业高等院校优秀教材，所负责的“设施农业工程工艺”课程系全国首创，现已在全国10余所高校推广开设，并被评为国家精品课程和全国共享资源课。

主要教学成果获奖项目：“农业工程大类本科人才培养的研究与实践”，获2004年北京市教育教学成果（高等教育）一等奖和国家级教学成果二等奖（第4完成人）；“农建专业实践教学体系及教学方法的改革与实施”，获2001年北京市教育教学成果（高等学校）二等奖（第1完成人）。

主持完成的主要科研课题及成果：

自“九五”以来，先后主持完成了国家重中之重科技攻关、国家重要技术标准重点专项、国家科技支撑项目、国家“863”计划、国家农业科技成果转化项目、国家自然科学基金项目，以及教育部重点项目、农业部“948”

项目和跨越计划项目、北京市重点项目、天津市市校合作项目等各类省部级以上项目 / 课题 30 余项；主持完成地方政府和企业委托的横向项目 40 余项；国际合作项目 7 项等。

获得授权发明专利 33 项，软件著作权 7 项；在国内外相关学术期刊发表研究论文 280 余篇，其中 SCI/EI 收录 100 篇。

获得国家和省部级以上科技成果奖励 10 项，其中“规模化养鸡环境控制关键技术创新及其设备研发与应用”获 2015 年教育部科学技术进步奖一等奖（第 1 完成人）；和 2014—2015 年度农业部中华农业科技奖一等奖（第 1 完成人）；“猪鸡病原细菌耐药性研究及其在安全高效新兽药研制中的应用”获 2012 年国家科技进步二等奖（第 9 完成人）；“福利化养猪关键技术研究与应用”获 2011 年农业部中华农业科技奖二等奖（第 1 完成人）；“规模化猪场健康养殖清洁生产工艺及配套设备”获 2008 年教育部科学技术进步奖二等奖（第 1 完成人）；“生猪及其产品可追溯体系的研究”获 2009 年江苏省科技进步二等奖（第 6 完成人）；“云南省健康养猪生产工艺模式研究应用及产业化示范”项目获 2009 年昆明市科技进步奖一等奖和云南省科技进步三等奖（第 3 完成人）；“规模化猪鸡场环境调控关键技术与设备”获 2001 年北京市科技进步三等奖（第 3 完成人）；“农业部（蓬莱）良种肉鸡示范场连栋鸡舍工程设计”项目获第四届农业部优秀工程设计二等奖（第 2 完成人）；“湿帘风机降温系统研究”获 1992 年度农业部科技进步二等奖，（第 7 完成人）。

通信地址与联系方式

工作单位：中国农业大学水利与土木工程学院

住址：北京市海淀区清华东路 17 号

电话：010-62736904(o)

E-mail：libm@cau.edu.cn

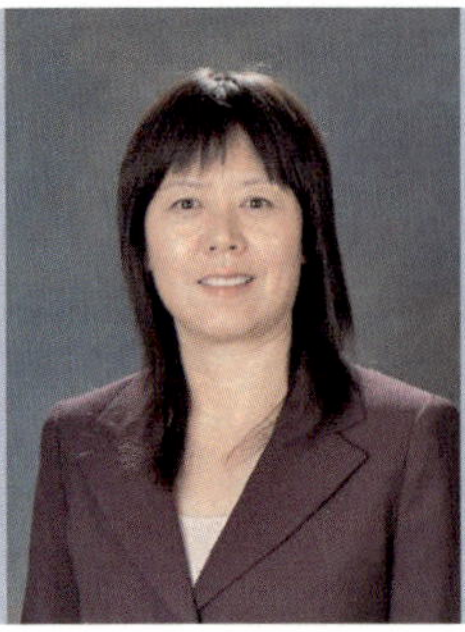

赵灵英

个人简介

籍贯：山西省壶关县，1967年9月10日出生
硕士研究生87级

学习工作经历

1983年考入北京农业机械化学院（已先后更名为北京农业工程大学、中国农业大学）农业建筑与环境工程专业，1987年7月毕业获工学学士学位。同年考取本校农业生物环境专业崔引安教授的硕士研究生，1990年7月毕业获工学硕士学位。

毕业后留校，在水利与土木工程系（现改为水利与土木工程学院），农业生物环境工程教研室（现改为农业建筑与环境工程系）当老师。

1995年8月，赴美国伊利诺伊大学攻读博士学位，2000年5月毕业获农业工程哲学博士学位；2001年10月被聘为俄亥俄州立大学食品、农业与生物工程系的助理教授，2008年10月晋升为副教授及终身教授；2015年6月晋升为教授。

主要学术成就

目前主要从事动物生产中的室内环境控制、空气质量及污染物减排技术、电子远程教学的研究，以及技术推广工作。已在美国俄亥俄州立大学主持及合作主持31个国家级、州级研究项目，以及工业界支持的课题，总共课题费1 000多万美元。迄今共发表40多篇国际学术期刊论文、50多篇会议论文、40多篇技术推广文章与课题报告，以及多篇杂志文章，在国际学术会议及技术推广会议上做了140多次科技报告，获得两项美国专利。

主要社会活动及荣誉

为美国供热、制冷及空调工程师学会（ASHRAE）、美国农业和生物工程师学会（ASAE，现为 ASABE），以及海外华人农业、生物和食品工程师协会(AOC) 的会员。在 ASHRAE、ASABE，以及 AOC 担任多项领导服务工作，是 AOC 2013—2014 年度的主席。

获多项科研、研究生教学优秀论文奖，以及技术推广服务奖。多年来积极与中国农业大学、浙江大学、山西农业大学，以及南京林业大学开展科研合作，参加两项中国国家科学自然基金课题，还担任动物环境及福利国际研究中心理事、国家畜禽养殖废弃物资源化处理科技创新联盟专家委员会国际专家。

通信地址与联系方式

Food, Ag. and Biological Engineering
The Ohio State University
590 Woody Hayes Dr., Columbus, OH 43210
Phone: (614) 292-2366
Fax: (614) 292-9448
E-mail: zhao.119@osu.edu
www.airquality.osu.edu

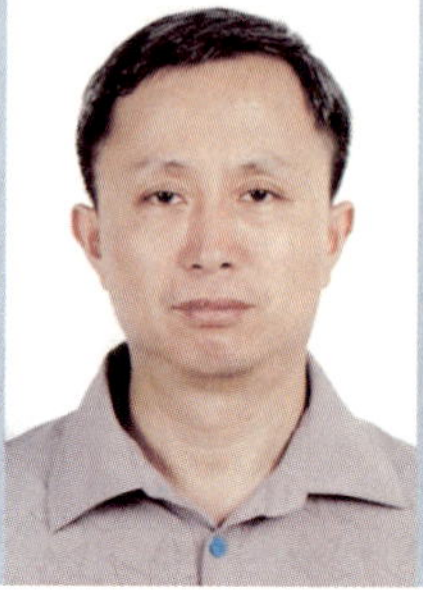

杨保城

个人简介

籍贯：山西怀仁县，1966 年 1 月 4 日出生
硕士研究生 87 级

学习与工作简历

1987 年 7 月大学本科毕业于北京农业工程大学水利与建筑工程系农业建筑与环境专业，同年被推荐继续就读本校本专业硕士研究生，师从崔引安教授，1990 年 7 月研究生毕业，取得工学硕士学位。

毕业后即到中国农业工程研究设计院（现改名为农业部规划设计研究院）参加工作。1990 年 7 月至 1994 年 12 月在规划所从事农业综合规划等工作，之后一直在监理所（2009 年 3 月监理所改制为北京中诚信工程咨询有限公司）从事工程咨询、项目管理和工程监理等工作。

现任北京中诚信工程咨询有限公司总经理兼总工，拥有国家注册监理工程师、注册咨询工程师和注册造价工程师资格。从 2000 年开始先后被聘为北京市评标专家、农业部工程建设项目招标评标专家和项目监督管理专家。

通信地址与联系方式

工作单位：农业部规划设计研究院
住址：北京市海淀区志新西路 1 号院
电话：010-65929441
E-mail：13501065883@139.com

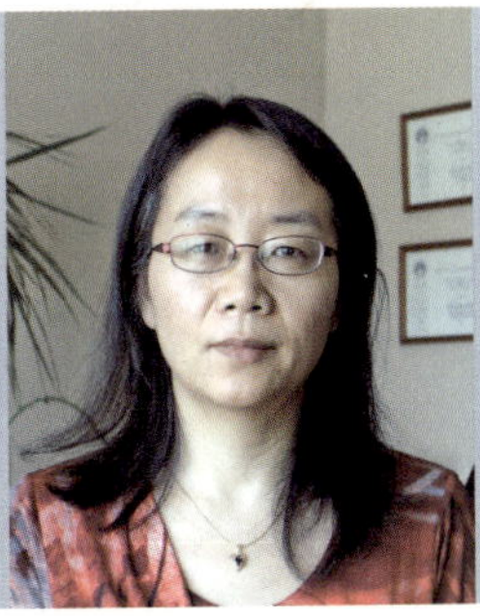

郭慧卿

个人简介

籍贯：山西省离石区，1965年7月出生

博士研究生91级

学习经历

1981年9月至1985年7月，北京农业工程大学（现中国农业大学东校区），农业建筑与生物环境工程专业，获得工程学士学位。

1991年9月至1995年1月，北京农业工程大学（现中国农业大学东校区），农业生物环境工程专业，获得工学博士学位。

工作经历

1985年7月至1997年9月，沈阳农业大学农业工程学院及园艺学院，历任助教，讲师，副教授。

1997年10月至1999年7月，加拿大萨斯喀彻温省草原养猪中心，任农业工程博士后研究员。

1999年8月至2000年6月，美国明尼苏达大学，生物与农业工程系，任副研究员。

2000年7月至2001年6月，加拿大萨斯喀彻温大学，农业和生物资源工程系，任助理教授。

2001年6月至2002年8月，阿尔伯塔省农业部技术服务处，高级专家。

2002年9月以来，任职于加拿大萨斯喀彻温大学农业部门与生物资源工程系。其中2002年9月至2007年6月，任助理教授；2007年7月至2011年6月，任终身教授，副教授；自2011年7月起任职机械工程系正教授。

研究兴趣

农业建筑环境控制（温室、畜禽舍、农业储藏建筑物），空气质量控制，以及空气污染防治工程（气味、气体、温室气体排放和扩散监测和建模），臭气测试，嗅觉实验测试等。

工作任职与业绩

于1995年获得中国农业大学的工学博士学位，为加拿大注册工程师，2002年起任职于萨斯喀彻温大学机械工程系的正教授。

教学与研究涉及建筑科学与供暖通风工程领域。包括：室内空气质量、环境工程（空气排放、分散监测、扩散模型及仿真）、畜禽舍与温室设计、农业建筑环境控制、矿井通风和空气质量等。

于1997年10月来到加拿大，最初（1997—1999年）在加拿大草原养猪研究所做博士后研究。然后，1999—2000年在美国明尼苏达大学农业工程系任副研究员，2000—2001年在萨斯喀彻温大学农业与生物资源工程系任助理教授，2001—2002年任职于加拿大阿尔伯塔省农业部，担任高级环境专家。2002年9月重回萨斯喀彻温大学工学院任教至今。于2007年升任终身教授和副教授，2011年任正教授。

一直致力畜禽舍和温室环境研究。在各种农业、工业和城市污染源气味、气体排放和扩散方面做了大量研究工作，是畜牧场隔离距离OFFSET模型的主要开发者。主持制定了萨斯喀彻温省气味环境标准。

已发表40余篇同行评审的研究论文和60篇会议论文。作为加拿大注册工程师，也从事环境工程及农业建筑方面的工程设计及咨询工作。

通信地址与联系方式

工作单位：加拿大萨斯喀彻温大学 机械工程系

E-mail：Huiqing.guo@usask.ca

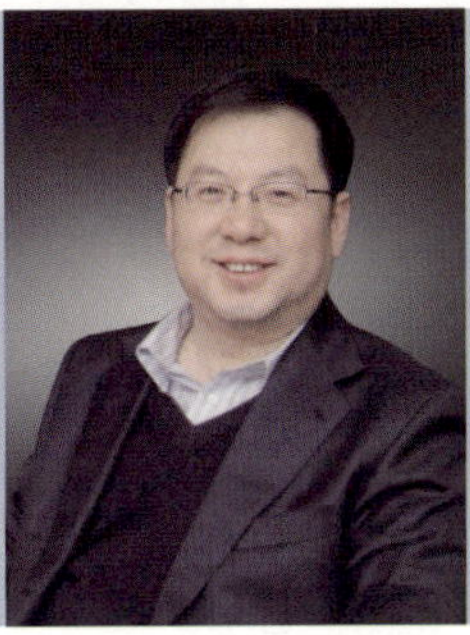

张天柱

个人简介

籍贯：山西，1968年2月出生

硕士研究生89级、博士研究生93级

学习与工作简历

1985年9月至1989年7月，就读于北京农业工程大学（中国农业大学东校区前身）农业建筑与生物环境工程专业，毕业后获得工学学士学位。

1989年9月至1992年6月，就读于北京农业工程大学（中国农业大学东校区前身）农业生物环境工程专业，毕业后获得工学硕士学位。

1992年6月至1995年3月，留校北京农业工程大学（中国农业大学东校区）水利与建筑工程系，任职助教。

1993年9月至1997年12月，就读于中国农业大学农业生物环境工程专业，师从崔引安教授。期间于1995年8月至1997年12月借调农业部环保能源司科技外事处工作，于1995年4月至1999年12月任职中国农业大学水利与土木工程学院，任助理研究员，1997年12月博士毕业并获得工学博士学位。

2000年1月至2001年9月，中国农业大学水利与土木工程学院，副研究员。

2001年10月至2009年12月，中国农业大学水利与土木工程学院，副教授。

2009年12月至今，中国农业大学水利与土木工程学院，教授。

另，从2000年9月至今，被委任为校产北京市富通环境工程公司总经理；2003年7月至2004年7月兼任北京中农大朝来农产品技术开发有限公司总经理。

工作职务与社会兼职

在职期间，任中国农业大学水利与土木工程学院教授。兼任中国农业大学校办产业北京市富通环境工程公司总经理，中国农业大学农业规划科学研究所所长，中国农学会农业科技园区分会副会长，中国蔬菜流通协会一二三产业融合发展分会副会长，中国农村农业技术协会设施果蔬技术专业协会副会长，北京农业产业化龙头企业协会副会长，中国农技协农村合作组织发展研究专业委员会副主任委员，北京农业工程学会农村与城镇规划专业委员会主任，中国循环经济协会农业循环与生态修复专业委员会副主任委员，世界银行特聘温室专家，北京市海淀区科学技术委员会专家，通州区科学技术委员会专家，北京市通州区科学技术委员会特聘科学技术奖评审专家，北京市农产品加工产业联盟，北京市设施农业产业联盟专家，同时兼职政府、全国多家大型农业园区和上市农业企业的专家及高级农业顾问，为全国各地现代农业发展提供智力与技术支持。

工作实践及业绩概况

自在中国农业大学任职以来，20 余年，专注于农业科技研发、现代农业科技推广、农业产业化研究和农业国际交流与合作；设施农业和农业规划研究和教学，致力于产、学、研推广平台建设，在县域农业发展规划、农业产业链规划、设施环境工程、规范化种植技术、物流配送等领域做出了研究探讨和实践。

截至 2016 年，主持和参与规划和建设的农业园区项目和农业产业化项目 278 项，主持和参与的国际科研项目 2 项，国家级科研项目 9 项，省部级科研项目 20 余项；获得发明专利 6 项，实用新型专利 39 项，外观设计专利 2 项；发表国内核心期刊论文共 61 篇，其中作为第一作者、通信作者论文 41 篇，主编出版专业著作近 20 本；面向全国累计推广的各种类型温室超过 465 公顷；公开讲座培训百余场。这些都为我国各地现代农业快速实现转型升级发展做出重要贡献。

科研工作实践及业绩

在科研方面，主要从事设施农业生物环境与能源工程和城乡规划学专业领域的科研和实践工作，主要研究方向为动物生物环境工程、设施园艺环境工程、农业建筑与乡镇规划，对蛋鸡养殖环境控制系统、温室环境调控工程、温室环境模型、工艺研究与设备开发、灌溉技术等技术设备进行研发，市、县农业发展规划、新城镇发展模式规划和现代农业园区规划等项目课题进行研究与设计，形成一系列发展模式理论体系、新型实用专利技术，直接和间接转化到我国现代农业生产与实践中。主持或参与的重要科研工作如下。

博士研究生学习期间，在崔引安教授指导下，开展了多项课题研究并发表10余篇核心期刊文章。主要对禽类养殖工艺、环境控制系统设计等相关课题研究，研究成果发表于《农业工程学报》《中国农业大学学报》《畜牧与兽医》《农牧产品开发》等国内核心期刊。特别是在崔引安教授指导下的完成的“海口叠层笼养蛋鸡舍控制系统”的应用研究重大课题，完成了国内首次对蛋鸡养殖方式的科学研究，并取得关键成果，对我国蛋鸡养殖发展中效率、效益的提高意义重大。

自2000年以来，主持或参与承担了国家重点科技攻关、国家课题支撑计划、重点科技支撑计划、国家级星火计划项目、国家自然科学基金项目、中英项目、教育部国家支撑计划及科技部和北京科委委托研究课题等科研项目。其中主要有：

1. 2000年5月至2001年12月，参与“九五”国家重点科技攻关计划专题“设施农业分布式网络控制技术的应用与开发”，专题编号：99-009-01-06。通过教育部组织鉴定，国际先进，部分指标已达国际领先。2003年获教育部科学技术进步二等奖。

2. 2001年，参与“十五”国家重点科技攻关计划项目“温室与环境调控设施”）子课题，项目编号：2001BA503B01。

3. 2001年4月至2002年5月，参与并主持科技部“华北型连栋塑料温室模型设计”课题。通过北京市科委组织鉴定，国内先进。获北京市科学进步三等奖（在“华北型连栋塑料温室”分项中排名第4位）。

4. 2002年11月至2004年11月，国家农业科技成果转化资金项目“华北型连栋塑料温室工程关键技术中试”课题，担任副主持，项目编号：02EFN216901266。

5. 2002年，参与主持国家级星火计划项目“华北型连栋塑料温室示范与推广”课题，担任副主持，项目编号：2002EA105011。

6. 主持并参与北京市科委“蛋鸡叠层笼养工艺、设备研究与开发”课题，担任第二主持。

7. 参与国家科委“九五”项目“规模化蛋鸡场鸡舍环境调控关键技术研

究”课题。

8. 参与国家自然科学基金项目，“颗粒离散元法模型及其在农业工程中应用研究”课题，项目编号：19972075。

9. 参与中英项目“冰晶和填隙非牛顿流体作用模型的离散元研究”课题。

10. 参与国家课题支撑计划课题，“特色杂粮生产及加工利用技术研究开发”课题。

11. 参与科技部“现代高效设施农业工程技术研究与示范”课题。

12. 主持并参与教育部国家支撑计划“绿色环控设施农业关键技术研究与产业化示范”课题，担任副主持人。

13. 2009 年 4 月，主持并参与国家课题支撑计划“现代农业大宗蔬菜产业技术体系建设”子课题，担任子课题责任。

14. 主持海淀科委“甜瓜利用雌性系选育杂交种及其配套技术研究”课题。

15. 2012 年 11 月至 2015 年 3 月，主持“十二五”农村领域国家科技计划“华北新型高效节能日光温室的研制与示范”子课题。

16. 2011 年 12 月，参与北京市教委“北京市重点学科及都市农业学科群建设项目”工作。

17. 参与国家课题支撑计划“特色杂粮生产及加工利用技术研究开发”课题。

18. 2011—2016 年，参与现代农业产业技术体系建设项目“大宗蔬菜设施工程与设备”课题，课题编号：CARS-25-D-04。

19. 2013 年至今，参与 863 计划“日光温室构建集热技术与智能控制系统研究”课题，课题编号：2013AA102407-6。

20. 2015 年 7 月至今，主持并参与北京市科技技术专项课题“微纳米气泡快速发生装置的研发”，项目编号：Z15010101072。该课题实用范围很广，可用于种植养殖、水处理等多方面，提高水的利用率。

21. 2015 年 1 月至今，主持并参与北京科技计划项目“基于量水发展的都市农业高效节水技术研发与科技示范”课题，课题编号：D151100004115001，为节水型现代的农业的发展提供重要的技术研究和实践支持。

22. 2016 年，主持开展农业部国际交流合作项目“中国与特立尼达和多巴哥共和国农业创新示范园建设”项目，课题编号：08162130114246001。

23.2016 年，主持学校重点外专项目“全国涉农引智平台”项目“新型生物农药的引进与应用研究”课题，课题编号：2016Z017。

以上为目前主持和参与的部分国家纵向课题。除此之外，还主持参与一系列横向课题。

科研实践类横向课题：科研和实践类横向课题 20 余项，如生态环境保护，退耕还草还林以及煤矿塌陷区土地复垦、节水灌溉技术和干旱地区集水灌溉技术、计算机控制技术和地球数字化技术、温室环境模型研究、蛋鸡高密度叠层笼养工艺研究和设备开发、设施农业生物环境工程项目的规划及研究、数字地球技术在农业中的应用、高效节能智能连栋温室系统的研究和开发、现代化高新农业园区的合理规划布局和高效利用、现代化农业园区的合理规划和高效利用、“十五”工厂化农业关键技术研究与推广、农产品现代物流技术研究开发与示范、县域经济农业主导产业发展规划理论研究、都市农业驱动下的京郊城镇空间组织模式与重构研究、作物育种与转基因基地温室工程（北区）、中国区域中心从种子到餐桌项目、植物生产类专业设施栽培基地建设、农业生物环境工程课程建设与教学改革、土壤样品测试、高标准农田建设、运行和管理标准前期研究。

规划类横向课题：顺应国家战略发展大势，在全国各地开展横向课题研究与实践。截至 2016 年，主持和参与规划和建设的农业园区项目和农业产业化项目近 300 项。如主持参与京津冀地区部分代表性课题项目：北京国际都市农业科技园规划与建设、北京都市型现代农业科技与产业创新示范园产业研究及规划设计、天津宝坻都市现代农业示范核心区详细规划、河北省×× 市县国家现代农业示范区总体规划；主持参与“一带一路”倡议代表性课题项目：陕西富平中哈人民苹果友谊园总体规划、西咸新区沣西新城田园社区（小镇）及都市农业总体规划研究，以及新疆、青海、甘肃、宁夏、内蒙古等各省区农业规划项目；主持参与“21 世纪海上丝绸之路”横向课题项目：浙江安吉现代农林产业发展规划、福建省海峡两岸（南平）现代农业合作示范区概念性规划、广西“五彩田园”现代特色农业示范区总体规划，以及上海、江苏、海南等地区现代农业发展规划项目。

为了更加精准、高效地推动各地现代农业发展，不断坚持科技研发，获得包括温室研发及内部装备、设备、系统等研发专利相关近 50 项授权的国家发明专利，如多层多功能都市空中应用可再生能源的农用温室、温室降雨传感器、可调式避雨栽培装置、层式水培箱、降雨自动控制温室、一种日光温室、小拱棚、锥形储气储液栽培系统、屋架太阳能集热式日光温室、一种家庭种植系统、一种气液混合发生装置、一种水肥气热一体化系统。坚持不断研发，不断提升科研水平。

发表核心期刊文章：以第一作者发表核心期刊论文20余篇，包括《蛋鸡高密度叠层笼养技术》《海口地区蛋鸡舍的自动控制系统》《华北型连栋塑料温室》《密闭式蛋鸡舍照明系统的设计原理及管理技术的探讨》《农产品物流配送系统对温室产业的推动与促进》《农业园区规划要注重持久发展》《设施农业雨水利用初探》《生态农庄开发模式与功能研究》《我国都市农业发展模式创新探索》等文章。

教学工作实践及业绩

在教学方面，坚持培养本科生、硕士研究生及MBA研究生，通过教授课程、指导课题、落实实习工作，尽职尽责帮助学生提升专业水平和实践能力；在专职进行教研工作的同时，通过中国农业大学校办企业富通公司，不断开展农业科学规划，从思想上为地方农业发展开拓新理念、新思路、新视野；不断进行现代农业系列科技推广与服务，为地方发展注入新的科技力量；逐步进行现代农业项目建设，通过资源整合和要素集聚，打造地方农业发展的新引擎，为地方农业发展提供新模式和新样板。

学校教学工作及业绩

自就职于中国农业大学水利与土木工程学院，工作期间参与了学校农业建筑环境与能源工程专业的学科创建工作，负责该专业“农业生物环境与能源工程”“设施工程概预算”“农业园区规划与管理”“农业园区规划设计”和“设施园艺环境工程”等课程的教学，每年负责本科生毕业设计指导，完成硕士研究生的指导工作。截至2017年，先后接收并指导硕士研究生45名。

围绕现代农业发展编写书籍约20本，包括《现代农业园区规划与案例分析》(2007年出版)、《现代观光旅游农业园区规划与案例分析》(2009年出版)、《温室工程规划、设计与建设》(2009年出版)、《名稀特野蔬菜栽培技术》(2010年出版)、《现代农业观光温室景观设计与案例分析》(2012年出版)、《果树高效栽培技术》(2012 年出版)、《县域现代农业规划与案例分析》(2015 年出版)、《蔬菜养生经典》(2015 年出版)、《南果北种技术》(2016 年出版)、《现代农业园区规划理论与实践》(2016 年出版)、《农业嘉年华规划、建设与案例分析》(2017 年出版)等书籍，致力于将与当下和今后现代农业发展的相关知识体系化，对广大涉足农业领域或爱农人士具有很高的学习参考和借鉴意义。

公共讲座及培训

每年坚持在全国各地开展各类专题讲座，截至目前已达百余场。培训人员包括政府部门人员、农业企业及合作社等经营主体、农业大学及职业教育人员等，培训内容围绕国内外现代农业发展的新理念、新模式、新技术、新设备、新工艺、新品种等展开，基于各地农业发展现状与需求，以切实的科研和项目实践经验为支撑，嫁接国内外最先进的科技，力图促进各地农业精准、高效发展。此外，由于在科教及社会工作中的优秀表现和众多贡献，代表学校领导陪同国家领导人出席国内外重要会议及论坛，如 2014 年与汪洋副总理一行参加“中芬经贸论坛”等。

获得奖项及奖励

在科研、教学、社会等各方面工作突出，获得众多奖励。

获得的国家级科技奖励

1. 张天柱 (12/15)，规模化养鸡环境控制关键技术创新及其设备研发与应用，农业部，中华农业科技奖，科研成果一等奖，2015 年。(李保明，陈刚，施正香，滕光辉，陶秀萍，赵淑梅，赖成幕，郑树利，孙宪法，袁正东，周东，张天柱，尚斌，冷建卫，郑炜超)

获得的省市级及以上奖励

2. 张天柱，北京地区产学研工作先进个人，北京市教育委员会、北京市经济委员会、北京市科学技术委员会，2002 年。

3. 张天柱（第 4 完成者)，华北型连栋塑料温室，教育部科技成果完成证书，成果登记号 360-02-20080002-04，2002 年 2 月 6 日。

4. 张天柱（第 6 完成者)，设施农业分布式网络控制技术研究与开发，教育部科技成果完成证书，成果登记号 360-03-20080334-06，2003 年 8 月

26日。

5. 张天柱（第27完成者），温室环境智能控制关键技术，教育部科技成果完成证书，成果登记号360-03-20080774-27，2003年12月10日。

6. 张天柱(6/9)，设施农业分布式网络控制技术研究与开发，教育部，促进科学技术进步贡献二等奖，2004年2月。

7. 张天柱（第4完成者），楼顶圆弧形双层中空玻璃温室，教育部科技成果完成证书，成果登记号360-05-20080799-04，2005年12月5日。

8. 张天柱，植物源克生素的研究，山西省忻州市，科技进步应用一等奖，2004年8月。

9. 张天柱（第2完成者），“晋海一号”海红果新品种选育，山西省忻州市，科技进步应用一等奖，2009年11月。

获得的区县级奖励

10. 张天柱，先进工作者，北京市通州区潞城镇人民政府，2012年。

11. 张天柱，年度优秀专家、年度先进个人，中国农学会农业科技园区分会，2013年。

12. 张天柱，“通州科技人才创新奖”，中共北京市通州区委员会、北京市通州区人民政府，2015年12月。

获得的校级奖励

13. 张天柱，2000年度开发优秀奖，中国农业大学水利与土木工程学院，2001年1月11日。

14. 张天柱，科技开发特别奖，中国农业大学水利与土木工程学院，2002年。

15. 张天柱，教育教学工作先进工作者，中国农业大学水利与土木工程学院，2007年。

16. 张天柱，“中国农业大学农业生物环境工程课程建设与教学改革”中做出突出贡献，获得中国农业大学水利与土木工程学院“教学成果一等奖”，2007年。

17. 张天柱，获魅力教师“最佳人气奖”，共青团中国农业大学委员会，2009年。

18. 张天柱2006—2007年度水院先进工作者，中国农业大学水利与土木工程学院，2008年。

19. 张天柱，获“师恩杯”我最喜爱的导师，中国农业大学，2013年。

20. 张天柱，优秀共产党员，中国农业大学，2013年。

获得有关学会奖励

21. 张天柱，中国农业工程学会第四届青年科技奖，中国农业工程学会，2004年。

22. 张天柱，先进个人，中国农学会农业科技园区分会，2013年。

23. 张天柱，农业园区优秀专家，中国农学会农业科技园区分会，2013年。

除了在科研、教学和社会工作中取得优异成绩，对地方发展也做出突出贡献。于2017年当选“河北省邢台市第十五届人民代表大会代表”。

通信地址与联系方式

工作单位：中国农业大学 水利与土木工程学院

通信地址：北京市海淀区清华东路17号 中国农业大学东校区1958信箱

邮编：100083

电话：010-62330015

E-mail：ztzft@cau.edu.cn zhangtianzhu@263.net

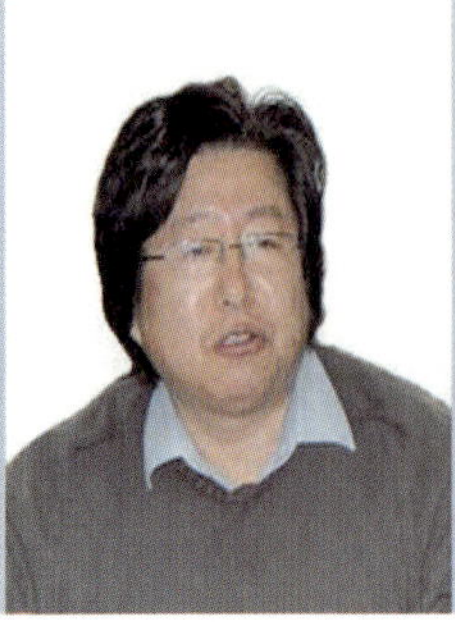

孙忠富

个人简介

籍贯：辽宁大连，1957 年 3 月出生

博士研究生 92 级

工作单位与任职

中国农业科学院农业环境与可持续发展研究所，工学博士，研究员，博士生导师。

主要研究领域与研究经历

主要从事农业环境监测与调控、农业防灾减灾、农业信息技术研发与应用。

自“九五”期间，在国内较早开展温室环境模拟与控制技术研究，在“十五”期间，针对黄淮海、东北地区小麦和玉米等作物的生长管理与防灾减灾，率先在国内开展远程监控技术研发与示范应用。从“十一五”开始，针对大田作物精准管理、设施农业智能控制等关键技术，研发了基于物联网技术的智能化远程管理系统，在全国 20 多个省市进行了推广应用。近年来，结合物联网的应用，开展了农业大数据有关研究与应用。

近年来主要获奖成果

获得省部级以上科技奖励 10 余项，获得专利 8 项，获得软件著作权 43 项，共主编和参编著作 14 部。发表各类相关论文 130 多篇，其中，被 SCI-EI 收录 30 多篇。

曾担任的学术团体职务

（1）国家减灾委员会（专家组成员）

（2）农业部减灾专家组（专家组成员）

（3）中国农学会农业气象分会（副理事长兼秘书长）

（4）中国农学会计算机应用分会（副理事长）

（5）中国农业技术推广协会信息技术专业委员会（副主任）

（6）国际数字地球学会中国数字减灾学会（副主任）

（7）全国农业气象标准化技术委员会委员

其他：任中国农业气象、中国农业科学杂志编委

通信地址和联系方式

工作单位：中国农业科学院农业环境与可持续发展研究所

通信地址：北京，中关村南大街 12 号，100081

电话：010-82105990

E-mail：sunzhongfu@caas.cn，sunzhongfu@gmail.com

微信号：sunzhongfuN

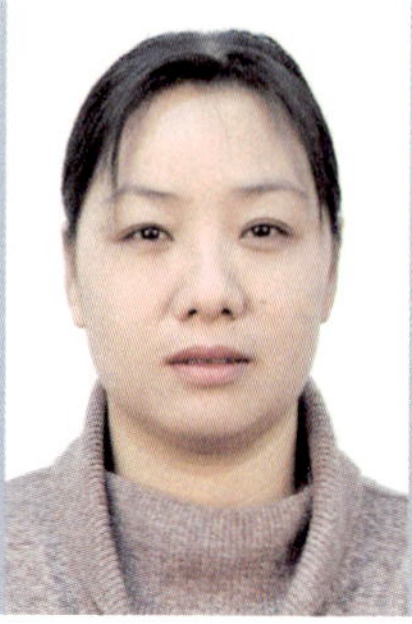

王红英

个人简介

籍贯：山东临沂，1966年11月出生
博士研究生93级

学习与工作简历

1988年7月毕业于江西农业大学农业工程系农业机械化专业，1991年7月至1991年9月在江西省农业机械研究所工作，1991年9月至1993年7月进入北京农业工程大学系统工程与管理工程专业攻读硕士学位，并获得提前攻博资格。1993年9月至1996年8月进入中国农业大学机械工程学院攻读博士学位，专业为农业机械化。博士课题：地热水用于水产养殖的水环境因子研究。

工作职务与业务领域

中国农业大学工学院农业工程系，教授，博士生导师，农业工程系系主任。

主要在饲料加工工艺与设备、饲料资源利用、畜牧养殖机械、水产养殖环境及装备等方面从事教学科研与社会服务工作。

学术职务与社会兼职

中国农业工程学会畜牧工程分会理事；农业部饲料添加剂和添加剂预混合饲料生产许可证专家审核委员会委员；农业部发展计划司的《农业部工程建设项目专家库》农业工程类专家；农业部工程建设项目畜牧工程类评审专家；农业部全国农业机械化与设施农业工程技术专家库畜牧业机械化生产技术类专家；全国饲料机械标准委员会委员；北京市饲料审核专家委员会委员；北京市农业工程学会理事。

通信地址与联系方式

工作单位：中国农业大学工学院

家庭地址：北京海淀清华东路 17 号中国农业大学东校区

联系方式：010-62736925

E-mail：hongyingw@cau.edu.cn

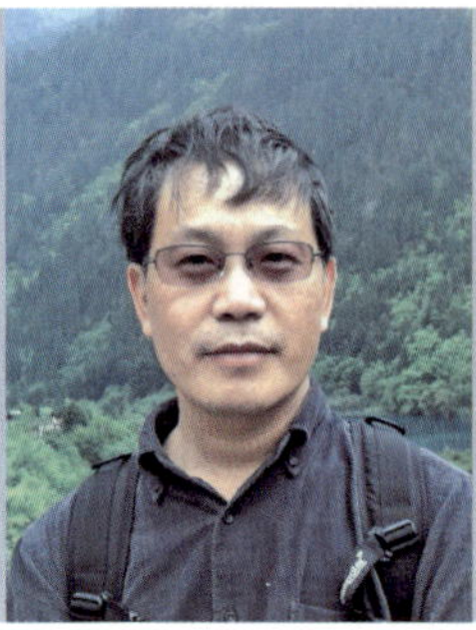

刘平

个人简介

籍贯：河南，1963年9月出生
博士研究生95级

工作简历

1985年7月至1995年9月，洛阳工学院从事农业机械设计制造教学与科研工作，主要从事新型农业机械研制设计工作。

1998年7月至2000年9月，中国科学院生态环境研究中心博士后流动站，作为博士后从事城市生态与生态工程方面的研究工作。

2000年9月至今，中国科学院生态环境研究中心城市与区域生态国家重点实验室，从事城市生态与生态工程技术方面的研究工作。

2002年9月至2003年9月，受中央组织部和团中央委派在青海省海南藏族自治州挂职州长助理。

2004年4月至2013年7月，担任中国科学院生态环境研究中心科研处处长。

2009年9月至今，担任中国科学院生态环境研究中心环境评价部主任。

资历与专业领域

1998年毕业于中国农业大学，工学博士，现为中国科学院研究员。

主要从事城市生态学、生态工程基础研究与技术开发工作，涉及城市生态系统研究、城市生态修复与生态城市规划、水资源开发与环境保护、生态产业园规划与评价等。

通信地址与联系方式

工作单位：中国科学院生态环境研究中心

单位地址：北京市海淀区双清路18号

电话：（010）62849353

E-mail：Liuping@rcees.ac.cn

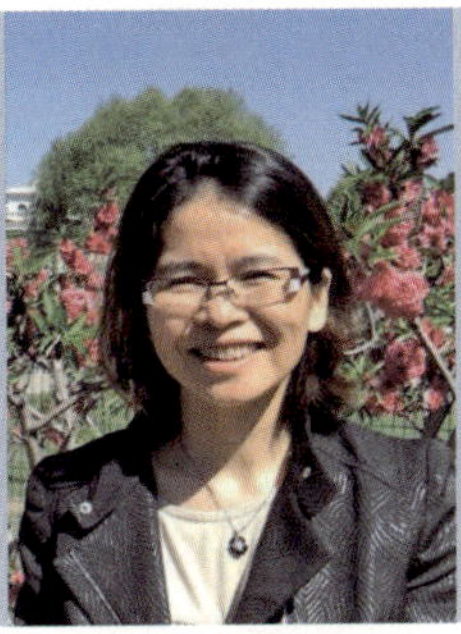

周新群

个人简介

籍贯：江西丰城，1971年6月26日出生
博士研究生95级

学习与工作简历

1989年9月至1993年7月，北京农业工程大学水利与土木工程系农业建筑与环境工程专业，获得工学学士学位。

1993年9月至1995年7月，北京农业工程大学水利与土木工程系农业生物环境工程专业，硕士学习。

1995年9月至1998年7月，中国农业大学水利与土木工程学院，农业生物环境工程专业，获得工学博士学位。

1998年7月至2008年1月，农业部规划设计研究院设施农业研究所，工程师、高级工程师。

2008年2月至今，农业部规划设计研究院科技管理处，副处长、处长。

工作与业绩

主要从事设施农业工程科学研究、现代农业发展战略与规划、科技管理工作，在温室关键装备与材料引进开发、温室工程技术集成、科研管理信息化等方面进行了较深入的研究实践。

1998年博士毕业后到农业部规划设计研究院设施农业研究所工作，期间正值我国设施农业引进发展的高潮，我成功地将国际先进、国内急需的温室环境调控装置（传动机构、循环风扇系统、自走式喷灌机、水肥自动配比系统等）、工厂化育苗播种线等设备引进国内推广使用，有效解决了20世纪末我国设施农业快速发展阶段，生产需求与设施装备不匹配的矛盾，为先进设施农业装备国产化起到了积极的推动作用。

近年主要参与承担了“中国特色现代农业建设路径研究”“现代农业产

业工程技术集成与模式研究”“新农村建设技术集成与示范”等国家和部委重大课题，在农业工程技术链集成方法论和工程技术集成应用等方面开展工作，部分研究成果和建议被产业、政府管理部门采纳。曾获省部级科技成果奖励 2 项，获农业部直属机关“巾帼建功标兵”称号、全国妇女联合会“巾帼标兵”称号。担任中国农业工程学会第九届理事会常务理事、中国农业科技管理研究会第七届理事会理事。

主要参加的项目：

国家“十一五”科技支撑计划课题：“青藏高原新农村建设关键技术集成与示范”（2008—2010 年）；

国家公益性农业行业科技专项：“现代农业产业工程技术集成与模式研究”（2009—2013 年）；

农业部重点研究课题：中国特色现代农业建设路径研究（2012—2013 年）。

通信地址与联系方式

工作单位：农业部规划设计研究院科技处

住址：北京市朝阳区枣营北里

电话：010-65003961

E-mail：704080474@qq.com

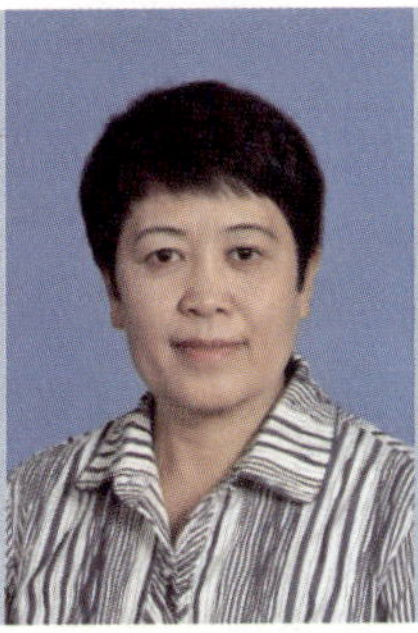

李秀辰

个人简介

籍贯：河北衡水，1964 年 8 月出生

博士研究生 95 级

学习与工作简历

1981 年 9 月至 1985 年 7 月，大连水产学院渔业机械专业，获工学学士学位。

1985 年 7 月至 1988 年 9 月，大连水产学院渔业机械系任教。

1988 年 9 月至 1991 年 7 月，东北农业大学畜牧业机械化专业，获工学硕士学位。

1991 年 7 月至今，大连海洋大学机械与动力工程学院任教。

1995 年 9 月至 1999 年 1 月，中国农业大学农业生物环境与能源工程专业，获工学博士学位。

2000 年 8 月至 2001 年 2 月，冰岛国家海洋研究所（Icelandic Marine Research Institute），参加联合国大学的高级渔业培训项目。

2007 年 9 月至 2007 年 12 月，丹麦技术大学（Technical University of Denmark）环境工程系，国家公派访问学者。

现为大连海洋大学教授，硕士生导师。任大连海洋大学农业工程重点学科负责人；辽宁省渔业装备工程技术研究中心主任。

工作业绩与社会兼职

长期从事渔业装备工程与节能减排技术研究工作，重点工作领域：水产养殖设施装备、养殖水质调控技术、养殖废水余热回收、养殖尾水资源化利用技术等。

先后承担完成欧盟和省部级等各类课题 10 余项，发表论文 40 余篇，获授权专利 7 项，主编国家级规划教材 3 部，获省级教学成果二等奖 1 项。

曾获"辽宁省优秀青年骨干教师""辽宁省百千万人才工程千人人选""辽宁省优秀教师""辽宁省优秀人才支持计划第一层次人选"和"中国环境增值产业技术创新战略联盟先进个人"等荣誉称号。

兼任《大连海洋大学学报》编委、中国水产学会渔业装备专业委员会委员、中国水产学会工业化养鱼研究会委员、中国农业工程学会畜牧工程分会理事。

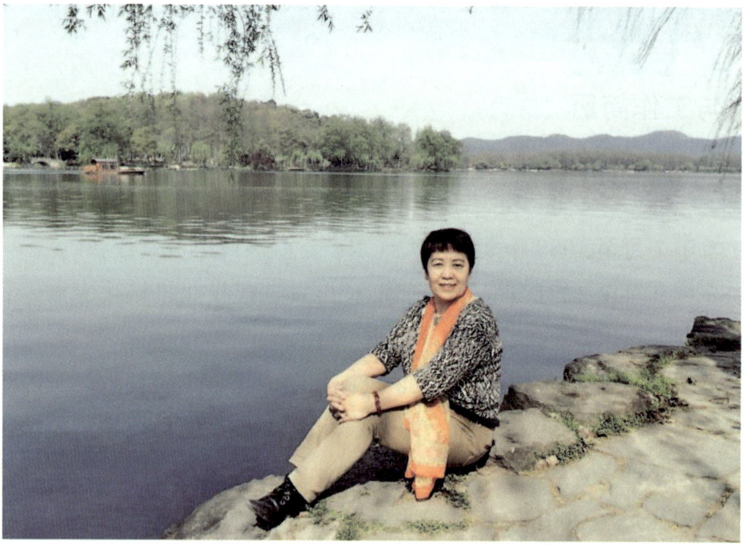

通信地址与联系方式

工作单位：大连海洋大学机械与动力工程学院

单位地址：大连市沙河口区黑石礁街 52 号

邮编：116023

电话：0411-84762610(o)

E-mail：lxc@dllou.edu.cn

QQ：1067561159

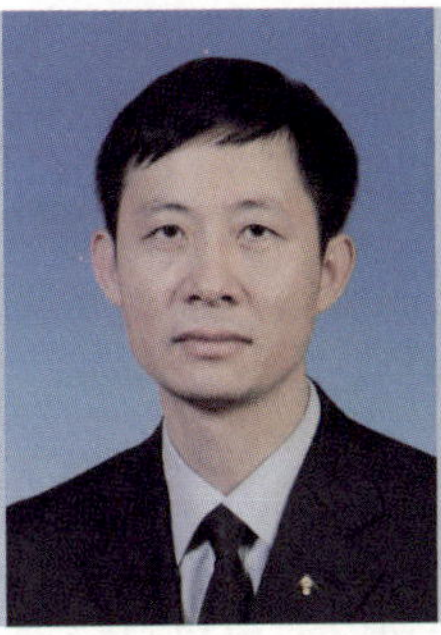

潘强
个人简介

籍贯：浙江永嘉，1971年8月出生
博士研究生97级

教育与专业背景

1990—1994年，浙江农业大学，农业建筑与环境工程专业，获得学士学位。

1994—1997年，北京农业工程大学，农业生物环境工程专业，获得硕士学位。

1997—2000年，中国农业大学，农业生物环境与能源工程专业，获得博士学位。

2002—2004年，Washington State University，生物反应器研究组博士后。

2011—2013年，中欧国际工商学院，高级工商管理硕士（EMBA）。

现为高级工程师，专长领域为兽药企业经营管理，现代农业项目投资管理等。

工作经历

2000年7月至2002年11月，中牧实业股份有限公司工程管理部经理助理、总经理办公室副主任，湖北中牧安达药业有限公司总经理助理。

2002年11月至2004年12月，Washington State University，Department of Bio～system engineering，博士后研究员。

2005年1月至2005年4月，中牧实业股份有限公司人力资源部副经理（主持工作）。

2005年5月至2008年12月，中国牧工商（集团）总公司总经理办公室副主任（主持工作）、主任，人力资源部经理、党委组织部部长。

2007 年 1 月至 2009 年 7 月，北京中牧科技服务有限公司总经理、董事长。

2009 年 7 月至 2012 年 12 月，中牧实业股份有限公司总经理助理，化药事业部总经理，黄冈动物药品厂厂长。

2010 年 10 月至 2012 年 5 月，中牧农业连锁发展有限公司总经理。

2012 年 12 月至 2014 年 1 月，乾元浩生物股份有限公司总经理。

2014 年 1 月至 2015 年 4 月，中牧实业股份有限公司副总经理，乾元浩生物股份有限公司董事长，中牧研究院理事长。

2014 年 6 月至 2015 年 10 月，菲吉乐科生物科技公司农业板块总经理。

2015 年 11 月至 2016 年 12 月，北京中联康生物科技股份公司总经理。

2017 年 12 月至今，青岛澳兰百特生物工程有限公司董事长，北京诺安百特生物技术有限公司董事长。

曾担任的社会职务

中国畜牧协会常务理事，中国兽药协会常务理事，中国农业工程师协会会员，美国农业工程师协会会员，湖北省畜牧兽医协会副会长，湖北省黄冈市黄州区学科带头人，中国畜牧兽医学会常务理事，中国畜牧兽医学会禽业分会副会长。

参与和主持完成的项目

现代设施农业项目

• 山东德州、邹城、河南新乡、河北承德高科技农业园区规划建设

• 美国华盛顿州灌区水质模拟、渔场水环境治理技术推广国会项目

新兽药研发项目

• 湖北中牧安达药业有限公司氟苯尼考原料药新工艺研究，获得二类新兽药证书

• 湖北中牧安达药业有限公司替米考星原料药新工艺研究，获得三类新兽药证书

• 北京中牧科技服务有限公司抗球虫新药化合物合成工艺研究项目，喹烯酮原料药合成工艺研究等

• 中牧股份黄冈动物药品厂一类新兽药喹烯酮原料药新工艺研究，喹烯酮高浓度预混剂新药开发，申报并获得独家生产文号

• 内蒙中牧生物药业有限公司黄霉素预混剂微囊工艺技术研究

• 中牧股份、乾元浩生物股份有限公司新型动物疫苗研发项目多项

• 北京中联康生物股份有限公司通用禽流感疫苗、空衣壳口蹄疫疫苗、口服狂犬活疫苗及杆状病毒表达猪圆环、伪狂犬等新型疫苗研发项目

• 青岛澳兰百特生物工程有限公司猪圆环疫苗新型佐剂开发项目

• 北京诺安百特生物技术有限公司噬菌体制剂开发项目

动保工厂投资建设项目

• 湖北安达药业有限公司并购、改扩建项目

• 中牧股份内蒙生物药业有限公司发酵车间改扩建项目

• 中牧股份黄冈动物药品厂新厂区规划设计、项目筹备

• 中牧股份成都厂龙泉厂区、郑州厂禽流感疫苗车间规划设计

• 乾元浩公司南京生物药厂江宁开发区厂区投资洽谈及规划设计

• 乾元浩公司北京生物药厂大兴生物医药园厂区投资洽谈及规划设计

• 北京中联康生物股份有限公司怀柔灭活疫苗生产基地规划设计

• 青岛澳兰百特生物工程有限公司活疫苗车间规划设计

融资并购项目

• 江苏倍康药业有限公司并购项目

• 北京中牧科技服务有限公司筹建

• 菲吉乐科 C 轮融资 750 万美元项目

• 中联康新三板挂牌及 D 轮融资 1.5 亿元项目

• 青岛澳兰百特生物工程有限公司并购项目

• 北京奥特康森药物科技服务有限公司合资组建

• 山东胜利生物股份有限公司生物医药板块并购项目

• 国内十余家动保企业并购调研、谈判

主要工作业绩

1995—2000 年参与多个工厂农业高新技术园区规划建设工作，发表学术论文 15 篇，参与的华北型连栋塑料温室项目获得北京市科学进步三等奖。

2000—2002 年主持了我国首个二类新兽药氟苯尼考原料药产品及氟苯尼考注射剂、氟苯尼考粉剂；三类新兽药替米考星原料药产品及替米考星注射

剂、替米考星溶液等的研发，并全部实现产业化。上述产品后期为中牧股份湖北两个药厂年新增销售收入上亿元，新增年利润 1 千万余元，创造了显著的经济效益。

2002—2004 年在美国华盛顿州立大学（WSU）担任博士后研究员期间，参与生物反应器研发及技术推广，参与新型生物反应器及水处理系统的开发工作。

2005—2008 年负责中国牧工商集团总公司新兽药研发和项目管理工作，主持国家重大科技支撑计划—某抗球虫一类新兽药活性化合物的研发工作，申请相关专利 1 项。主持多项兽药合成工艺攻关工作，发表论文 1 篇，申请国家专利一项。

2008—2012 年，主持中牧科技新药研发平台建设和中牧股份黄冈动物药品厂新兽药研发、产业化工作。经过努力，突破了“国家一类新兽药喹烯酮”的工艺瓶颈，使喹烯酮合成收率由原来的 70% 稳步提高到 89% 以上，产品品质和产销量稳居同行业领导者的地位。2009 年，喹烯酮产品凭借其高效无毒、无残留的优异性能，大力促进了我国传统有毒、高残留兽药产品的退市进程，为我国动物食品安全做出了贡献。喹烯酮的研制和产业化”获国家科学技术进步奖二等奖。

期间，组织研制出了国家二类新兽药硫酸头孢喹、国家三类新兽药氟尼辛葡甲胺等 3 个兽药原料药产品、23 个制剂产品，基本形成较为完备的动物疫病防控用药体系。任职期间，中牧股份黄冈动物药品厂先后被评为“湖北省农业科技创新示范企业”“湖北省创新型试点企业”。

2012—2015 年，先后主持乾元浩生物股份有限公司、中牧股份数十项新药研发和工厂技改项目，组建了乾元浩研发中心，建立和完善了中牧研究院研发项目考核、管理体系，推行研发项目经理负责制并取得良好成效。任职期间分管的研发机构获得多个国家新兽药证书，为提升中牧系统企业经营效益做出积极努力。

2016 年至今，先后创立我国第一个噬菌体产业化开发平台和科技企业，率先将噬菌体作为动保领域抗生素的替代药物，已获得大量高效菌毒株，申报相关专利，目前正组织向农业部申报新一类新兽药。创立的噬菌体产业化开发平台和企业已经在青岛投入运营。

通信地址与联系方式

工作单位：青岛诺安百特生物技术有限公司，青岛澳兰百特生物工程有限公司

E-mail：panqiang@hotmail.com

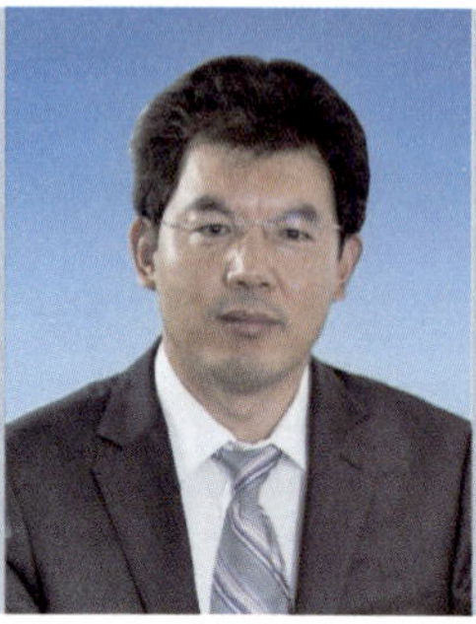

胡玉才

个人简介

籍贯：辽宁省朝阳县，1965 年 5 月出生
博士研究生 97 级

学习与工作简历

1997 年 9 月至 2003 年 4 月就读于中国农业大学农业生物环境与能源工程专业，获工学博士学位。此前，于 1988 年 7 月毕业于锦州师范学院物理学专业，获学士学位；1991 年 7 月毕业于内蒙古大学固体物理专业，获硕士学位。

1991 年 8 月到大连水产学院（现大连海洋大学）工作，作为大学物理和应用物理学专业的教师，先后在农业生物环境与能源工程、生物物理学、生物医学工程、农业信息化等硕士点招收和培养研究生。

由国家留学基金委资助，2011 年 1 月至 12 月，在美国华盛顿州立大学做访问学者，主要从事产油微藻培养及其选育系统研究，同时，还考察了华盛顿州立大学和爱荷华大学的基础物理课程教学。

教学工作

自 1991 年 9 月以来，承担了硕士研究生的生物物理学课程和本科生的大学物理、大学物理实验、电磁学、固体物理学、环境生物物理学等 5 门课程必修课的教学工作。

2003 年 10 月获辽宁省高等学校首届教学名师奖；“大学物理”省级精品课程负责人（2003 年）、“物理学基础课”省级教学团队带头人（2008 年）；主持完成的“新世纪农科院校基础物理课程建设的创新与实践”、“深化农科院校大学物理教育教学改革的研究与实践”分别于 2005 年和 2009 年获得辽宁省高等学校教学成果二等奖；以第 2 完成人完成的“依托物理教学科研实验平台，协同培养大学创新能力的研究与实践”于 2013 年 1 月获得辽宁省高等学校教学成果一等奖。

主编了《大学物理基本原理及生物效应》（中国农业出版社，2003）、《基础物理学》（科学出版社，2011）和《大学物理实验》（中国农业出版社，2013）等多部教材。

科研工作

主持完成和正在进行的科研项目有“鲍鱼的静电生物效应研究”“高压脉冲电场灭杀赤潮毒藻的试验研究”“高压电场阴极聚水效应研究”“关于刺参品质物理环境影响因子相关问题研究”和“海洋强国建设知识产权政策研究”等各级各类科研项目8项。参与“生态节能牧场化增养殖技术开发与产业化示范”“辽宁海洋特色良种微藻的筛选、培养、采收的集成技术及应用”“物理环境因子对小球藻影响的研究”等国家科技支撑项目和省级项目6项。发表相关领域研究论文20余篇；现已获得授权国家发明专利2件、实用新型专利5件；2013年获得大连市技术发明一等奖1项（第5完成人）。

工作职务与社会兼职

多年来，一直兼职校内管理岗位工作。先后担任基础部副主任（1995年5月）、主任（1999年5月）和人事处处长（2002年12月）、校长助理兼科技处处长（2011年7月），现任大连海洋大学副校长（2014年7月）。

入选辽宁省高等学校优秀青年骨干教师（2000年），辽宁省“百千万人才工程”千人层次（2004年）人才。

主要学术兼职有中日数理水产科学研究会常任论文审查委员（2007年）；高等农林院校理科基础课程教学指导分委会委员（2008年）；农业部教材办公室教材建设专家委员会委员（2011年）；《大连海洋大学学报》副主编（2011年）；现任大连海洋大学校级特色学科“生物物理学”学科带头人；辽宁省海洋生物物理重点实验室学术委员会委员；辽宁省物理学会理事；大连市物理学会常务理事；辽宁省可再生能源学会常务理事；辽宁省物理类专业教学指导委员会委员；教育部东北地区物理类专业教学指导委员会副主任委员；大连现代海洋生物产业示范基地专家咨询委员会委员。

通信地址与联系方式

工作单位：大连海洋大学

住址：辽宁省大连市沙河口区杨树南街（弘基书香园小区）

电话：0411-84762080(o)

E-mail：hyc@dlou.edu.cn

崔先生纪念图集

珍藏老照片

1945—2003 年

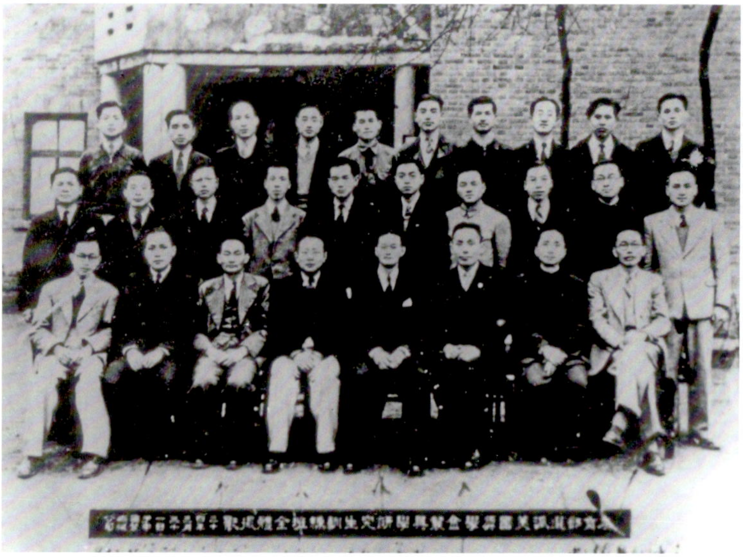

1945 年 3 月中华民国教育部选派美国奖学金农具学研究生训练班合影

（第 1 排左 5：顾毓秀，左 8：陈东源

第 2 排左起：吴相淦，吴起亚，李克佐，陈祖胜，崔引安，余友泰，李翰如，高良润，万正三，蔡传翰

第 3 排左起：张德骏，陶鼎来，何宪章，张季高，徐佩综，王万均，曾德超，吴克稠，水新元，徐明光）

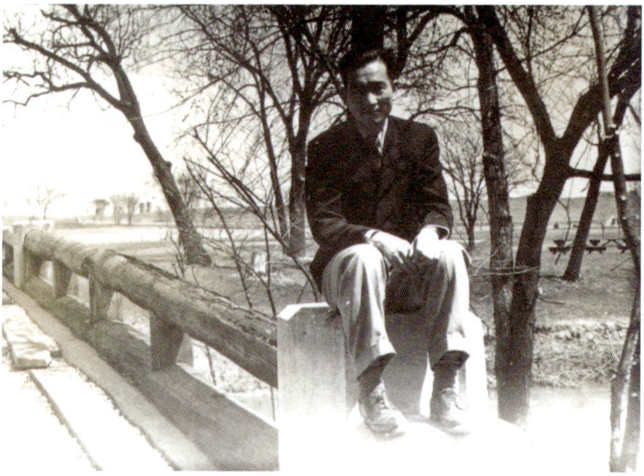

1947 年在美国农庄考察

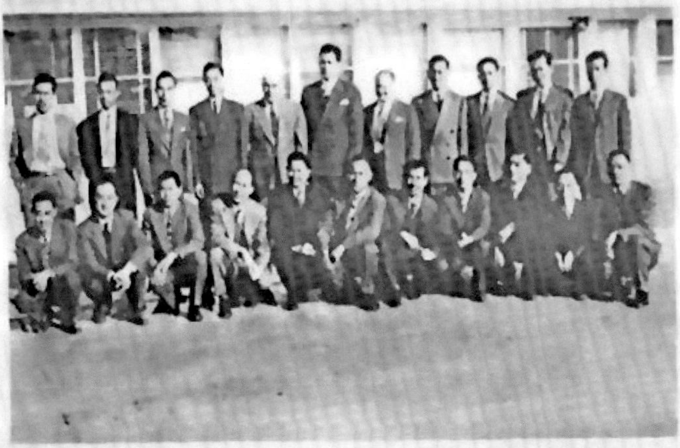

Fig. 82 Group of Harvester Fellows and Instructors on 10-week practical training at Stockton, California, March 1948. LEFT TO RIGHT, STANDING: Walter Sway, Henry Li, Leon Kao, James Yu, W. J. Giese (Foreign Operations), Harold W. Pals (Los Angeles), Hugh J. McKenna (Oakland), Wallace Fang, Schubert Tsu, Emerson Tsui, Robert Chen.
LEFT TO RIGHT, KNEELING: Edward Chang, Lawrence Wu, Thomas Chang, David Hoh, Kenneth Wu, John Tsai, Joe Tseng, Peter Tao, Albert Wang, Charles Wu, Alex Lee.

1948 年部分留美中国学生合影（后排右 2 为崔引安）

Ying-An (Emerson) Tsui

4 weeks	Seabrook Farms, Bridgeton, New Jersey
3 "	I.H. Dealer, Spencer, Iowa
10 "	I.H. McCormick, Tractor, West Pullman Works
3 "	Visit to U.S.D.A., Washington; Allen Company, Philadelphia; Ford and G.M.C., Detroit; Michigan State College; Wisconsin Steel Mill
10 "	Course in farm equipment operation, Stockton, California
5 "	Gladden Products Company (small engines), Hollydale, California
1 "	Citrus Experimental Stations, Riverside, California
3 "	Ultra Cold Corporation (food storage), Los Angeles, California
39 weeks	

1948 年崔先生在美留学期间实践课程表

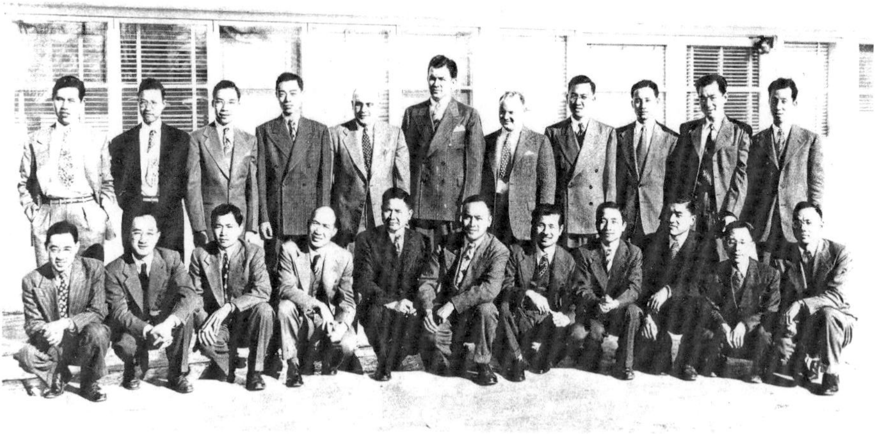

在 Stockton 农场 10 周毕业大实习时师生合影
(1948 年 3 月摄于 Stockton, California, USA)

（前排左起：张季高，吴克騆，张德骏，何宪章，吴湘淦，蔡传翰，曾德超，陶鼎来，王万钧，吴起亚，李翰如

后排左起：水新元，李克佐，高良润，余友泰，W.J. Giese（万国收获公司外国事务部），Harold W. Pals（万国收获公司洛杉矶），Hugh J. McKenna（万国收获公司奥克兰），方正三，徐明光，崔引安，陈绳祖）

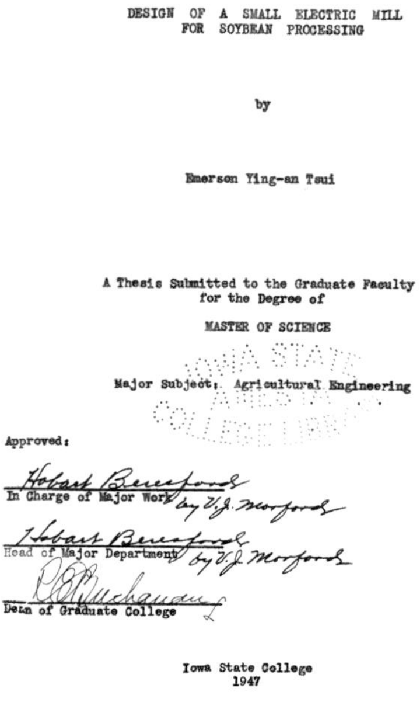

DESIGN OF A SMALL ELECTRIC MILL
FOR SOYBEAN PROCESSING

by

Emerson Ying-an Tsui

A Thesis Submitted to the Graduate Faculty
for the Degree of

MASTER OF SCIENCE

Major Subject: Agricultural Engineering

Approved:

Hobart Beresford by V.J. Morford
In Charge of Major Work

Hobart Beresford by V.J. Morford
Head of Major Department

Dean of Graduate College

Iowa State College
1947

1948 年崔老师在美国爱荷华州立大学的硕士论文封面

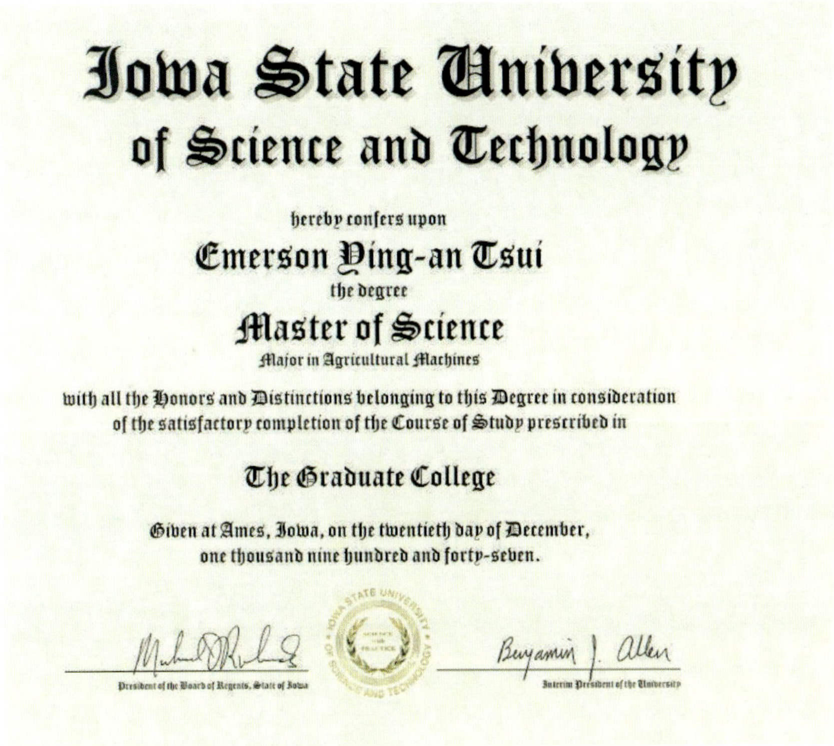

Iowa State University
of Science and Technology

hereby confers upon

Emerson Ying-an Tsui

the degree

Master of Science

Major in Agricultural Machines

with all the Honors and Distinctions belonging to this Degree in consideration
of the satisfactory completion of the Course of Study prescribed in

The Graduate College

Given at Ames, Iowa, on the twentieth day of December,
one thousand nine hundred and forty-seven.

President of the Board of Regents, State of Iowa

Interim President of the University

崔老师在美国爱荷华州立大学的硕士学位证书

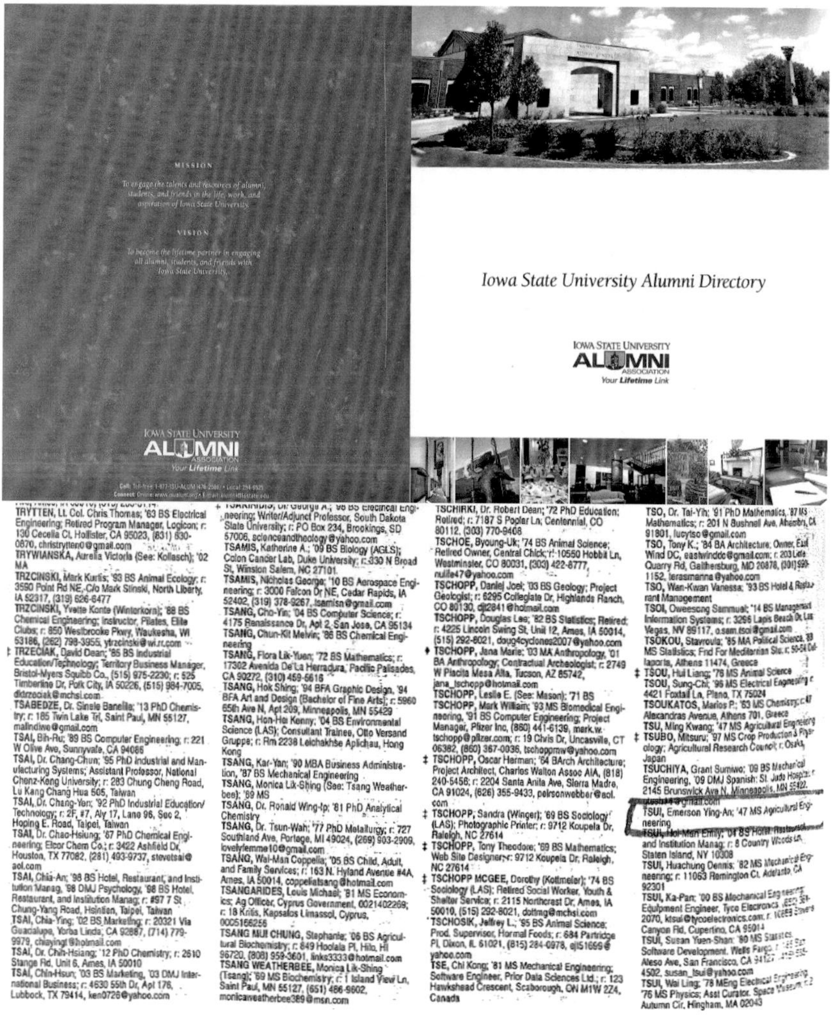

MISSION

To engage the talents and resources of alumni, students, and friends in the life, work, and aspiration of Iowa State University.

VISION

To become the lifetime partner in engaging all alumni, students, and friends with Iowa State University.

IOWA STATE UNIVERSITY ALUMNI ASSOCIATION Your Lifetime Link

Iowa State University Alumni Directory

IOWA STATE UNIVERSITY ALUMNI ASSOCIATION Your Lifetime Link

TRYTTEN, Lt. Col. Chris Thomas; '63 BS Electrical Engineering; Retired Program Manager, Logicon; r: 130 Cecelia Ct, Hollister, CA 95023, (831) 630-0870, christrytten0@gmail.com
TRYWIANSKA, Aurelia Victoria (See: Kollasch); '02 MA
TRZCINSKI, Mark Kurtis; '93 BS Animal Ecology; r: 3590 Point Rd NE, C/o Mark Stinski, North Liberty, IA 52317, (319) 626-6477
TRZCINSKI, Yvette Konte (Winterkorn); '88 BS Chemical Engineering; Instructor, Pilates, Elite Clubs; r: 850 Westbrooke Pkwy, Waukesha, WI 53186, (262) 798-3955, ytrzcinski@wi.rr.com
‡ TRZECIAK, David Dean; '85 BS Industrial Education/Technology; Territory Business Manager, Bristol-Myers Squibb Co., (515) 975-2230; r: 525 Timberline Dr, Polk City, IA 50226, (515) 984-7005, dktrzeciak@mchsi.com
TSABEDZE, Dr. Sinele Banelile; '13 PhD Chemistry; r: 185 Twin Lake Trl, Saint Paul, MN 55127, malindiwe@gmail.com
TSAI, Bih-Ru; '89 BS Computer Engineering; r: 221 W Olive Ave, Sunnyvale, CA 94086
TSAI, Dr. Chang-Chun; '95 PhD Industrial and Manufacturing Systems; Assistant Professor, National Chenz-Keng University; r: 283 Chung Cheng Road, Lu Kang Chang Hua 505, Taiwan
TSAI, Dr. Chang-Yen; '92 PhD Industrial Education/Technology; r: 2F, #7, Aly 17, Lane 96, Sec 2, Hoping E. Road, Taipei, Taiwan
TSAI, Dr. Chao-Hsiung; '67 PhD Chemical Engineering; Elcor Chem Co.; r: 3422 Ashfield Dr, Houston, TX 77082, (281) 493-9737, stevetsai@aol.com
TSAI, Chia-An; '98 BS Hotel, Restaurant, and Institution Manag, '98 DMJ Psychology, '98 BS Hotel, Restaurant, and Institution Manag; r: #97 7 St, Chung-Yang Road, Hsintien, Taipei, Taiwan
TSAI, Chia-Ying; '02 BS Marketing; r: 20321 Via Guadalupe, Yorba Linda, CA 92887, (714) 779-9979, chiayingt@hotmail.com
TSAI, Dr. Chih-Hsiang; '12 PhD Chemistry; r: 2610 Stange Rd, Unit 6, Ames, IA 50010
TSAI, Chin-Hsun; '03 BS Marketing, '03 DMJ International Business; r: 4630 55th Dr, Apt 176, Lubbock, TX 79414, ken0726@yahoo.com

neering; Writer/Adjunct Professor, South Dakota State University; r: PO Box 234, Brookings, SD 57006, scienceandtheology@yahoo.com
TSAMIS, Katherine A.; '09 BS Biology (AGLS); Colon Cancer Lab, Duke University; r: 330 N Broad St, Winston Salem, NC 27101
TSAMIS, Nicholas George; '10 BS Aerospace Engineering; r: 3000 Falcon Dr NE, Cedar Rapids, IA 52402, (319) 378-9267, tsamisn@gmail.com
TSANG, Cho-Yin; '04 BS Computer Science; r: 4175 Renaissance Dr, Apt 2, San Jose, CA 95134
TSANG, Chun-Kit Melvin; '86 BS Chemical Engineering
TSANG, Flora Lik-Yuen; '72 BS Mathematics; r: 17302 Avenida De La Herradura, Pacific Palisades, CA 90272, (310) 459-5616
TSANG, Hok Shing; '94 BFA Graphic Design, '94 BFA Art and Design (Bachelor of Fine Arts); r: 5960 65th Ave N, Apt 209, Minneapolis, MN 55429
TSANG, Hon-Hei Kenny; '04 BS Environmental Science (LAS); Consultant Trainee, Otto Versand Gruppe; r: Rm 2238 Leichakhse Aplichau, Hong Kong
TSANG, Kar-Yan; '90 MBA Business Administration, '87 BS Mechanical Engineering
TSANG, Monica Lik-Shing (See: Tsang Weatherbee); '69 MS
TSANG, Dr. Ronald Wing-Ip; '81 PhD Analytical Chemistry
TSANG, Dr. Tsun-Wah; '77 PhD Metallurgy; r: 727 Southland Ave, Portage, MI 49024, (269) 903-2909, lovelyfemme10@gmail.com
TSANG, Wai-Man Coppelia; '05 BS Child, Adult, and Family Services; r: 163 N. Hyland Avenue #4A, Ames, IA 50014, coppeliatsang@hotmail.com
TSANGARIDES, Louis Michael; '81 MS Economics; Ag Officer, Cyprus Government, 0021402269; r: 18 Kritis, Kapsalos Limassol, Cyprus, 0005166255
TSANG MUI CHUNG, Stephanie; '06 BS Agricultural Biochemistry; r: 849 Hoolala Pl, Hilo, HI 96720, (808) 959-3601, links3333@hotmail.com
TSANG WEATHERBEE, Monica Lik-Shing (Tsang); '69 MS Biochemistry; r: 1 Island View Ln, Saint Paul, MN 55127, (651) 486-9602, monicaweatherbee389@msn.com

TSCHIRKI, Dr. Robert Dean; '72 PhD Education; Retired; r: 7187 S Poplar Ln, Centennial, CO 80112, (303) 770-9408
TSCHOE, Byoung-Uk; '74 BS Animal Science; Retired Owner, Central Chick; r: 10550 Hobbit Ln, Westminster, CO 80031, (303) 422-8777, nulife47@yahoo.com
TSCHOPP, Daniel Joel; '03 BS Geology; Project Geologist; r: 6295 Collegiate Dr, Highlands Ranch, CO 80130, djt2841@hotmail.com
TSCHOPP, Douglas Lee; '82 BS Statistics; Retired; r: 4225 Lincoln Swing St, Unit 12, Ames, IA 50014, (515) 292-8021, doug4cyclones2007@yahoo.com
♦ TSCHOPP, Jana Marie; '03 MA Anthropology, '01 BA Anthropology; Contractual Archeologist; r: 2749 W Placita Mesa Alta, Tucson, AZ 85742, jana_tschopp@hotmail.com
TSCHOPP, Leslie E. (See: Mason); '71 BS
TSCHOPP, Mark William; '93 MS Biomedical Engineering, '91 BS Computer Engineering; Project Manager, Pfizer Inc, (860) 441-6139, mark.w.tschopp@pfizer.com; r: 19 Chris Dr, Uncasville, CT 06382, (860) 367-0036, tschoppmw@yahoo.com
‡ TSCHOPP, Oscar Herman; '64 BArch Architecture; Project Architect, Charles Walton Assoc AIA, (818) 240-5456; r: 2204 Santa Anita Ave, Sierra Madre, CA 91024, (626) 355-9433, peirsonwebber@aol.com
‡ TSCHOPP, Sandra (Winger); '69 BS Sociology (LAS); Photographic Printer; r: 9712 Koupela Dr, Raleigh, NC 27614
‡ TSCHOPP, Tony Theodore; '69 BS Mathematics; Web Site Designer; r: 9712 Koupela Dr, Raleigh, NC 27614
‡ TSCHOPP MCGEE, Dorothy (Kottmeier); '74 BS Sociology (LAS); Retired Social Worker, Youth & Shelter Service; r: 2115 Northcrest Dr, Ames, IA 50010, (515) 292-8021, dottmg@mchsi.com
TSCHOSIK, Jeffrey L.; '95 BS Animal Science; Prod. Supervisor, Hormel Foods; r: 684 Partridge Pl, Dixon, IL 61021, (815) 284-0978, ejt51699@yahoo.com
TSE, Chi Kong; '81 MS Mechanical Engineering; Software Engineer, Prior Data Sciences Ltd.; r: 123 Hawkshead Crescent, Scaborough, ON M1W 2Z4, Canada

TSO, Dr. Tai-Yih; '91 PhD Mathematics, '87 MS Mathematics; r: 201 N Bushnell Ave, Alhambra, CA 91801, lucytso@gmail.com
TSO, Tony K.; '84 BA Architecture; Owner, East Wind DC, eastwinddc@gmail.com; r: 203 Late Quarry Rd, Gaithersburg, MD 20878, (301) 990-1152, terasmanna@yahoo.com
TSO, Wan-Kwan Vanessa; '93 BS Hotel & Restaurant Management
TSOI, Oweesong Sammuel; '14 BS Management Information Systems; r: 3296 Lapis Beach Dr, Las Vegas, NV 89117, o.sam.tsoi@gmail.com
TSOKOU, Stavroula; '85 MA Political Science, '83 MS Statistics; Fnd For Mediterrian Stu; r: 50-54 Del-laporta, Athens 11474, Greece
‡ TSOU, Hui Liang; '76 MS Animal Science
TSOU, Sung-Chi; '96 MS Electrical Engineering; r: 4421 Foxtail Ln, Plano, TX 75024
TSOUKATOS, Marios P.; '63 MS Chemistry; r: 47 Alexandras Avenue, Athens 701, Greece
TSU, Ming Kwang; '47 MS Agricultural Engineering
‡ TSUBO, Mitsuru; '97 MS Crop Production & Physiology; Agricultural Research Council; r: Osaka, Japan
TSUCHIYA, Grant Sumiwo; '09 BS Mechanical Engineering, '09 DMJ Spanish; St. Jude Hospital; r: 2145 Brunswick Ave N, Minneapolis, MN 55422, @gmail.com
TSUI, Emerson Ying-An; '47 MS Agricultural Engineering
TSUI, Hoi-Man Emily; '04 BS Hotel, Restaurant and Institution Manag; r: 8 Country Woods Ln, Staten Island, NY 10308
TSUI, Huachung Dennis; '82 MS Mechanical Engineering; r: 11063 Remington Ct, Adelanto, CA 92301
TSUI, Ka-Pan; '00 BS Mechanical Engineering; Equipment Engineer, Tyco Electronics, 2070, ktsui@tycoelectronics.com; r: 10669 Canyon Rd, Cupertino, CA 95014
TSUI, Susan Yuen-Shan; '80 MS Statistics; Software Development, Wells Fargo; Aleso Ave, San Francisco, CA 94127, 4502, susan_tsui@yahoo.com
TSUI, Wai Ling; '78 MEng Electrical Engineering, '76 MS Physics; Asst Curator, Space Museum; r: 2 Autumn Cir, Hingham, MA 02043

美国爱荷华州立大学的校友录（记号处为崔老师）

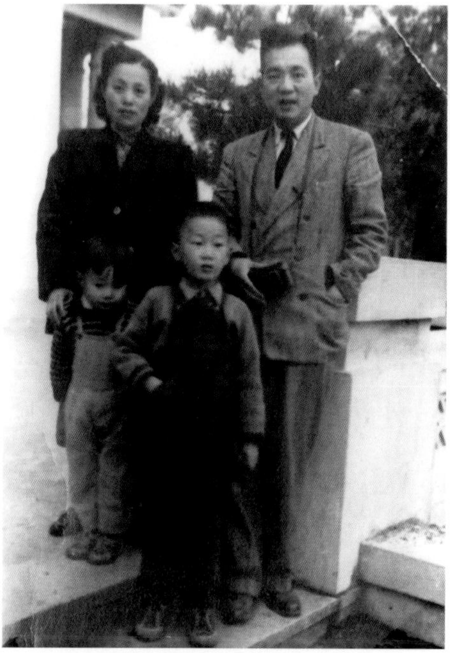

1948 年，崔老师和师母与家人合影
后排左为师母、右为崔老师，前排左为崔茂常（三子）、右为崔茂新（次子）

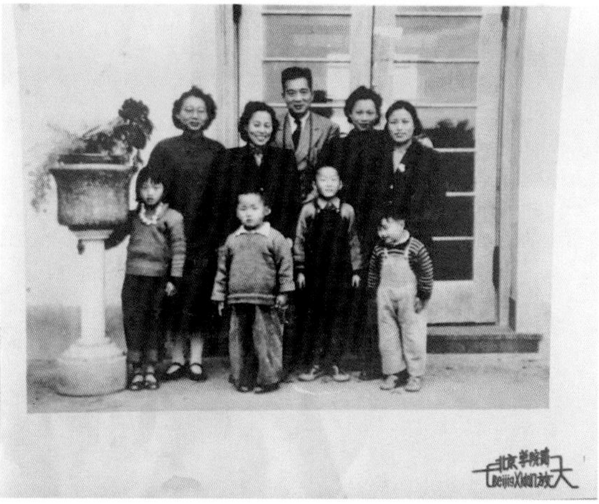

1948 年，崔老师和师母（后排左三、左二）与家人合影
前排左三为崔茂新，左四为崔茂常

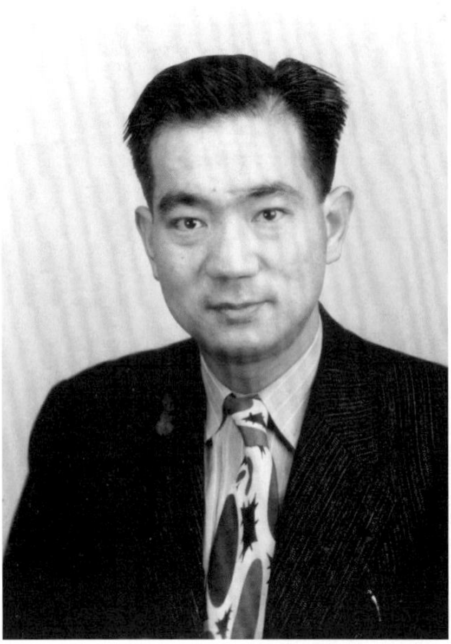

1948 年回国时期 1

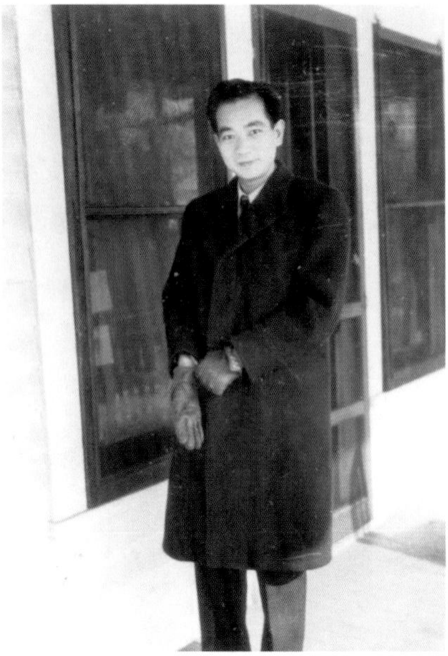

1948 年回国时期 2

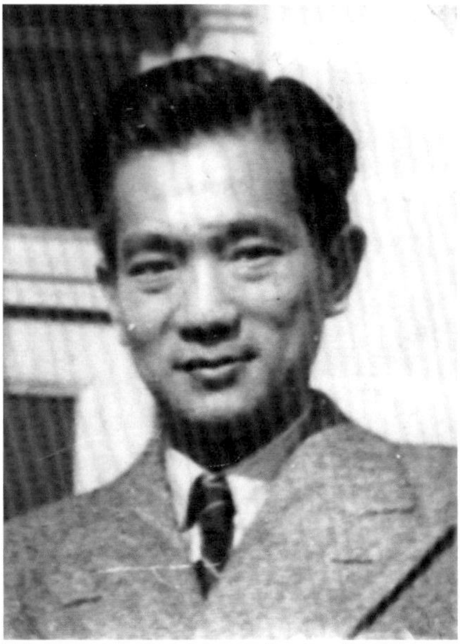

1948 年回国时期 3

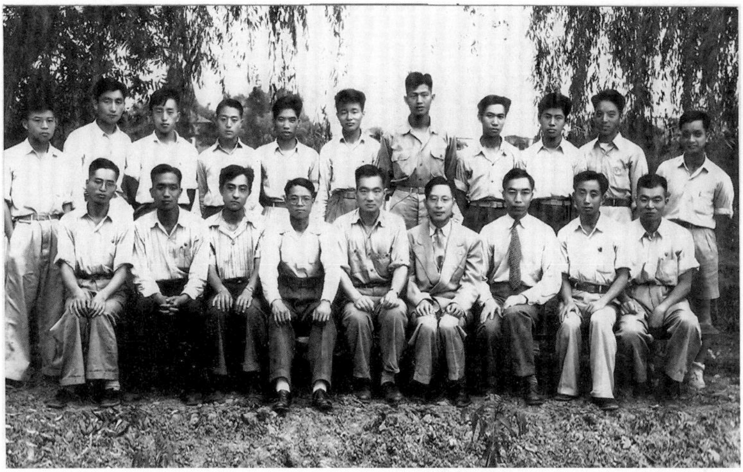

1949 年 5 月原中央大学农业工程系首届毕业生与教师合影
（第 1 排左 5 为崔老师）

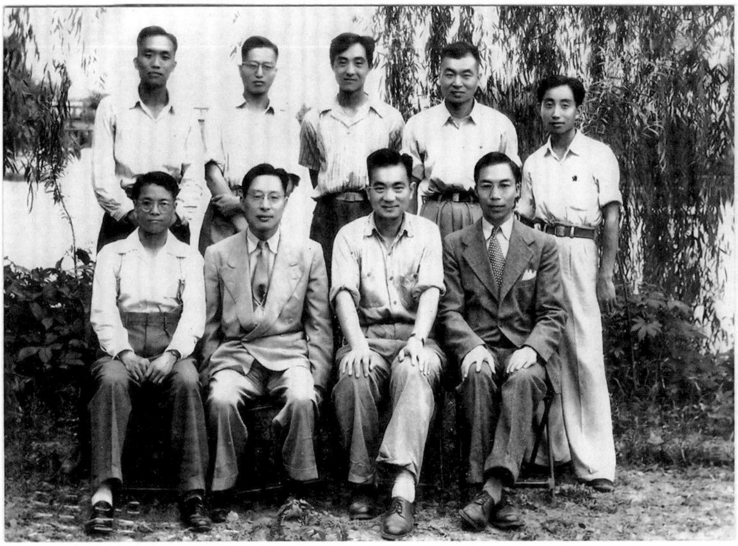

1949 年 5 月原中央大学农业工程系首届毕业生与教师合影
（前左起：钱继章、吴起亚、崔引安、高良润四位老师，
后左起：李振宇、沈克润、卢德宇、李自华、胡中五位毕业生）

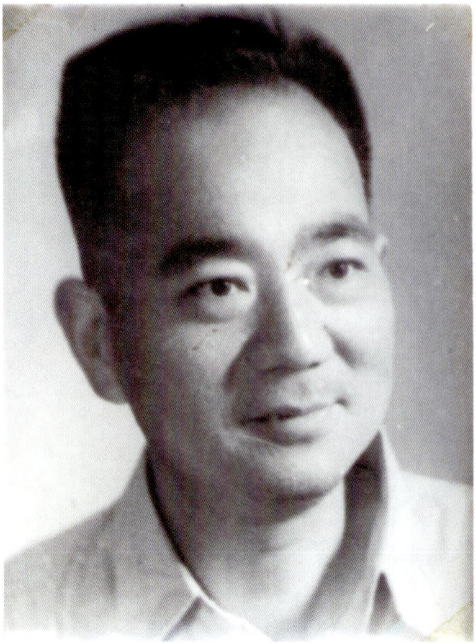

20 世纪 50 年代在长春吉林工大期间 1

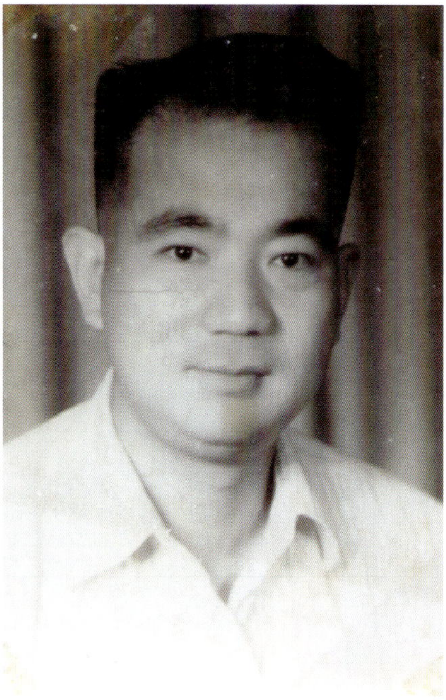

20 世纪 50 年代在长春吉林工大期间 2

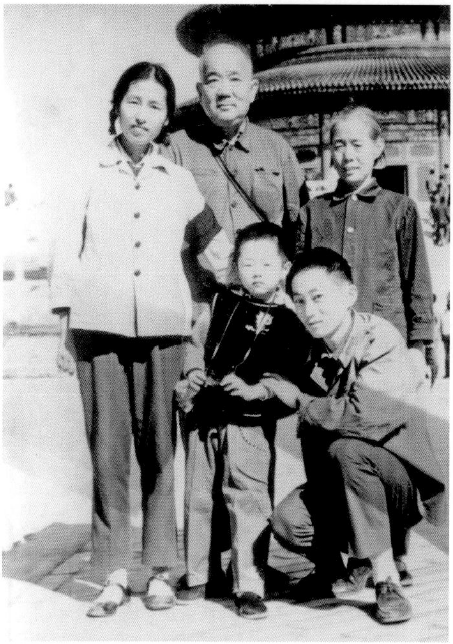

1977 年，后排为崔老师、师母，前排左起为杨卓敏（二儿媳）、崔杨（孙子）、崔茂东（四子）

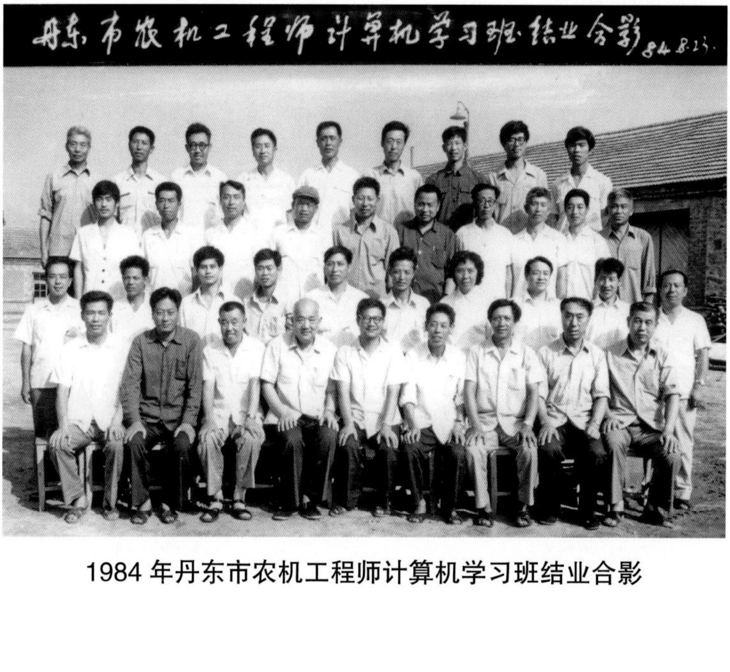

1984 年丹东市农机工程师计算机学习班结业合影

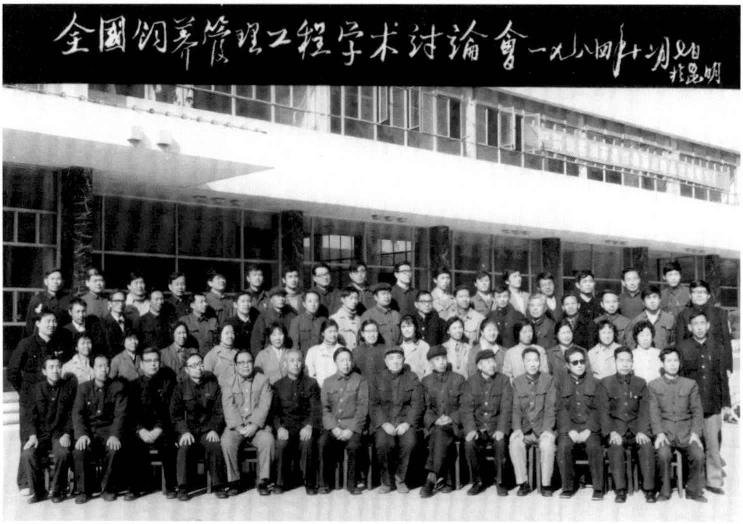

1984 年全国饲养管理工程学术讨论会（昆明）

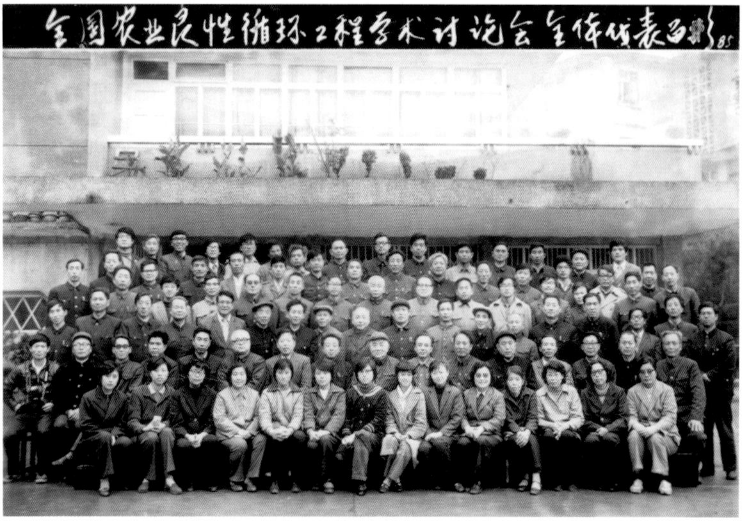

1985 年全国农业良性循环工程学术讨论会

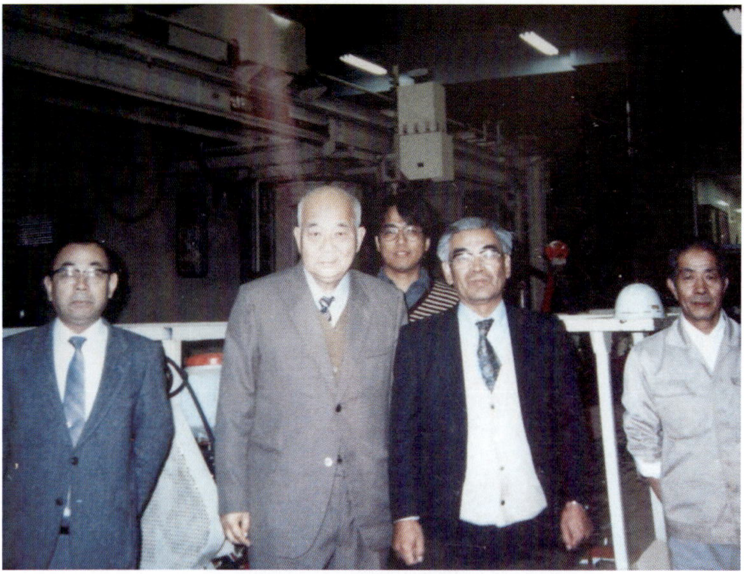

1986 年访问日本时参观筑波农业综合研究所

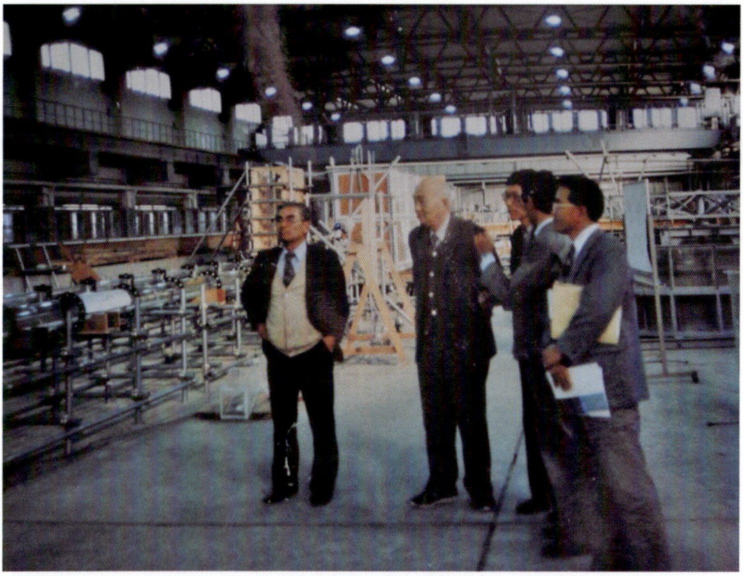

1986 年访问日本时参观筑波畜产研究所

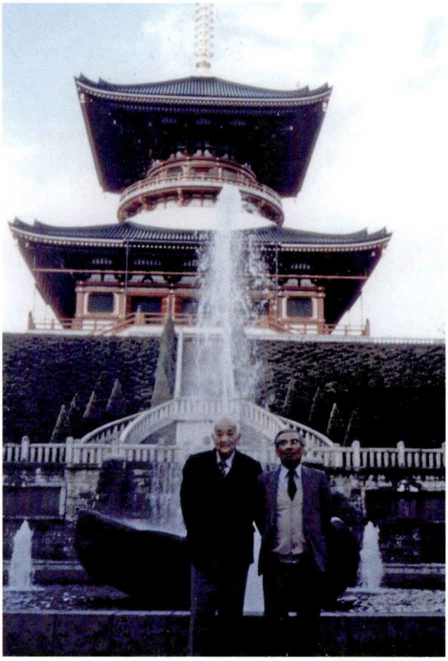

1986 年访问日本时日本筑波大学相原良安教授陪同参观游览

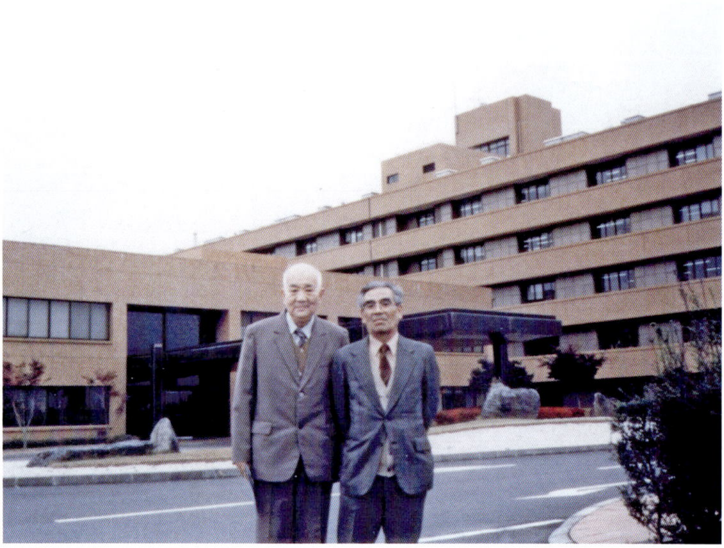

1986 年访问日本时与日本筑波大学相原良安教授合影

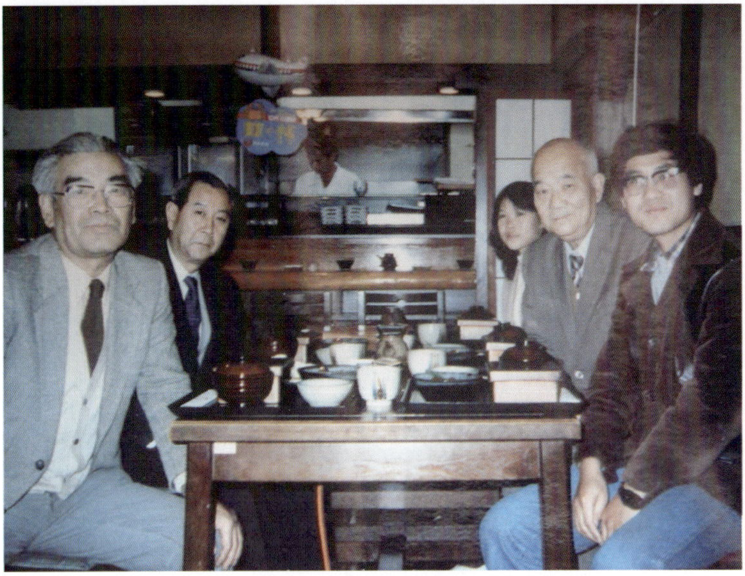

1986 年访问日本时为崔老师举行的小型欢迎晚宴
（左起为：相原良安教授、船田周教授、陈青云爱人胡源西、崔老师、陈青云）

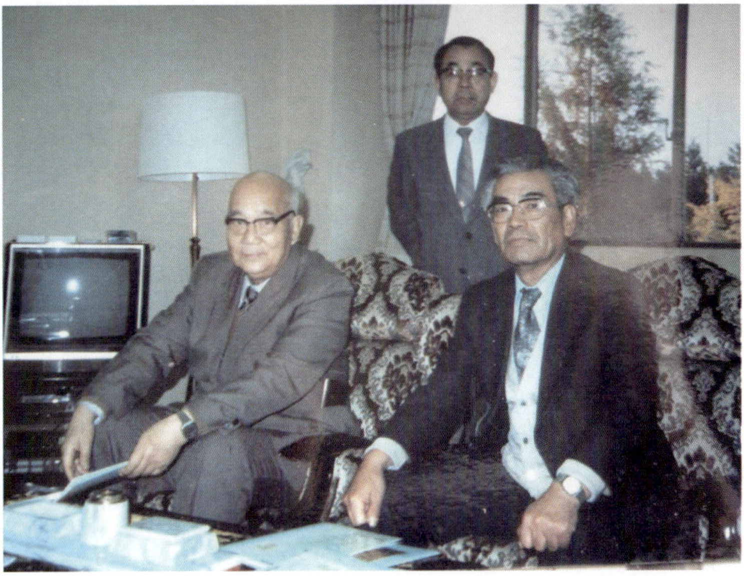

1986 年访问日本时作客相原教授家（站立者为王鼎盛教授）

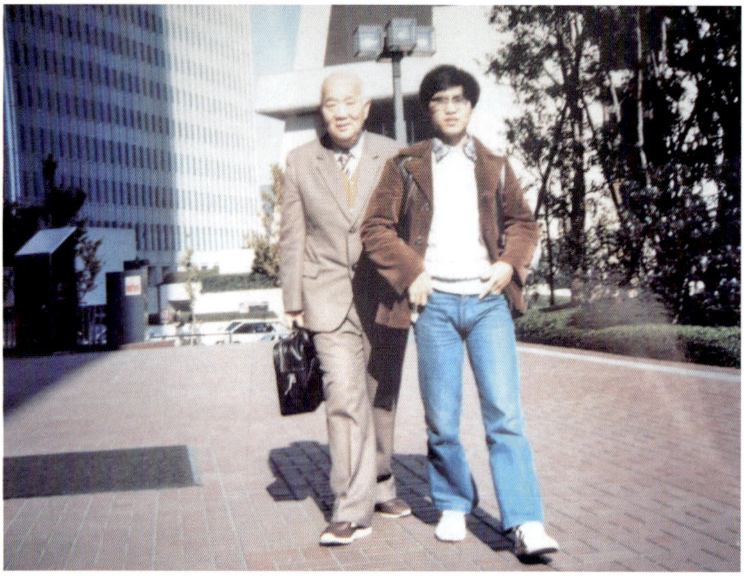

1986 年访问日本时陈青云陪同崔老师漫步在东京街头

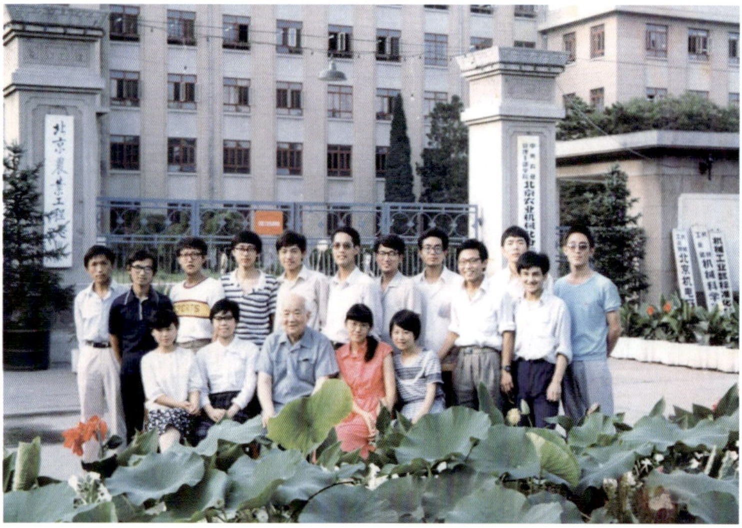

1986 年夏 83 级同学袁巧霞毕业留影

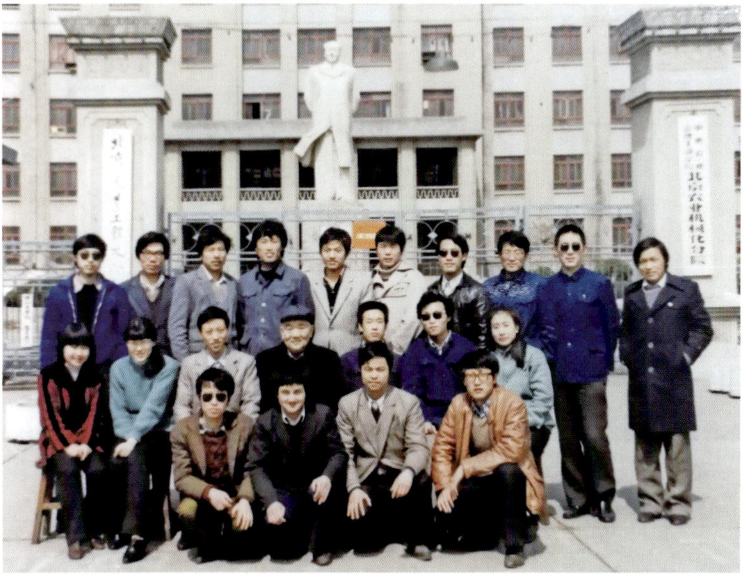

1986 年崔先生与他指导的在读研究生在校门口合影

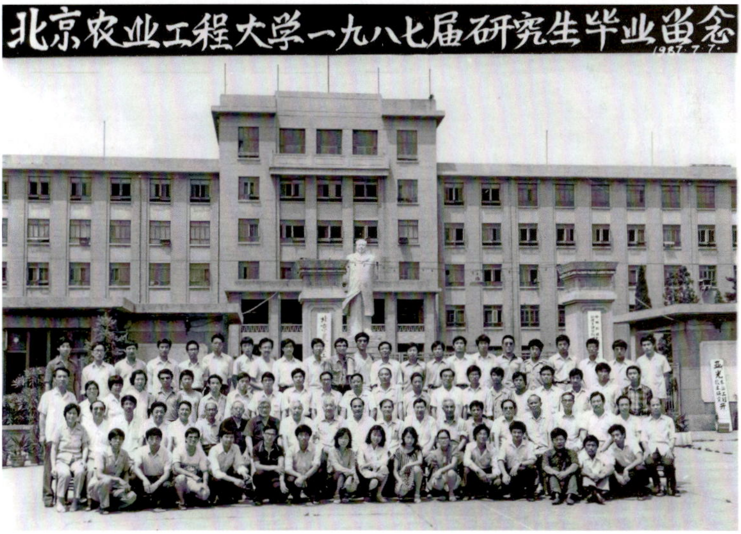

1987 年北京农业工程大学 1987 届研究生毕业纪念照

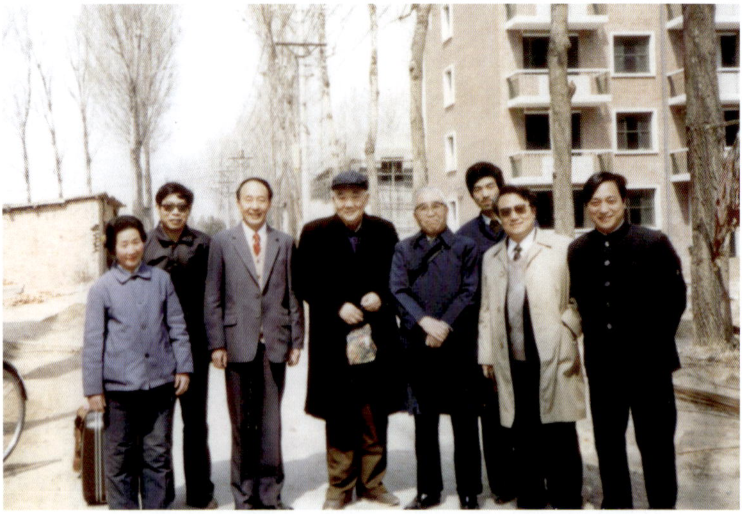

1987 年会见来访的日本北海道大学堂腰纯教授 1

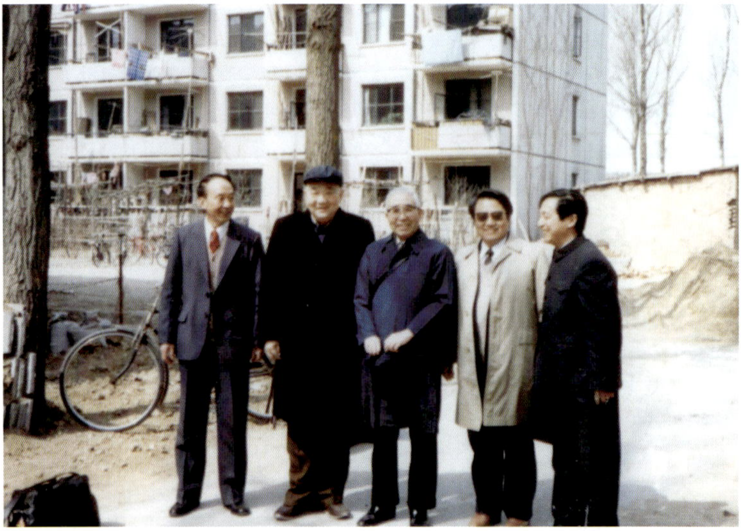

1987 年会见来访的日本北海道大学堂腰纯教授 2

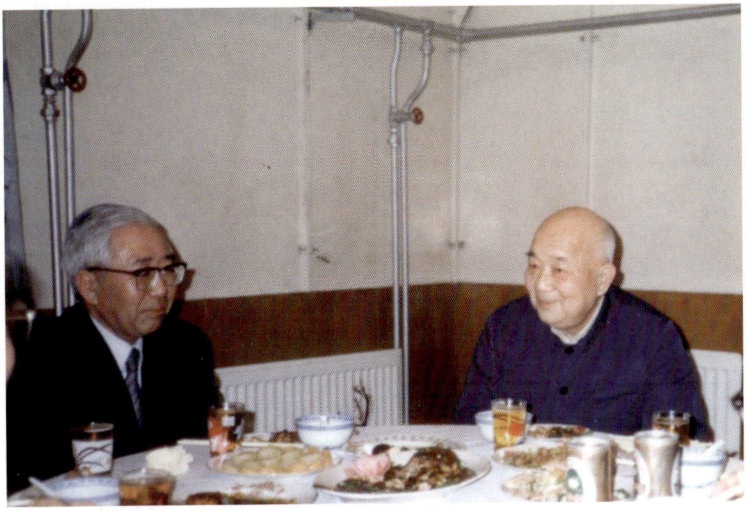

1987 年会见来访的日本北海道大学堂腰纯教授 3

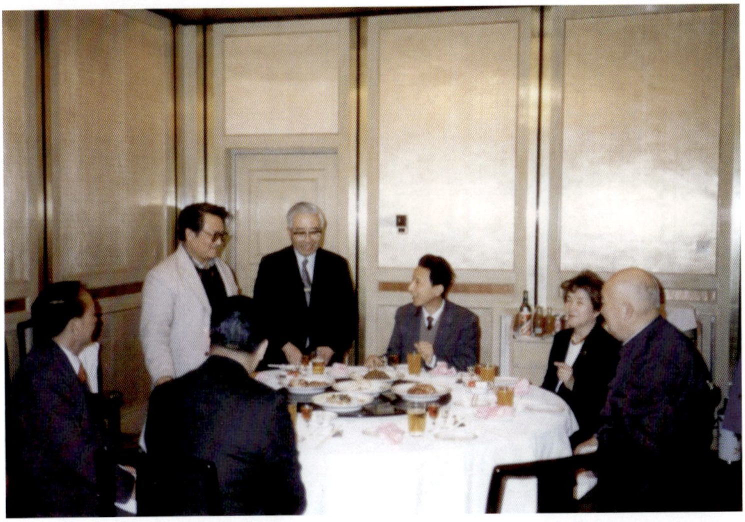

1987 年会见来访的日本北海道大学堂腰纯教授 4

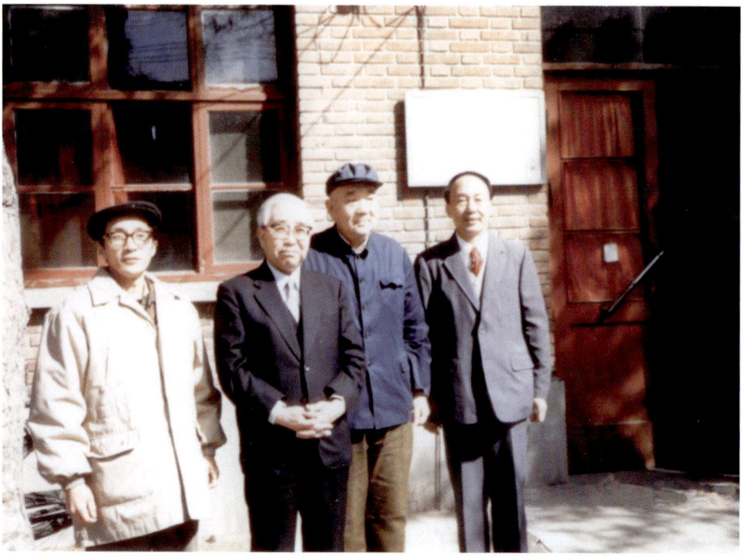

1987 年陪同来访的日本北海道大学堂腰纯教授参观水院实验室

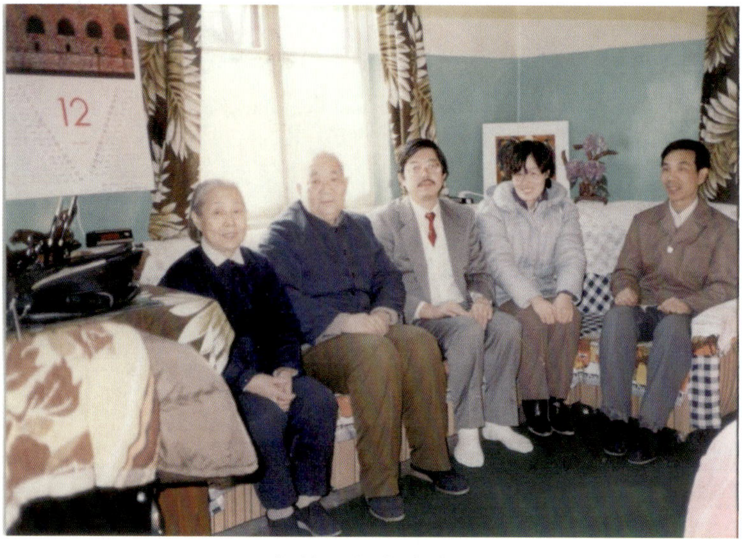

1988 年徐刚毅在崔先生家里

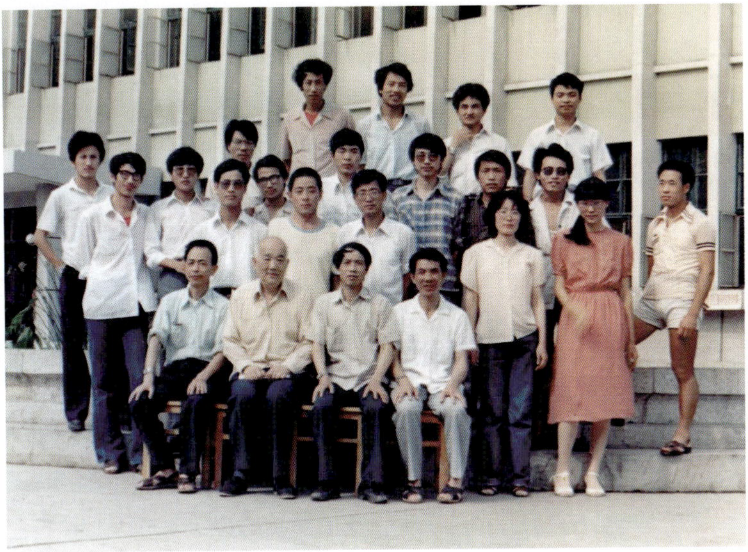

1988 年与研究生弟子在一起

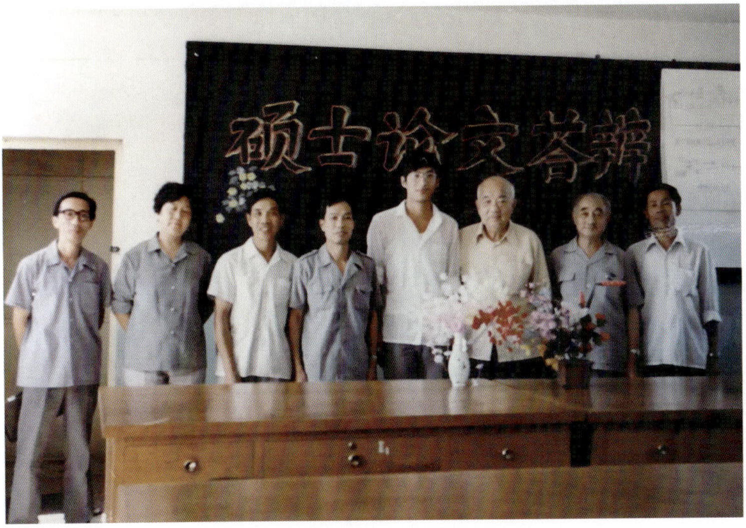

1988 年滕光辉硕士论文答辩会

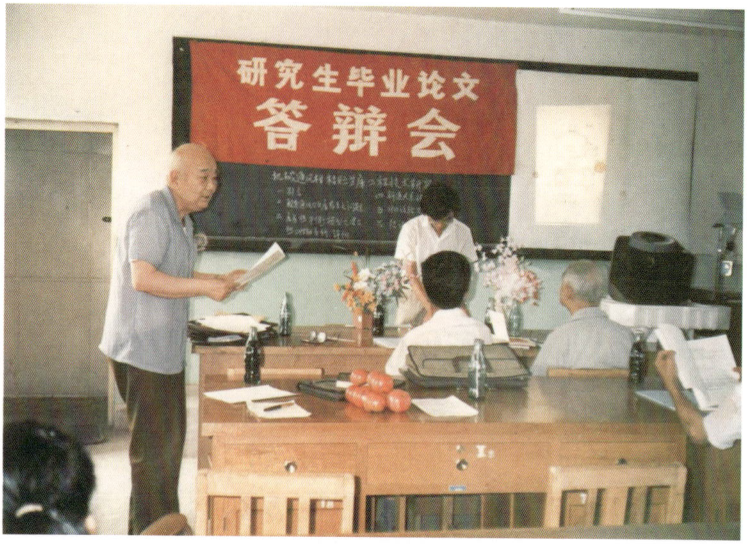

1989 年在郑广庆学位论文答辩会上 1

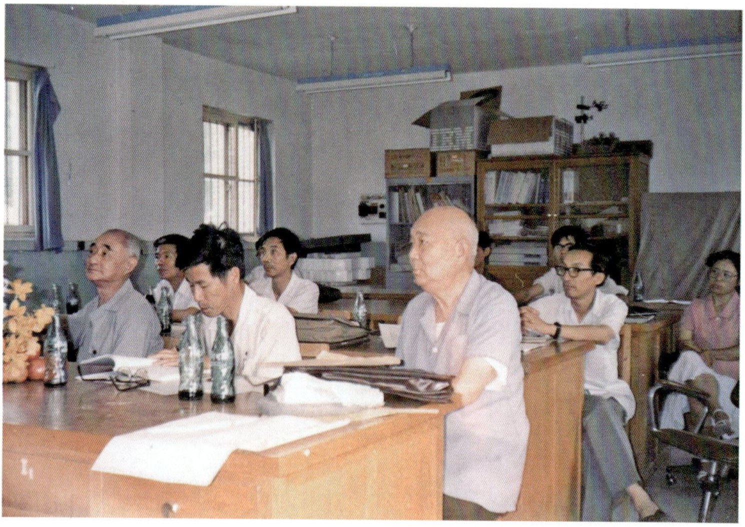

1989 年在郑广庆学位论文答辩会上 2

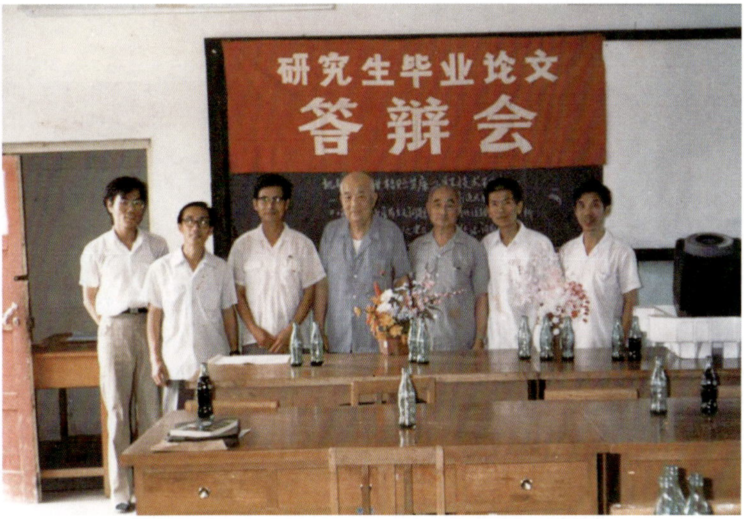

1989 年郑广庆毕业答辩后与答辩委员合影

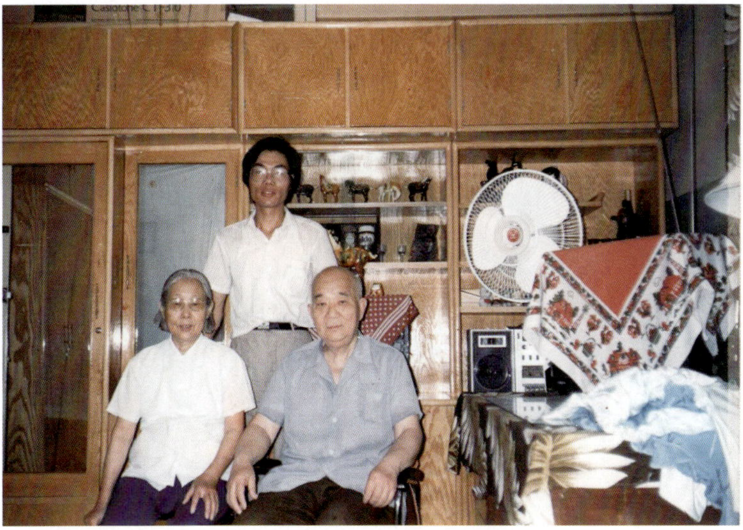

1989 年郑广庆毕业时与导师合影

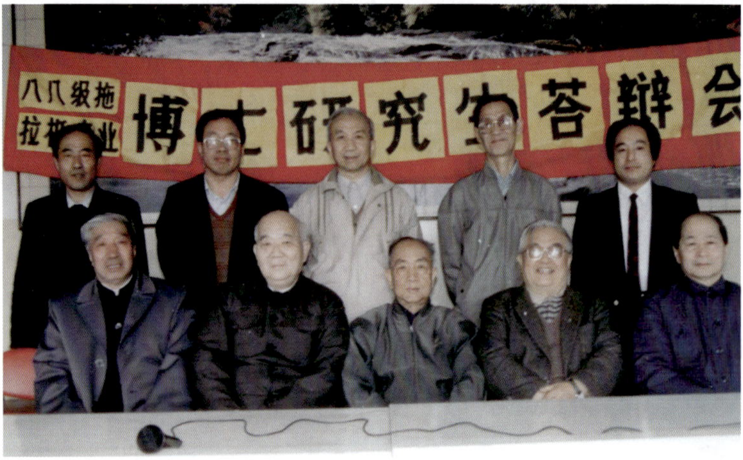

20 世纪 90 年代参加农机专业博士论文答辩会 1

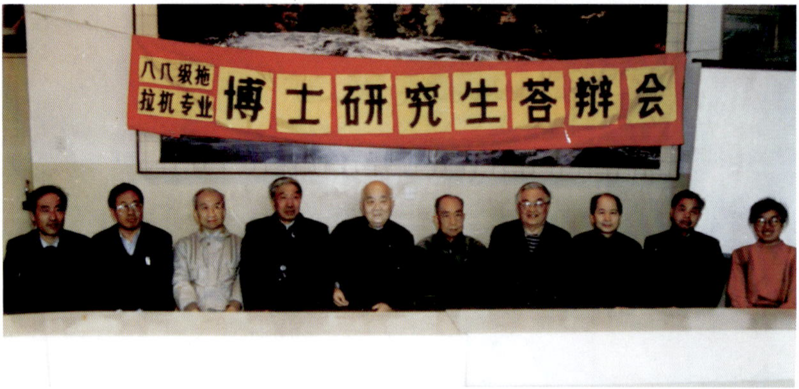

20 世纪 90 年代参加农机专业博士论文答辩会 2

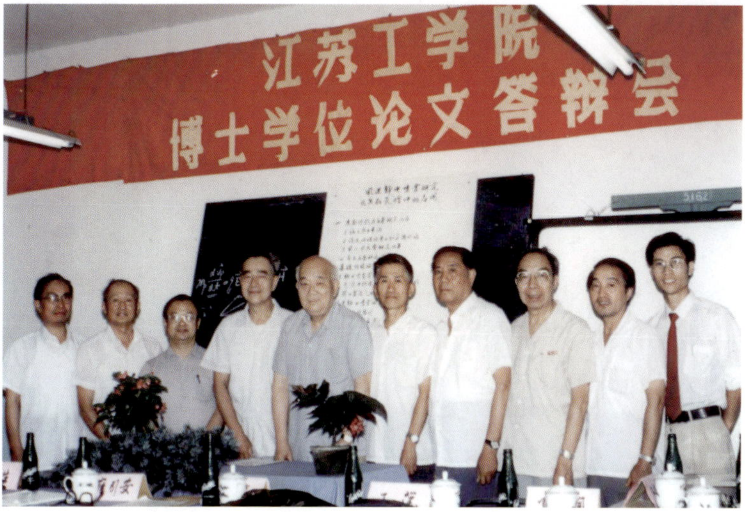

20 世纪 90 年代参加农机专业博士论文答辩会 3

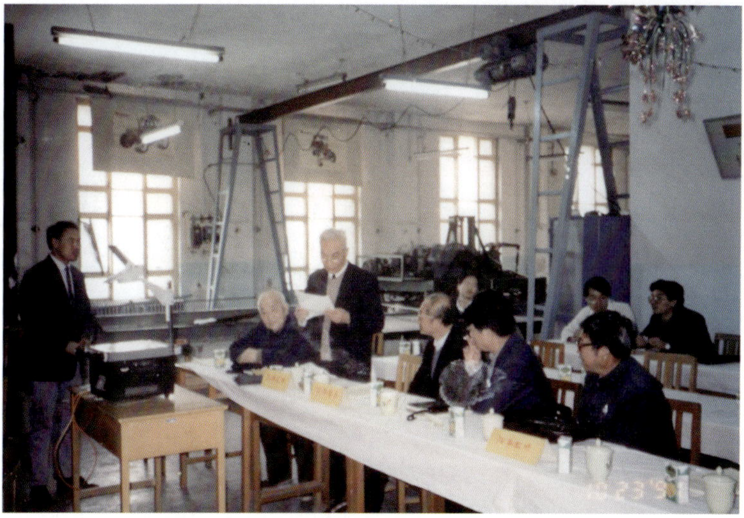

20 世纪 90 年代参加农机专业博士论文答辩会 4

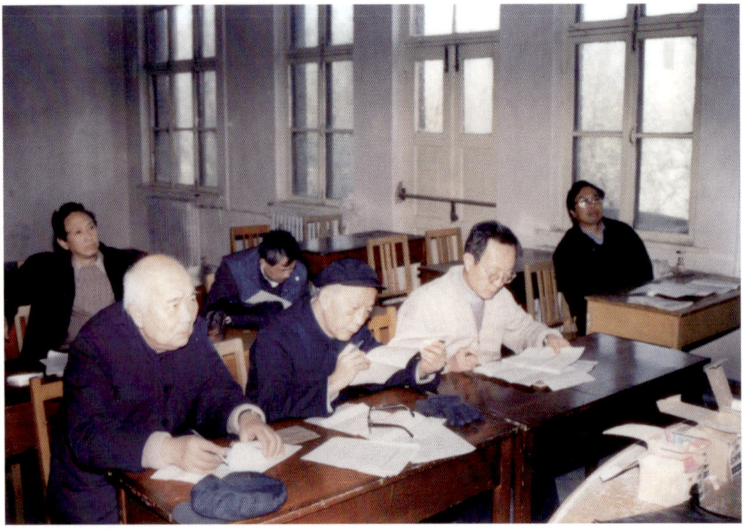

20 世纪 90 年代参加研究生论文答辩会 1

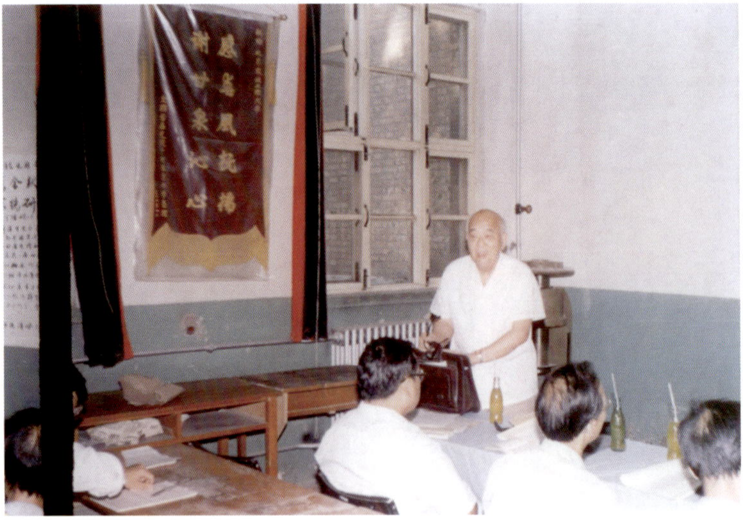

20 世纪 90 年代参加研究生论文答辩会 2

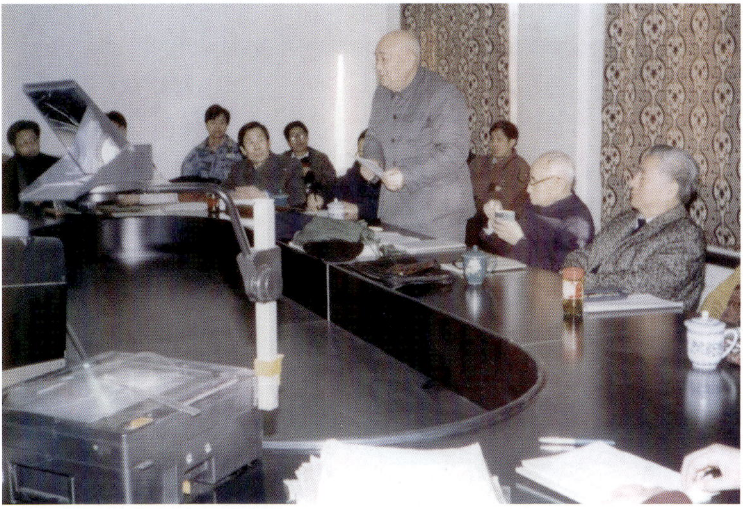

20 世纪 90 年代参加研究生论文答辩会 3

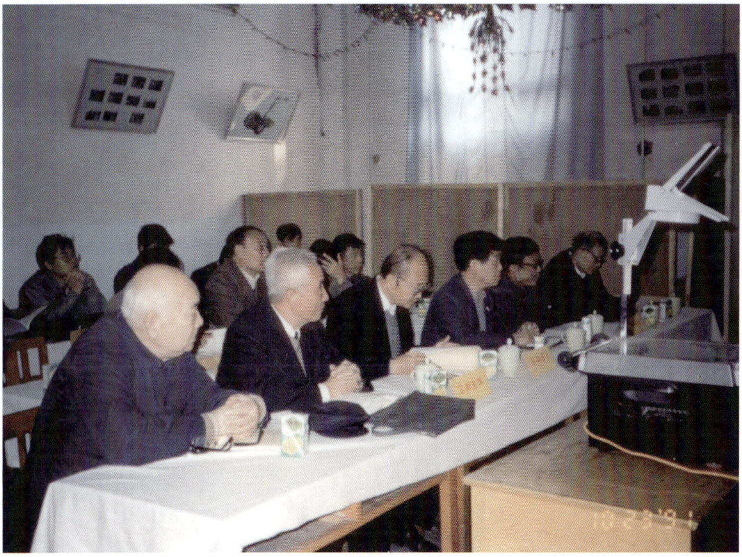

20 世纪 90 年代参加研究生论文答辩会 4

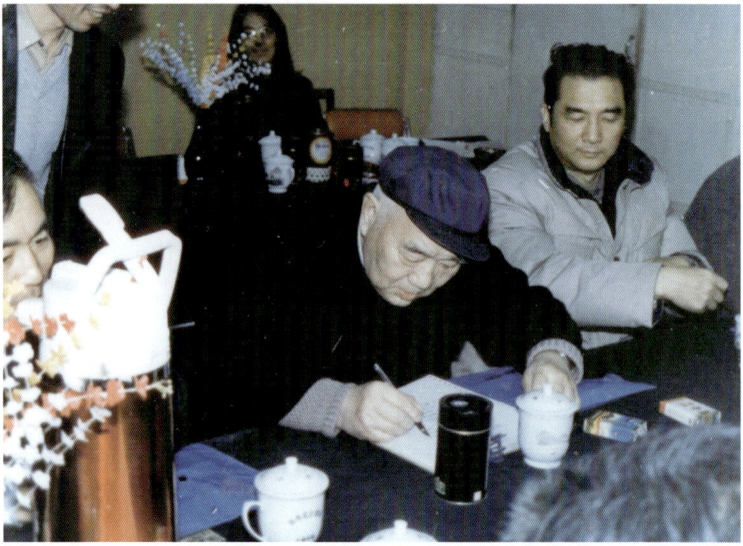

20 世纪 90 年代参加研究生论文答辩会 5

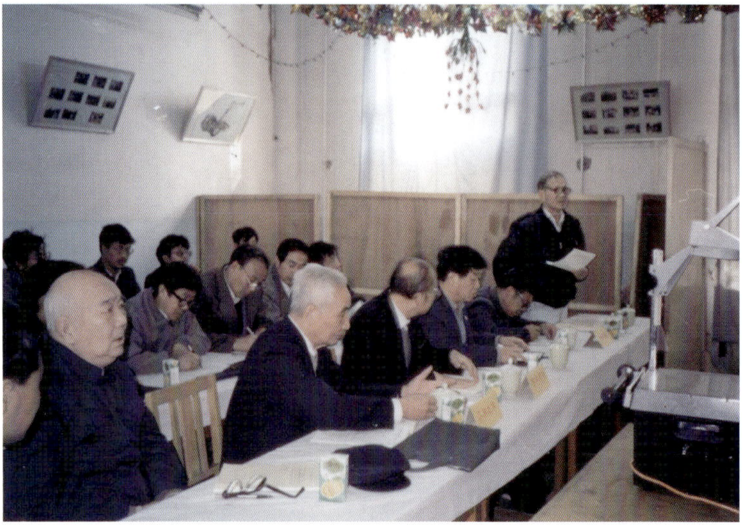

20 世纪 90 年代参加研究生论文答辩会 6

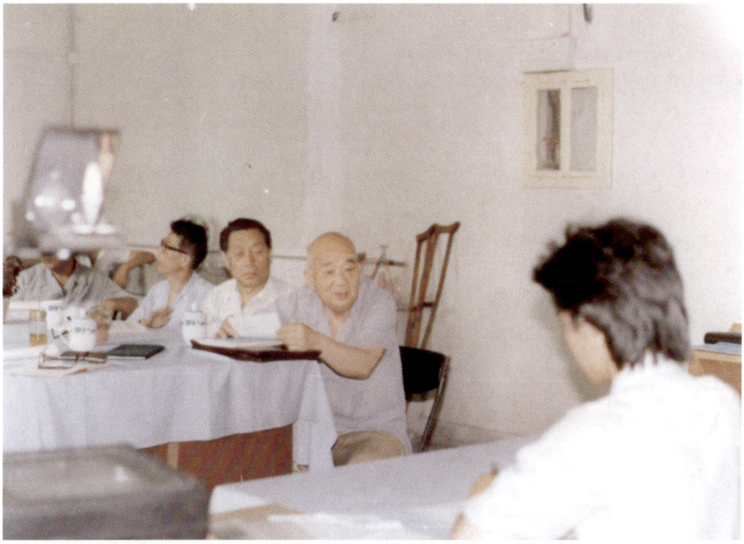

20 世纪 90 年代参加研究生论文答辩会 7

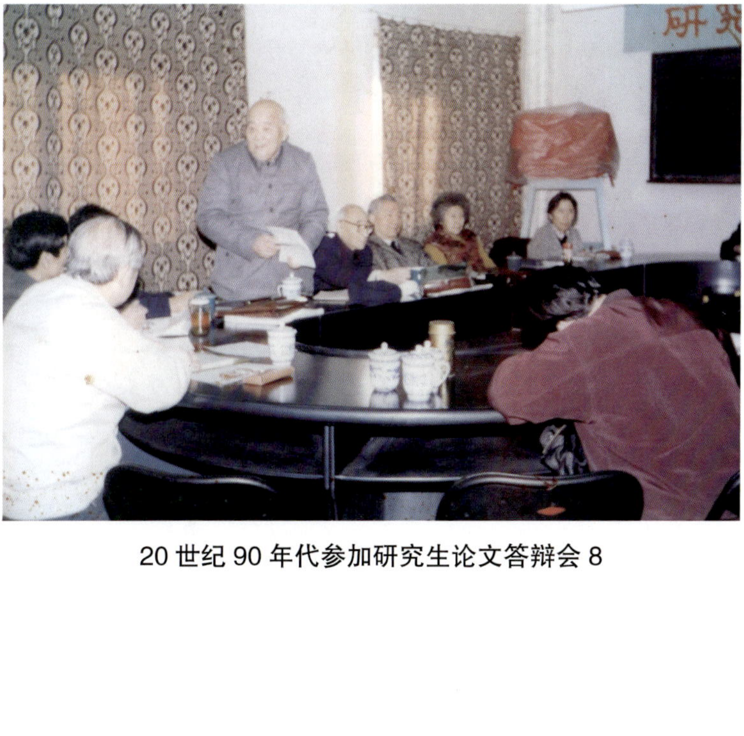

20 世纪 90 年代参加研究生论文答辩会 8

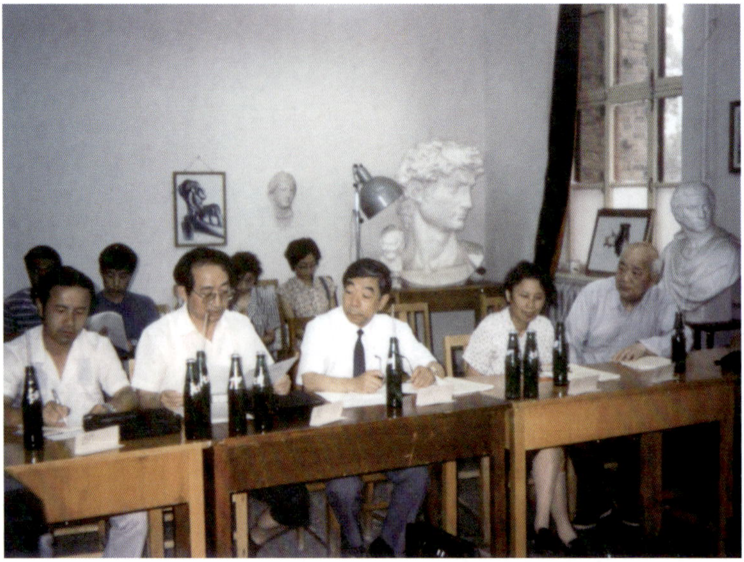

20 世纪 90 年代参加研究生论文答辩会 9

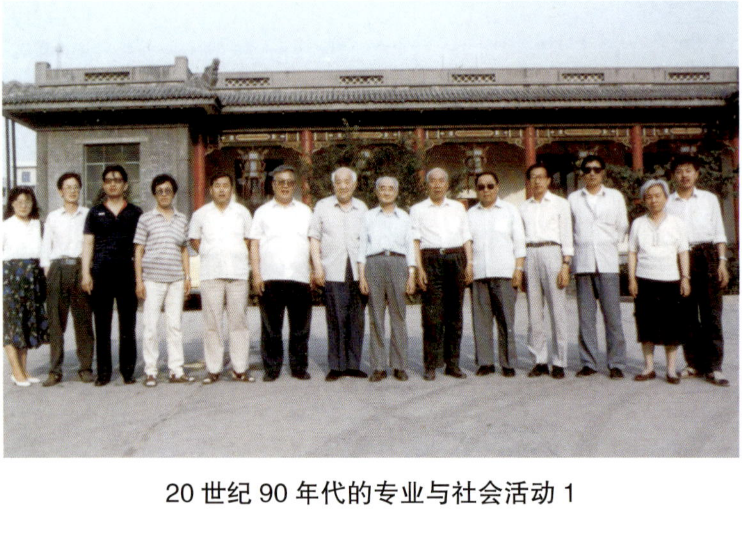

20 世纪 90 年代的专业与社会活动 1

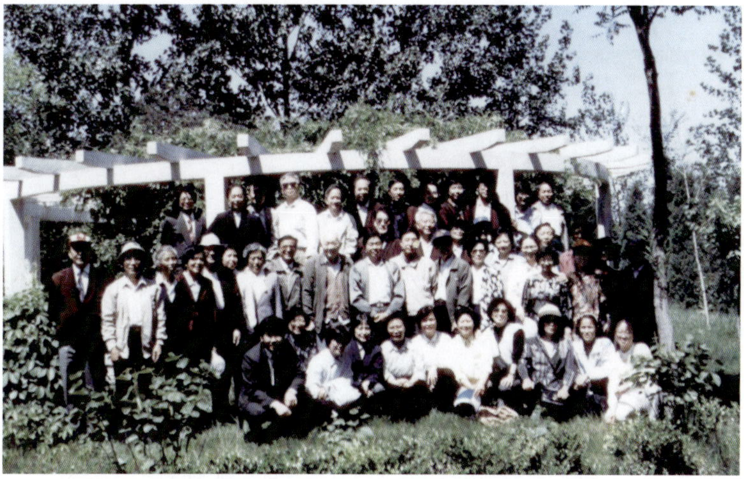

20 世纪 90 年代的专业与社会活动 2

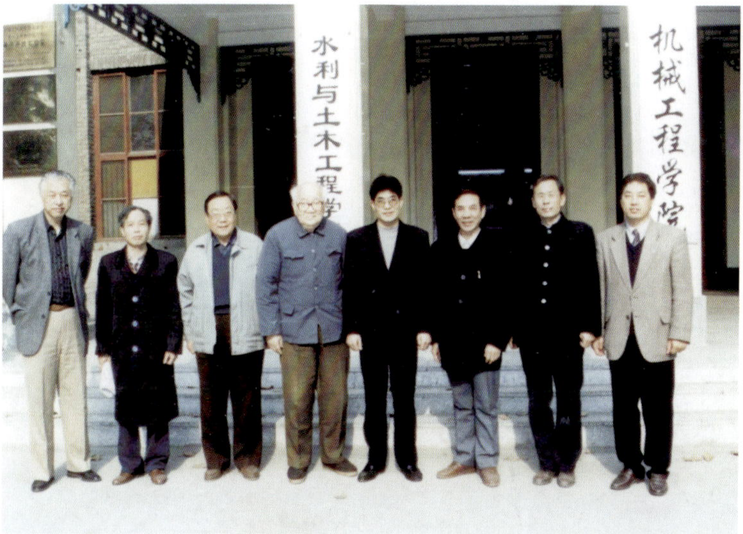

20 世纪 90 年代的专业与社会活动 3

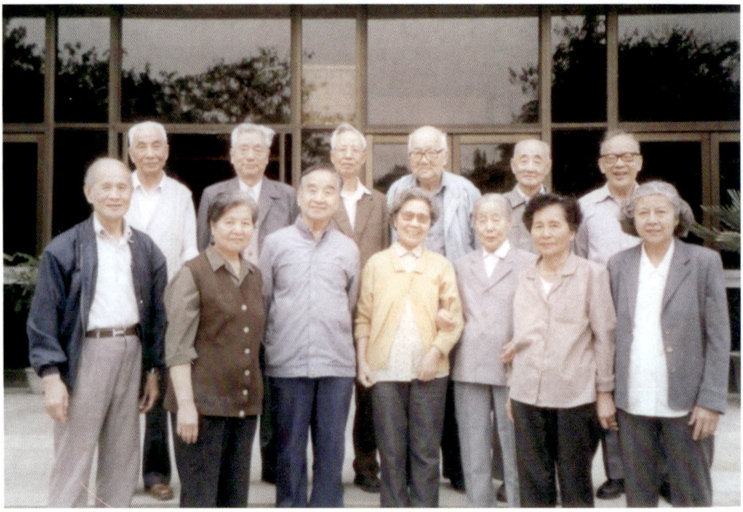

20 世纪 90 年代的专业与社会活动 4

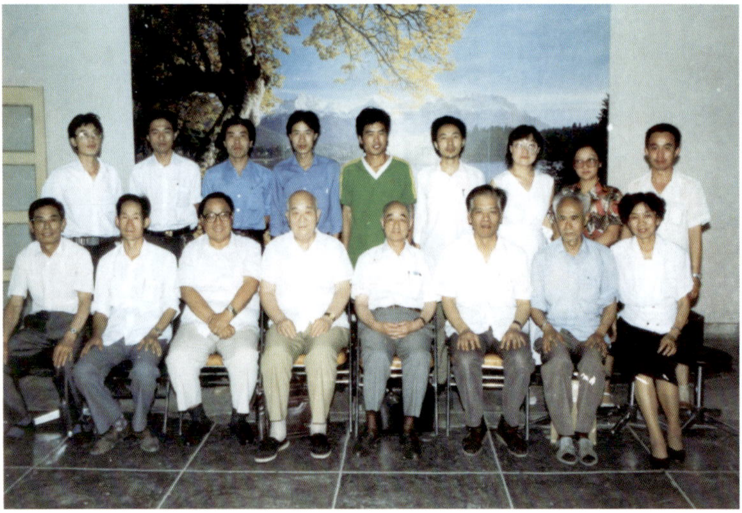

20 世纪 90 年代的专业与社会活动 5

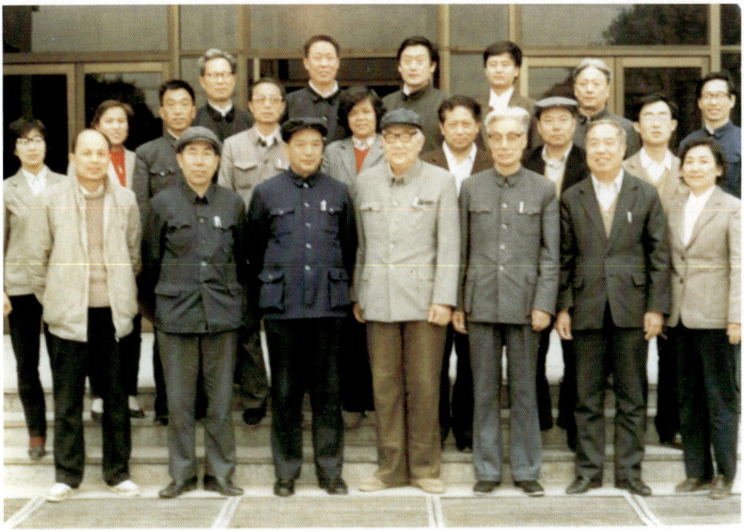

20 世纪 90 年代的专业与社会活动 6

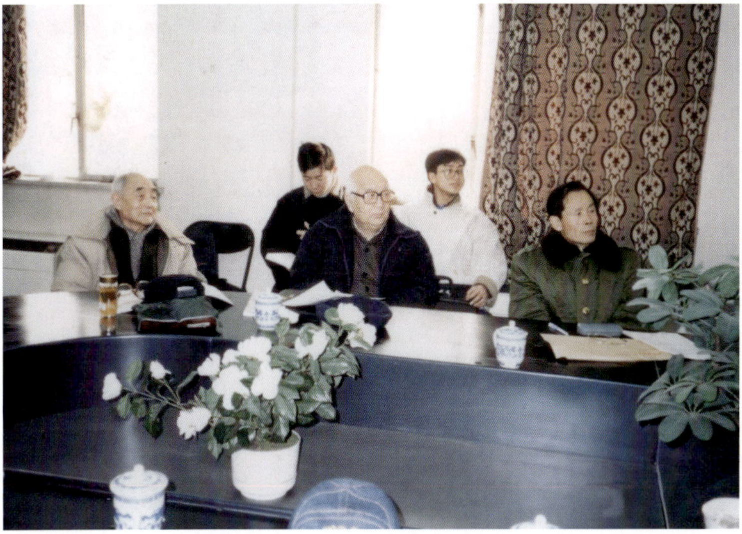

20 世纪 90 年代的专业与社会活动 7

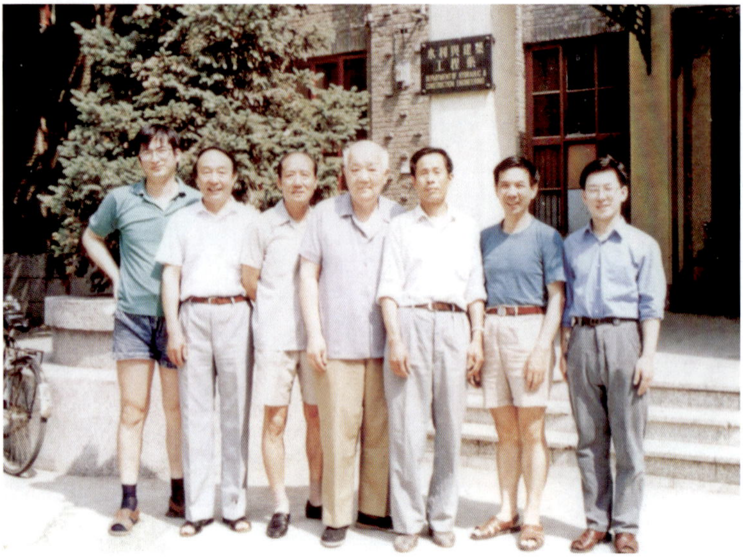

20 世纪 90 年代的专业与社会活动 8

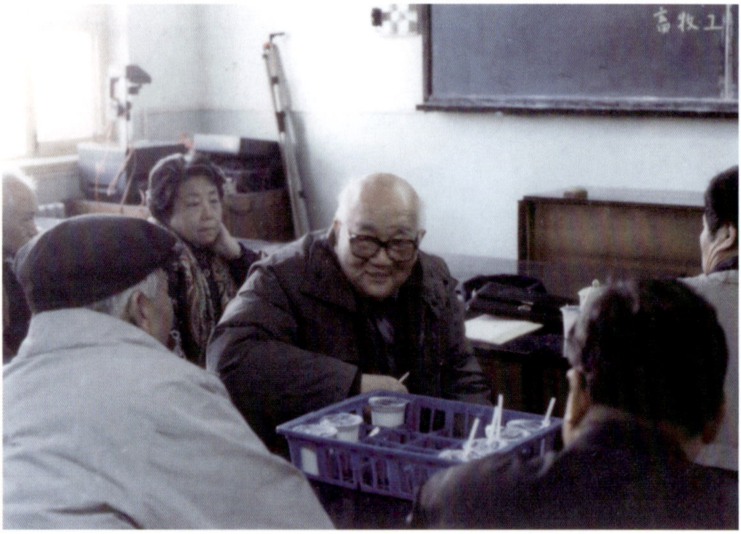

20 世纪 90 年代的专业与社会活动 9

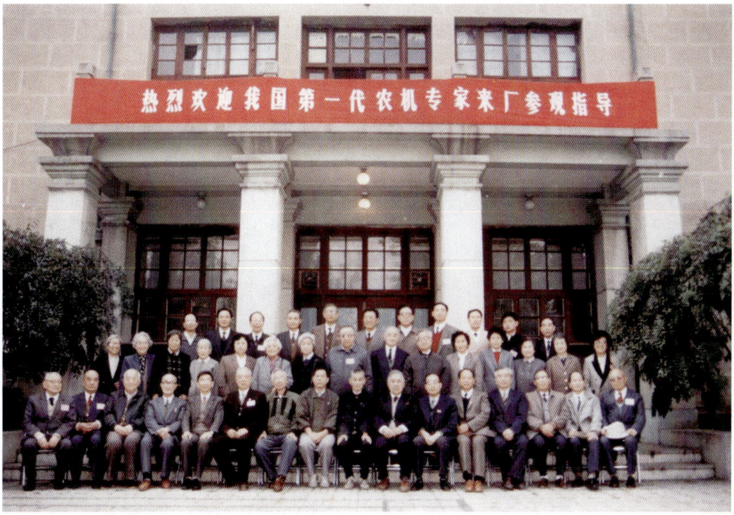

20 世纪 90 年代作为老一辈农机专家受邀考察农机企业 1
（前排左起第三为崔老师）

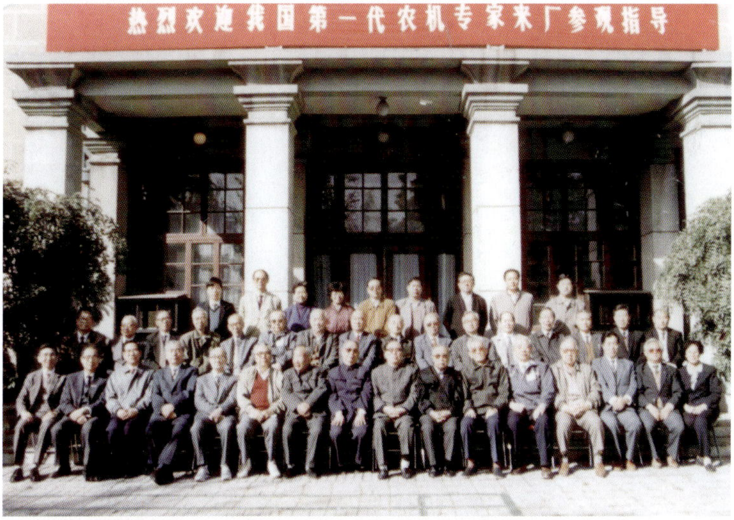

20 世纪 90 年代作为老一辈农机专家受邀考察农机企业 2
（中排左起第七为崔老师）

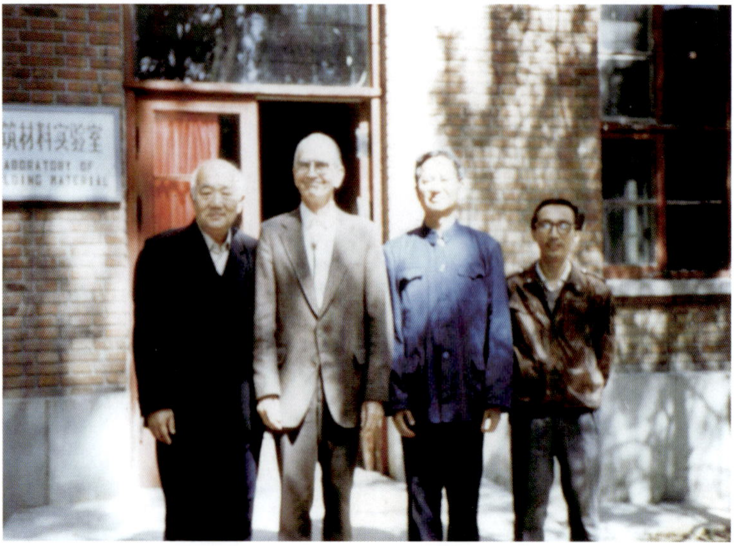

20 世纪 90 年代接待访问中国农业大学的外国专家

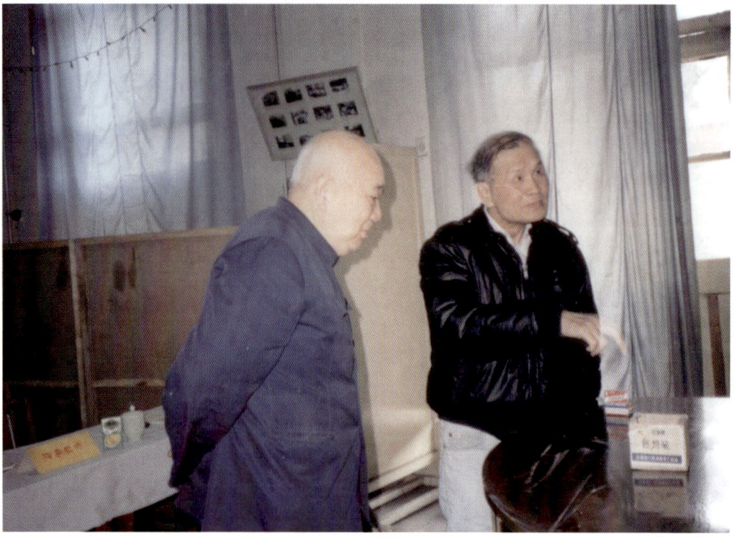

20 世纪 90 年代研究生论文答辩会中与曾德超教授在一起

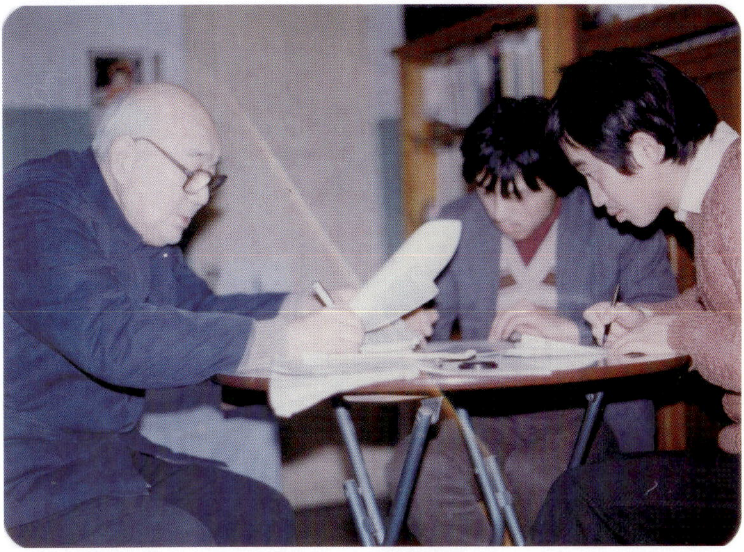

20 世纪 90 年代指导研究生

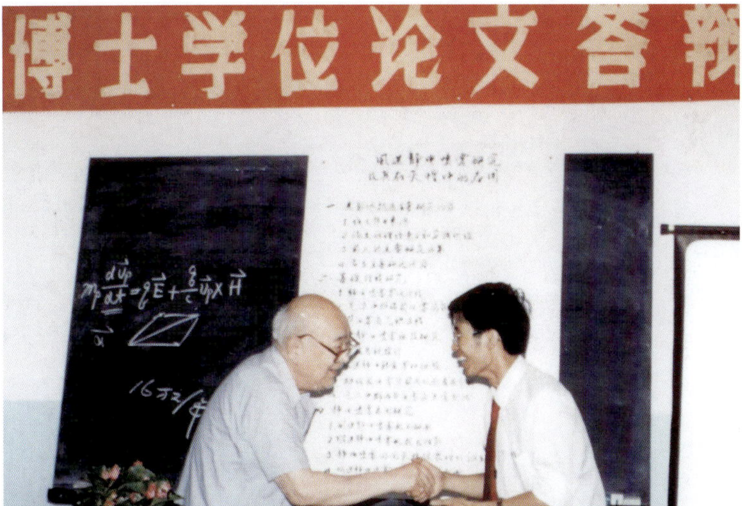

20 世纪 90 年代祝贺农机专业研究生顺利通过博士论文答辩

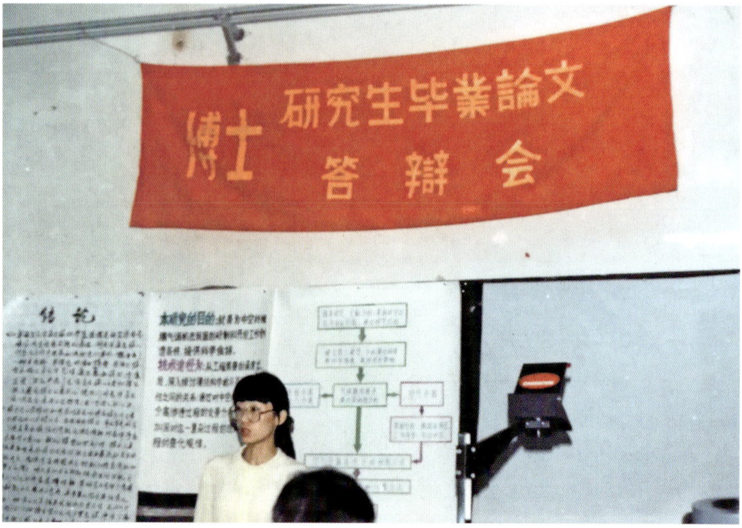

1990 年韩鲁佳在博士论文答辩会上

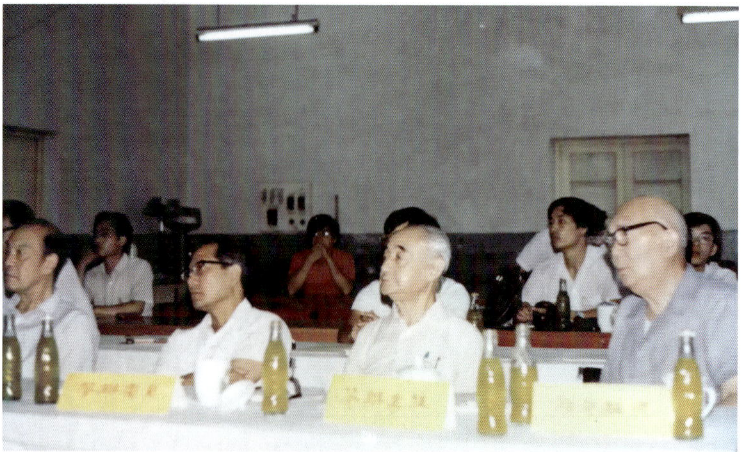

1990 年韩鲁佳博士论文答辩会，崔先生与答辩委员会成员
（左一周山涛教授，左三张季高教授）

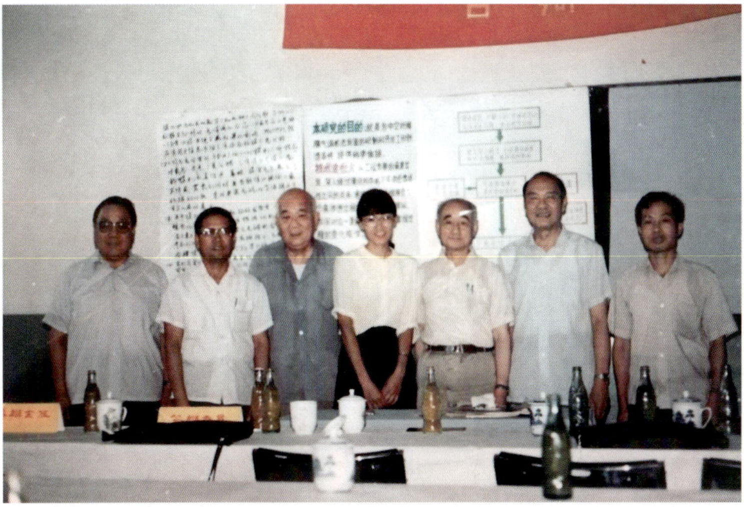

1990 年韩鲁佳博士论文答辩会

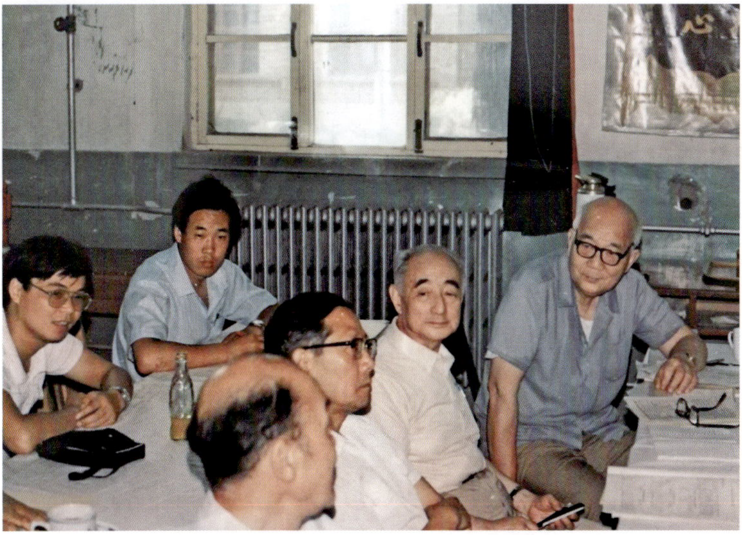

1990 年韩鲁佳博士论文答辩中

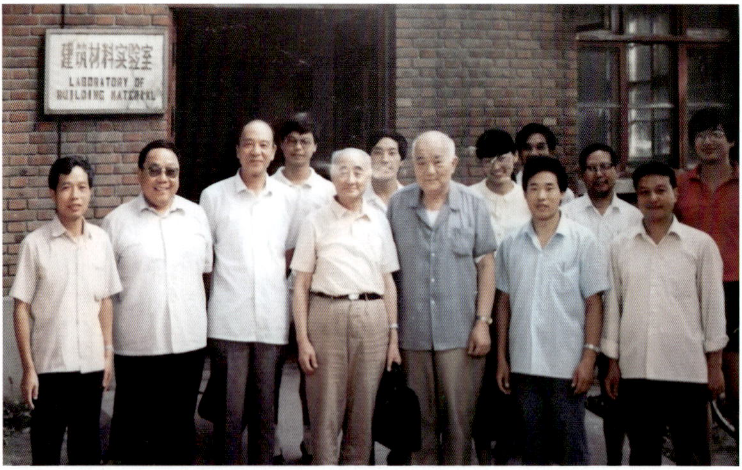

1990 年周长吉、朱松明、韩鲁佳博士论文答辩会后合影

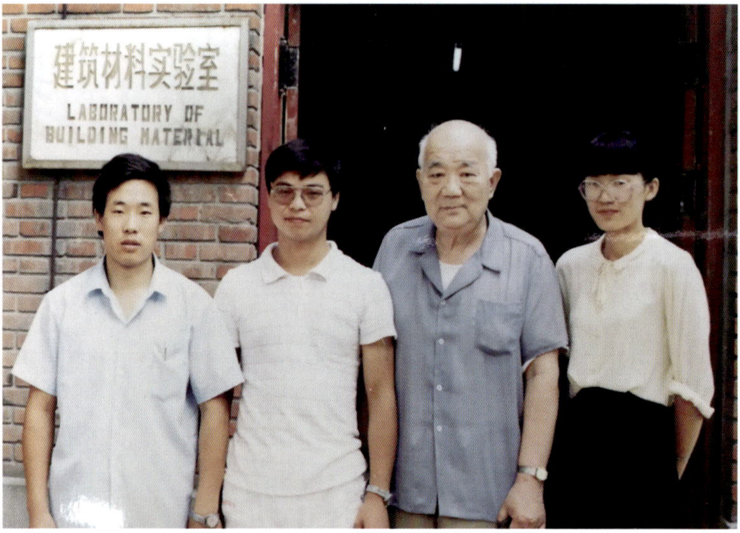

1990 年博士论文答辩后与崔先生合影(左一周长吉,左二朱松明,右一韩鲁佳)

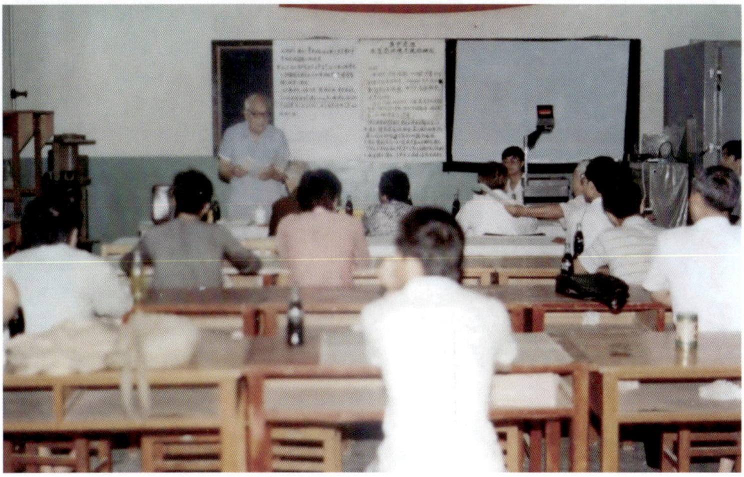

1990 年在朱松明博士论文答辩会上 1

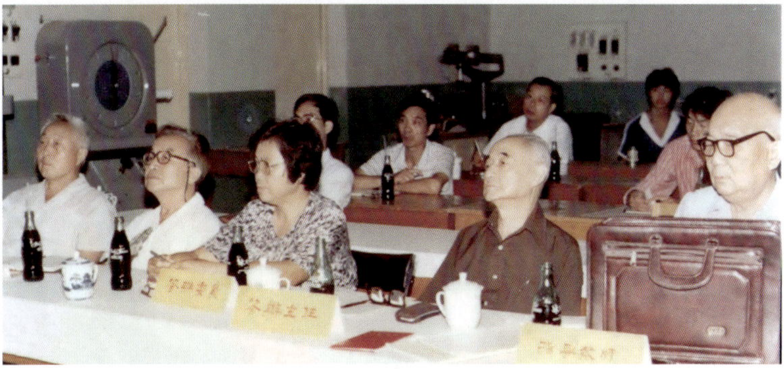

1990 年在朱松明博士论文答辩会上 2

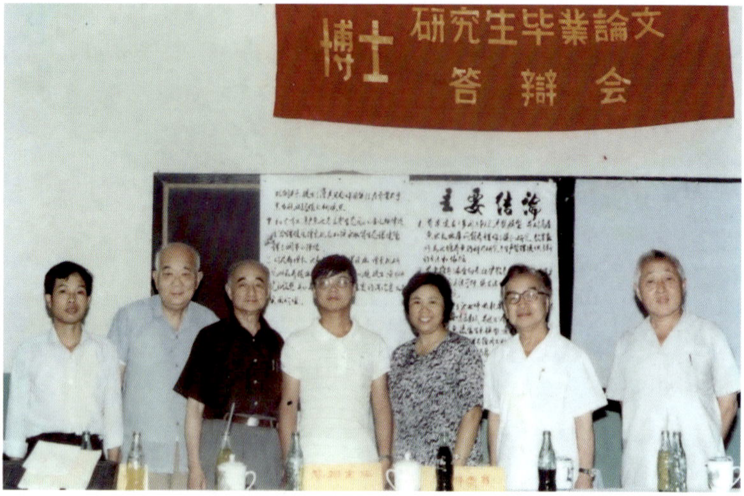

1990 年朱松明博士论文答辩会后与答辩委员合影

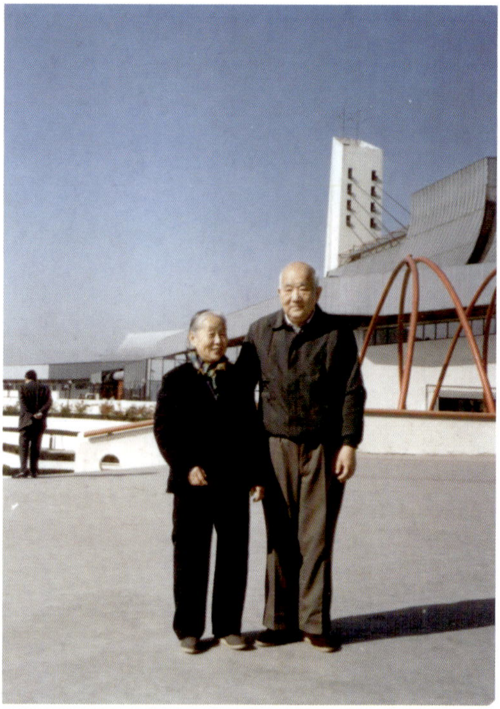

1992 年与老伴游亚运村

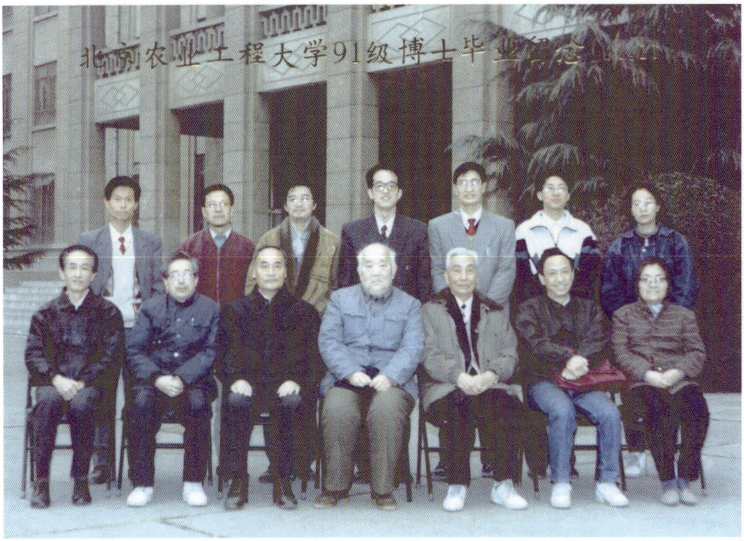

1995 年北京农业工程大学 91 级博士研究生毕业纪念

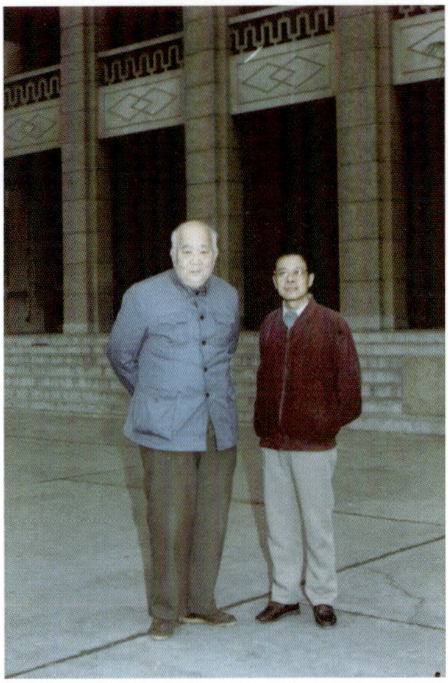

1995 年马承伟与崔老师合影

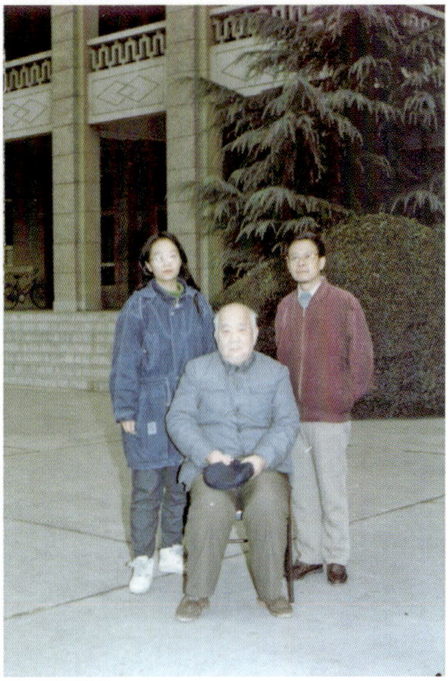

1995 年郭慧卿、马承伟与崔老师合影

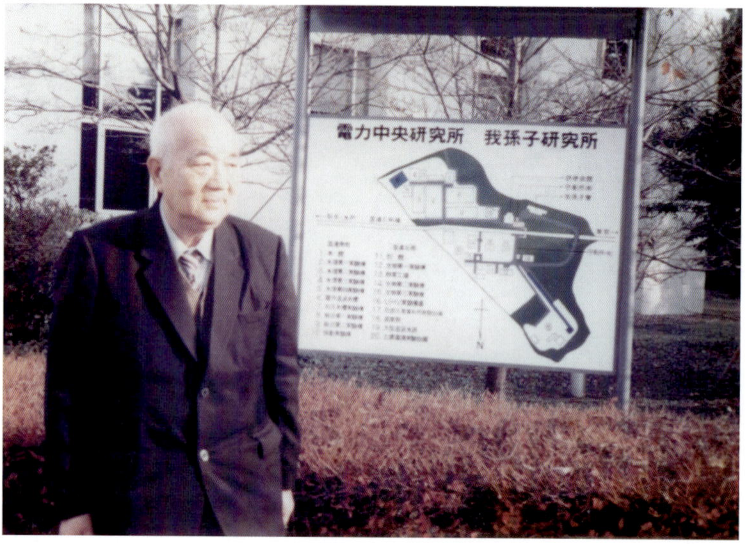

1995 年考察日本研究机构

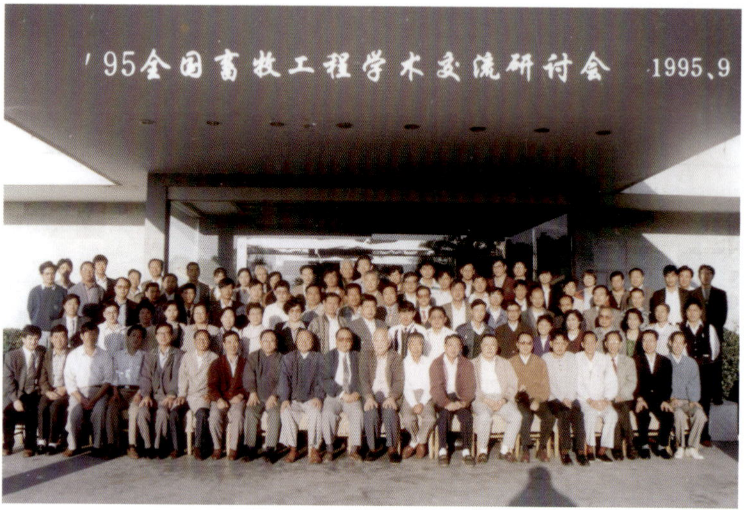

1995 年全国畜牧工程学术交流研讨会

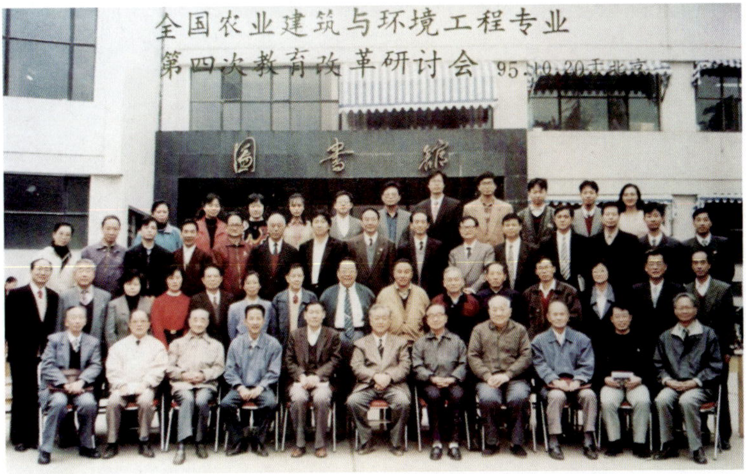

1995 年第四次全国农建专业教育改革研讨会

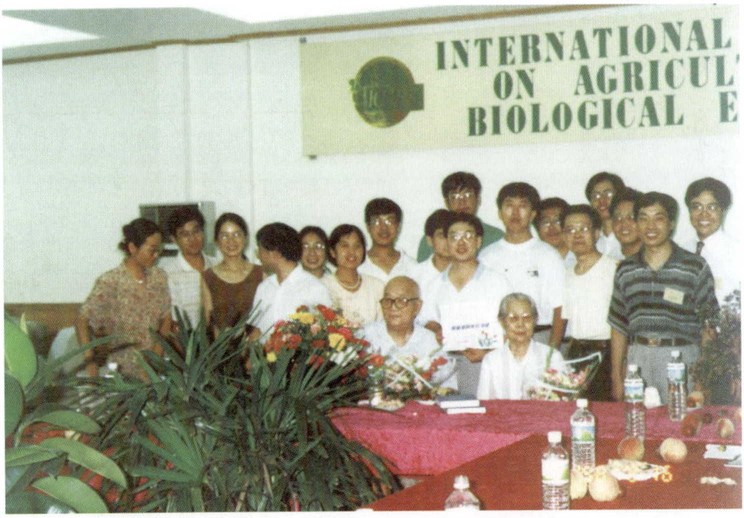

1996 年国际农业生物环境工程学术会议期间与弟子合影 1

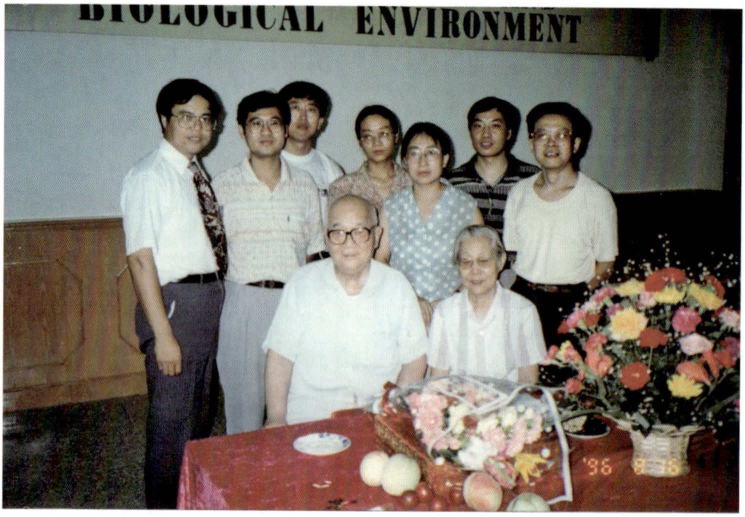

1996 年国际农业生物环境工程学术会议期间与弟子合影 2

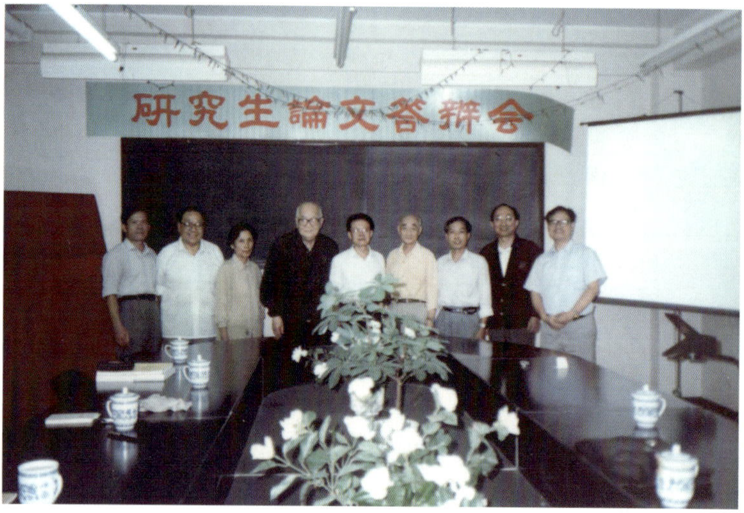

1996 年马承伟博士论文答辩会后与答辩委员合影

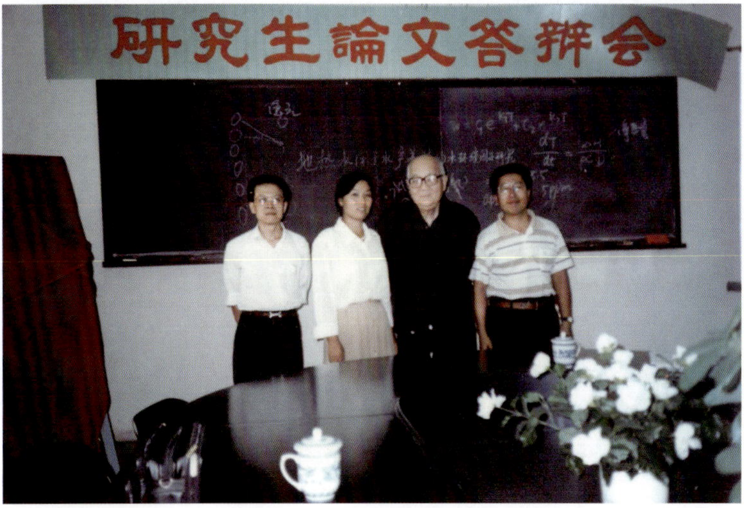

1996 年孙忠富、王红英、马承伟博士毕业答辩会后与导师合影

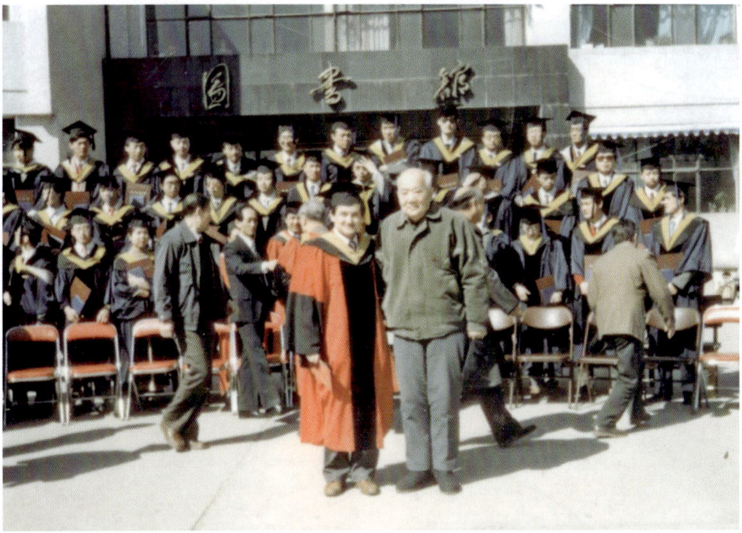

1996 年杨其长在博士学位授予典礼后与导师合影

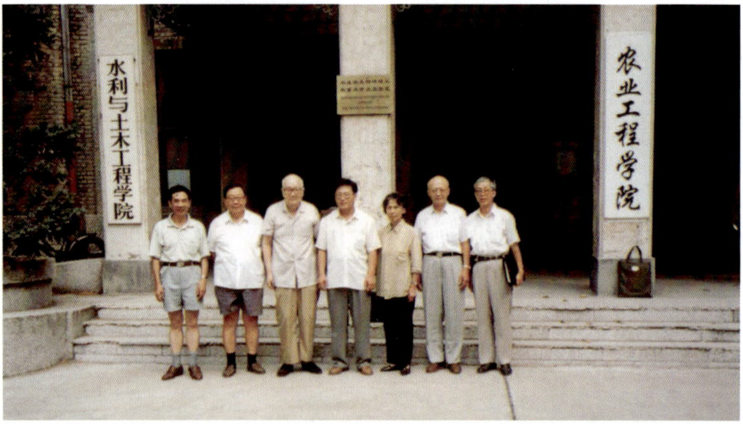

1997 年董仁杰博士论文答辩会后与答辩委员合影

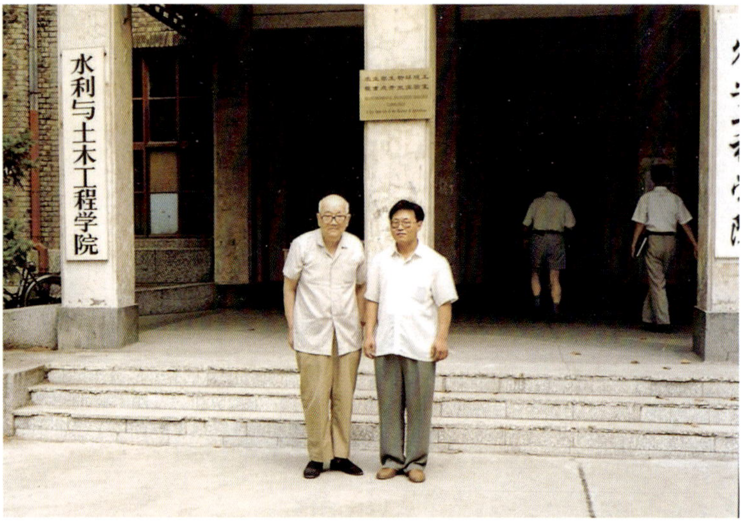

1997 年董仁杰博士论文答辩会后与崔老师合影

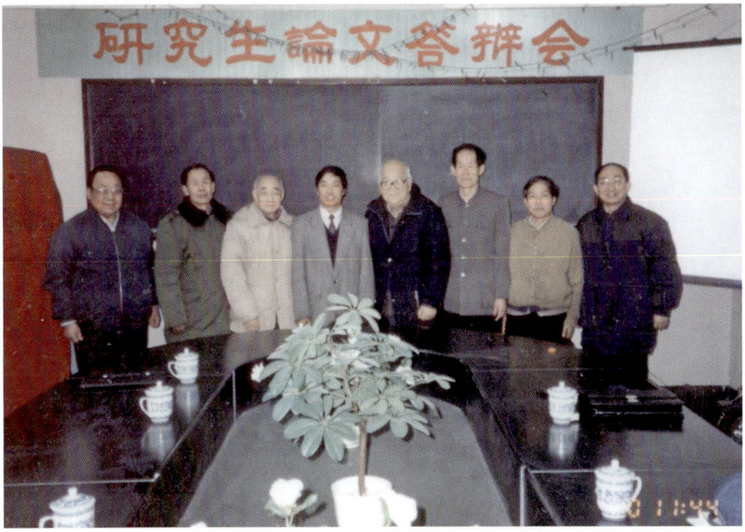

1997 年李保明博士论文答辩会 1

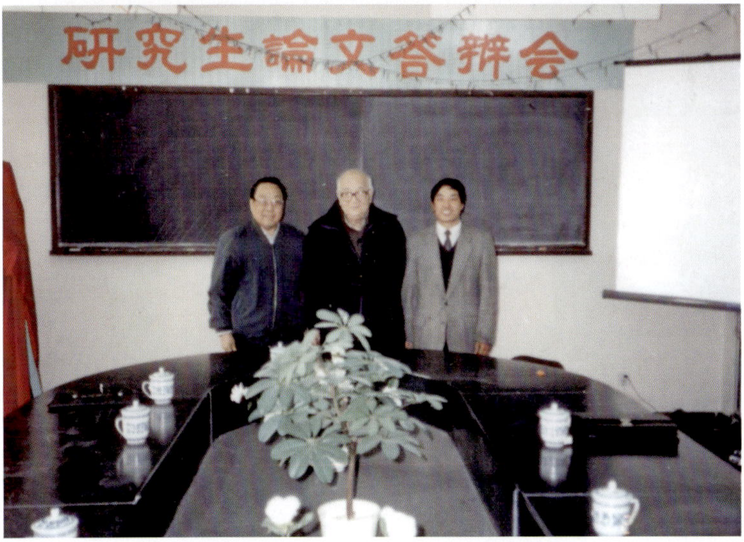

1997 年李保明博士论文答辩会 2

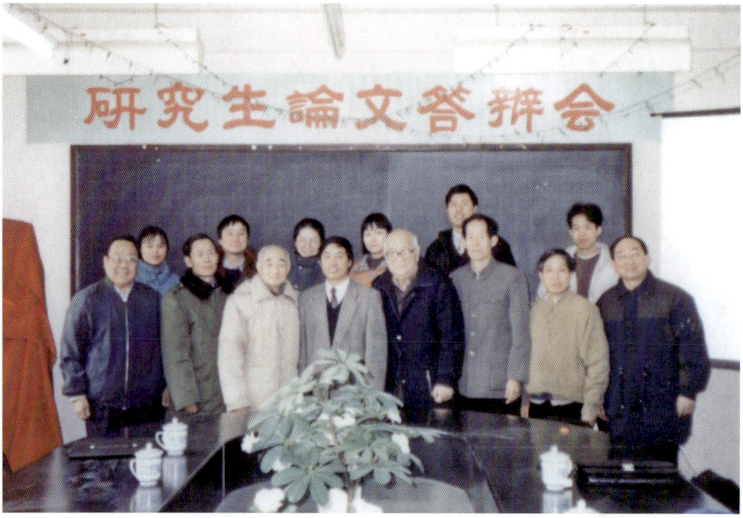

1997 年李保明博士论文答辩会 3

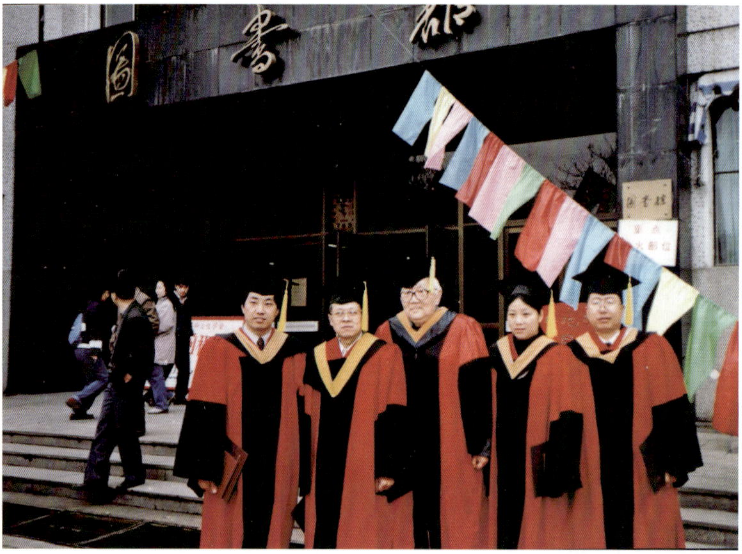

1997 年李保明、马承伟、王红英、孙忠富在学位授予仪式后与导师合影 1

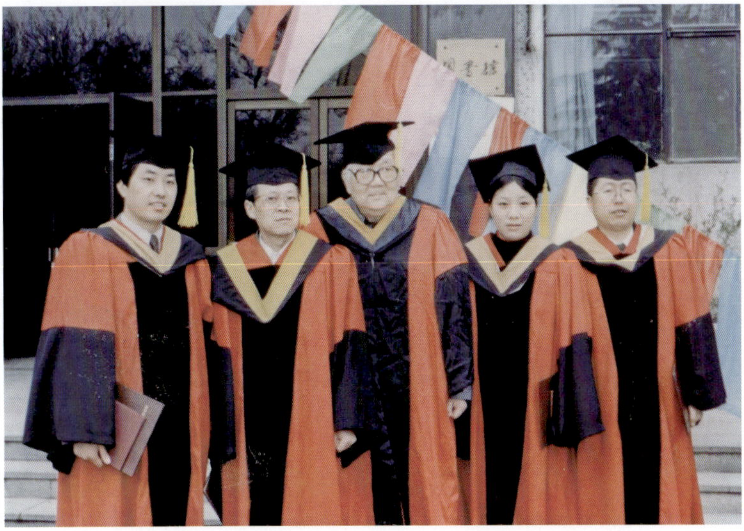

1997 年李保明、马承伟、王红英、孙忠富在学位授予仪式后与导师合影 2

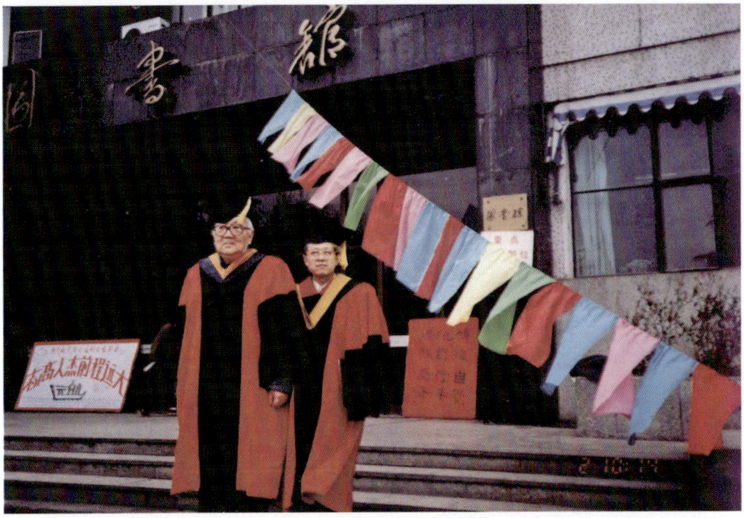

1997 年马承伟在学位授予仪式后与导师合影

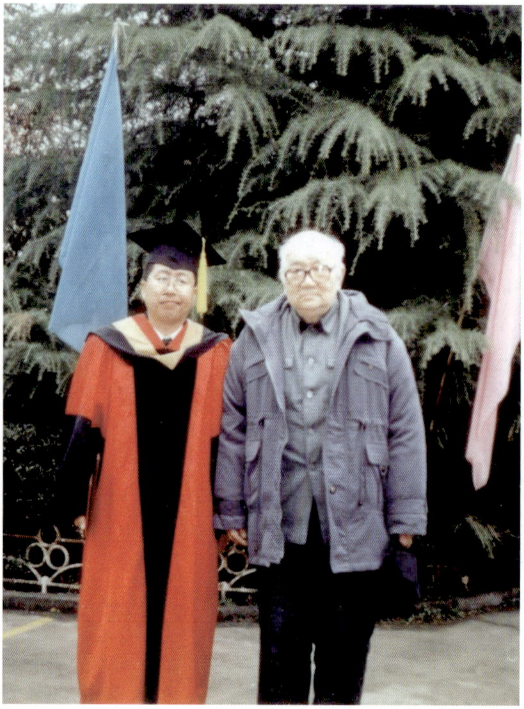

1997 年孙忠富在博士学位授予典礼后与导师合影 1

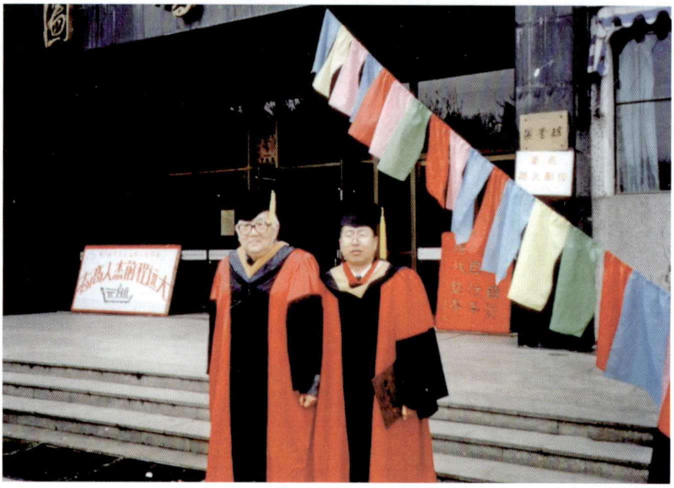

1997 年孙忠富在博士学位授予典礼后与导师合影 2

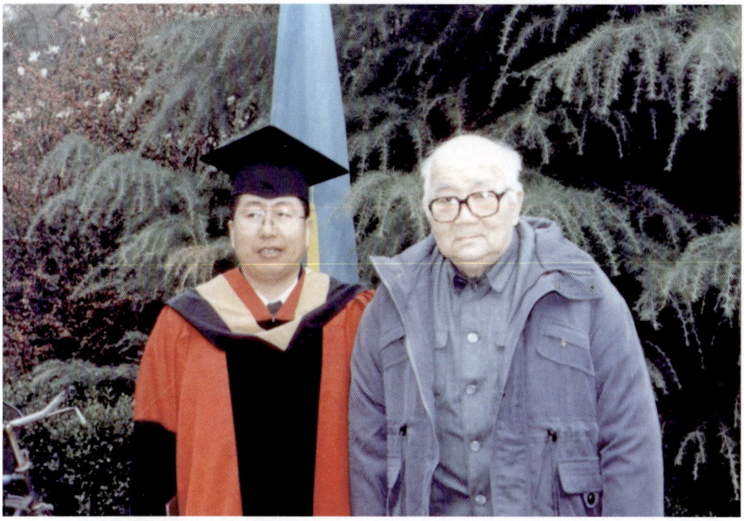

1997 年孙忠富在博士学位授予典礼后与导师合影 3

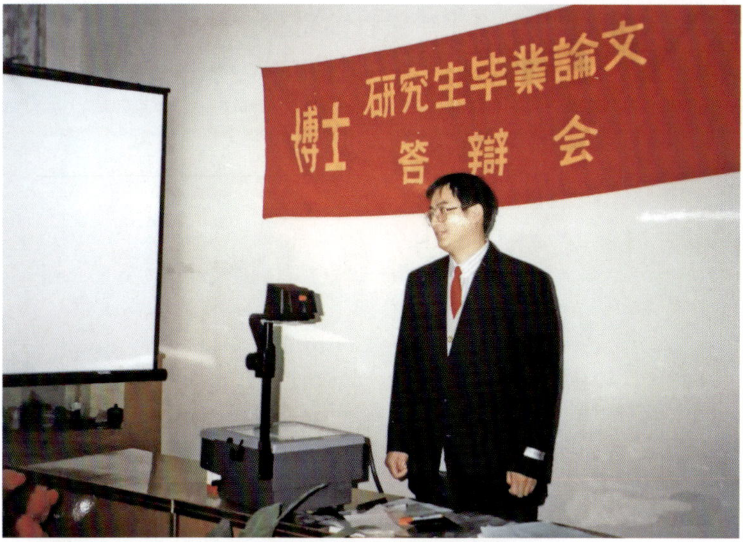

1997 年滕光辉博士论文答辩会 1

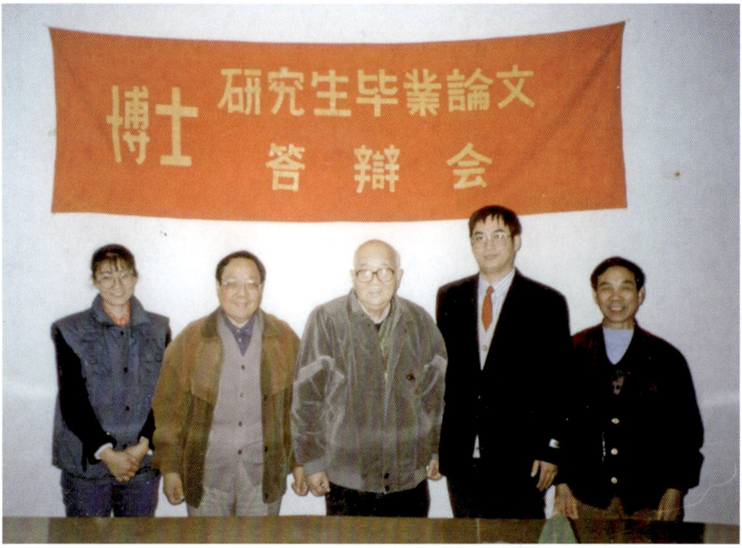

1997 年滕光辉博士论文答辩会 2

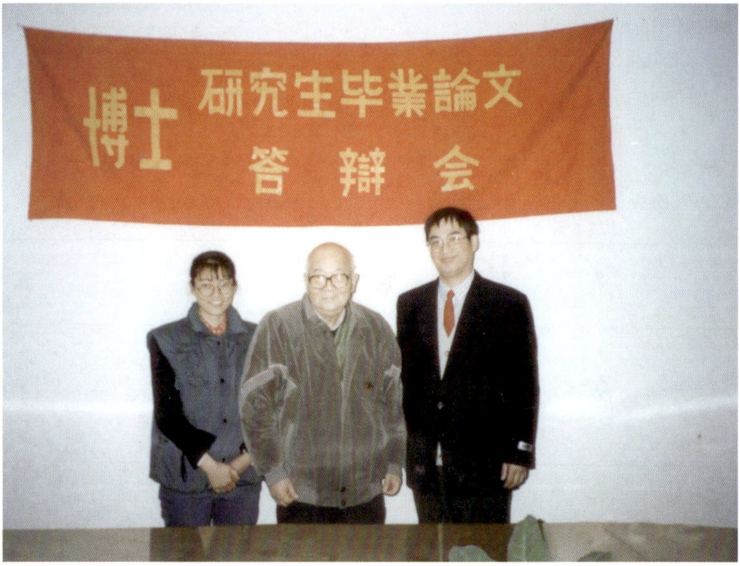

1997 年滕光辉博士论文答辩会 3

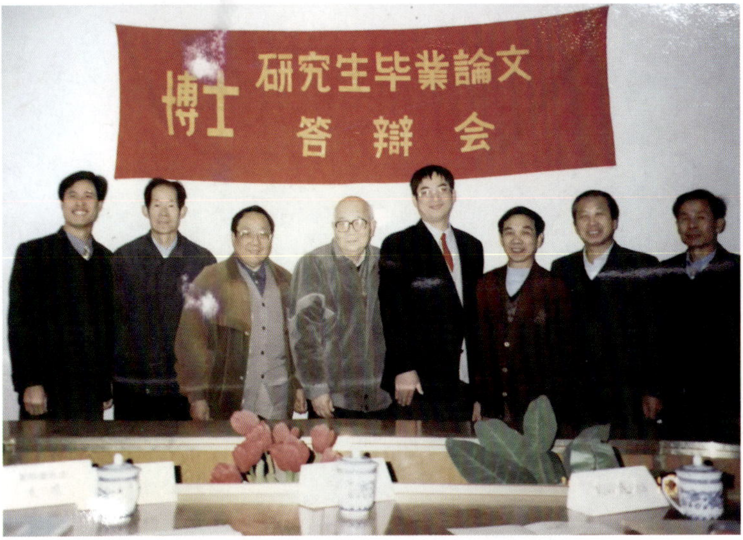

1997 年滕光辉博士论文答辩会 4

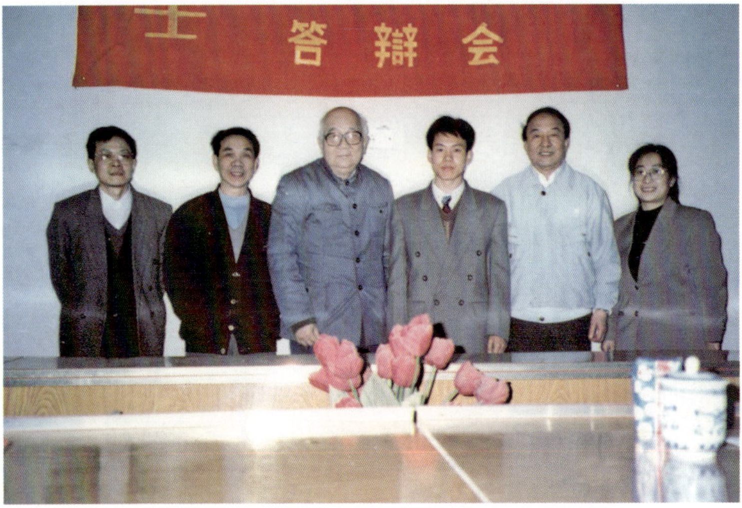

1997 年崔老师主持硕士研究生程勤阳论文答辩会

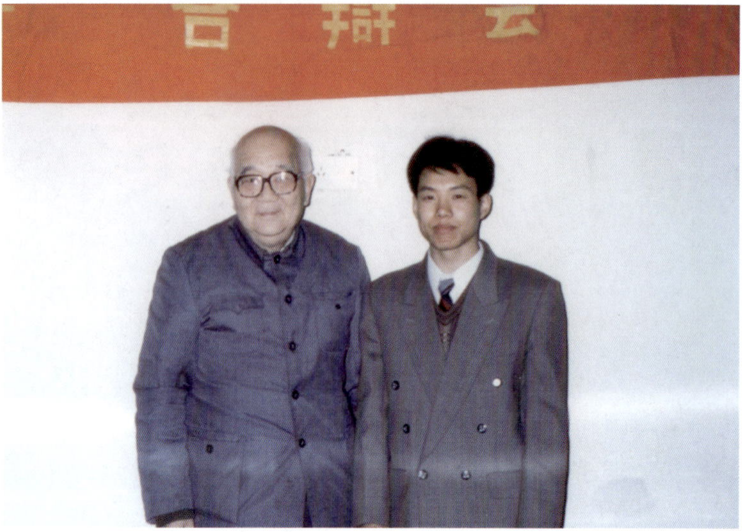

1997 年硕士研究生程勤阳毕业答辩后与崔教授合影

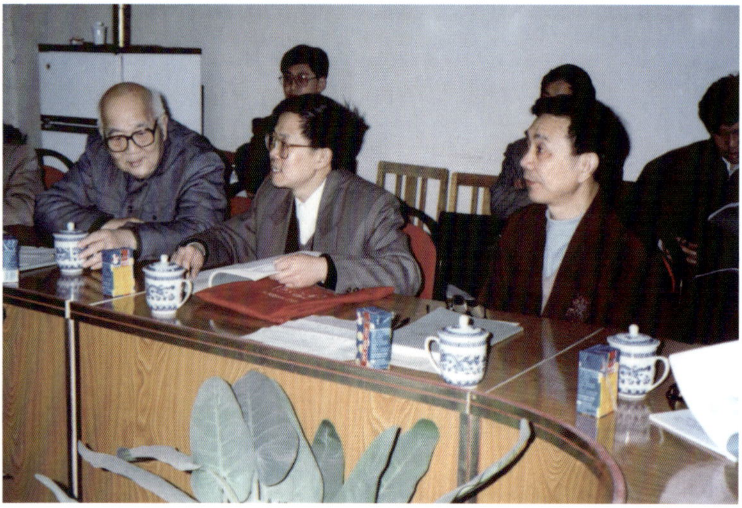

1997 年崔老师主持硕士研究生朴明权论文答辩会

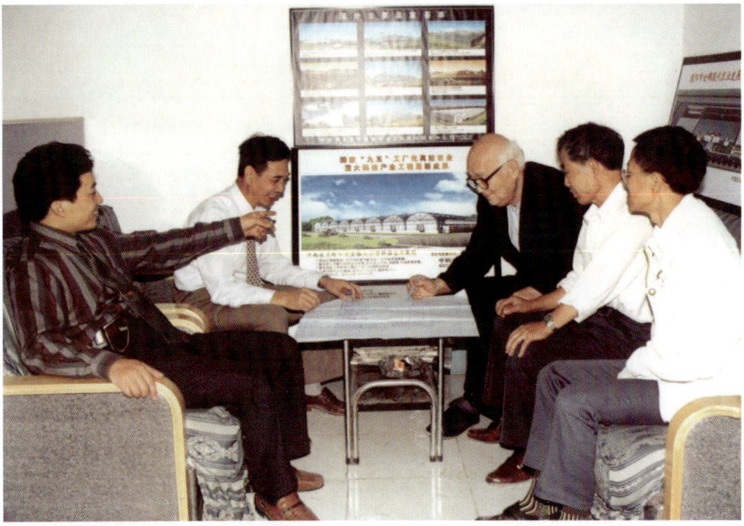

1997 年农业部农业生物环境工程重点实验室会议 1

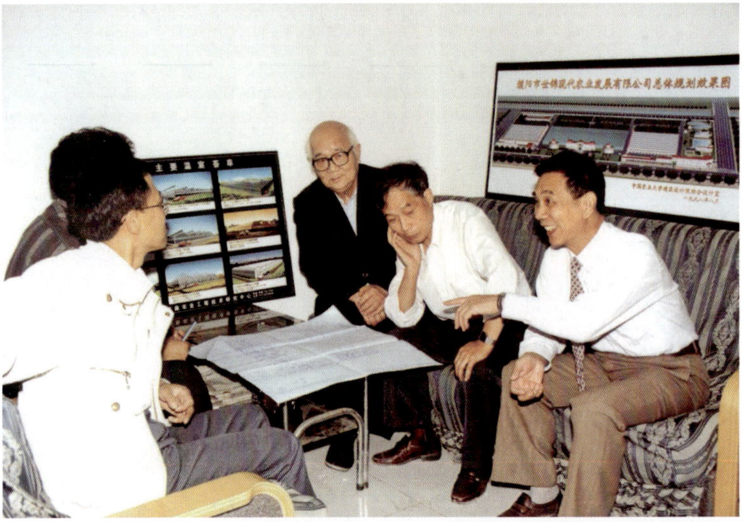

1997 年农业部农业生物环境工程重点实验室会议 2

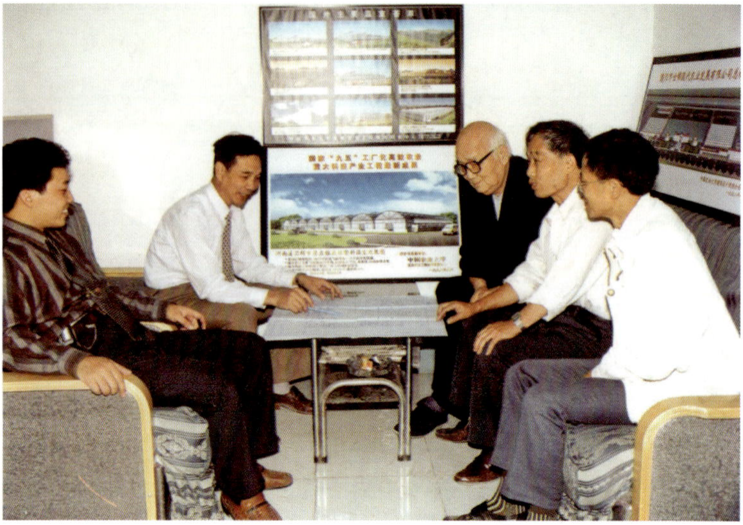

1997 年农业部农业生物环境工程重点实验室会议 3

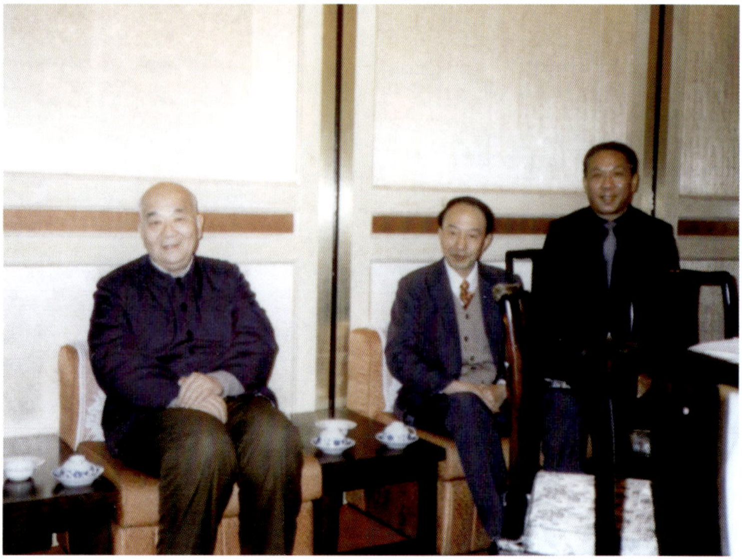

1997 年学术会议期间在休息室中

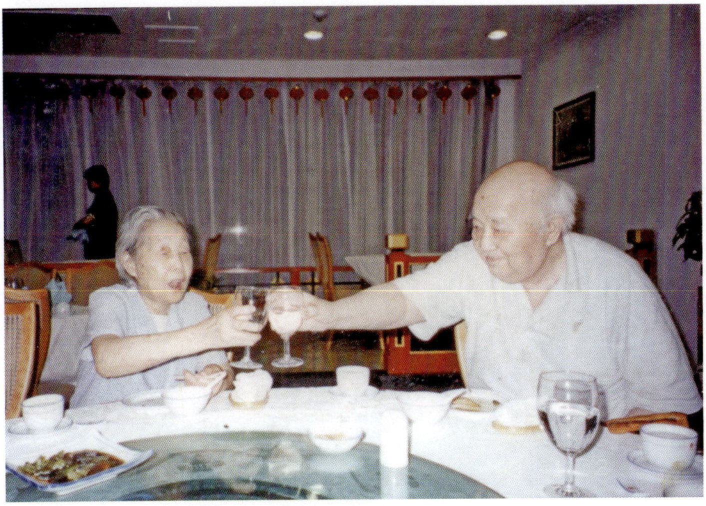

1998 年 1 月 2 日与家人共度新年 1

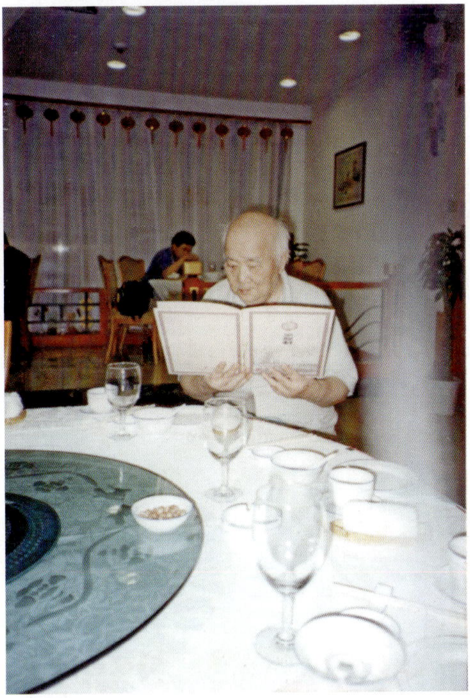

1998 年 1 月 2 日与家人共度新年 2

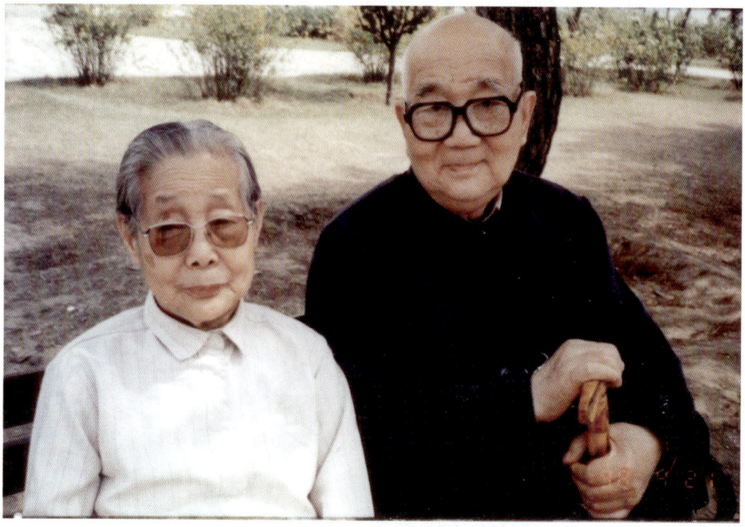

1998 年秋与老伴金婚纪念

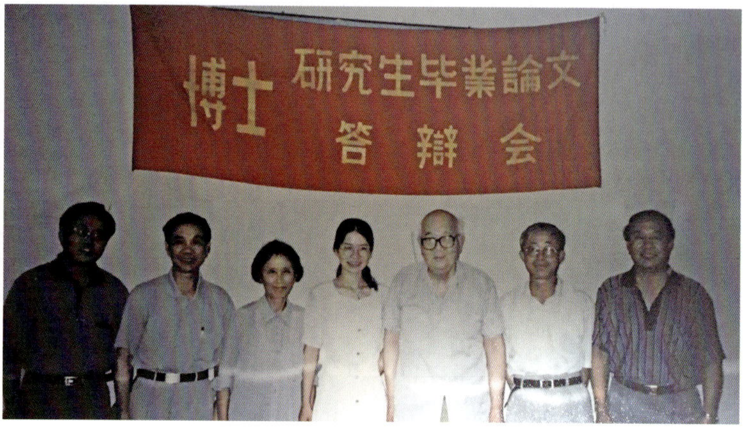

1998 年周新群博士论文答辩后与答辩委员合影

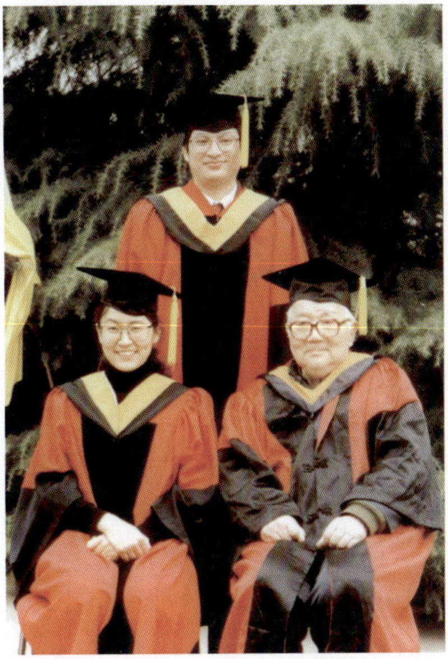

1998 年与获得博士学位的弟子 (韩鲁佳 , 滕光辉) 合影 1

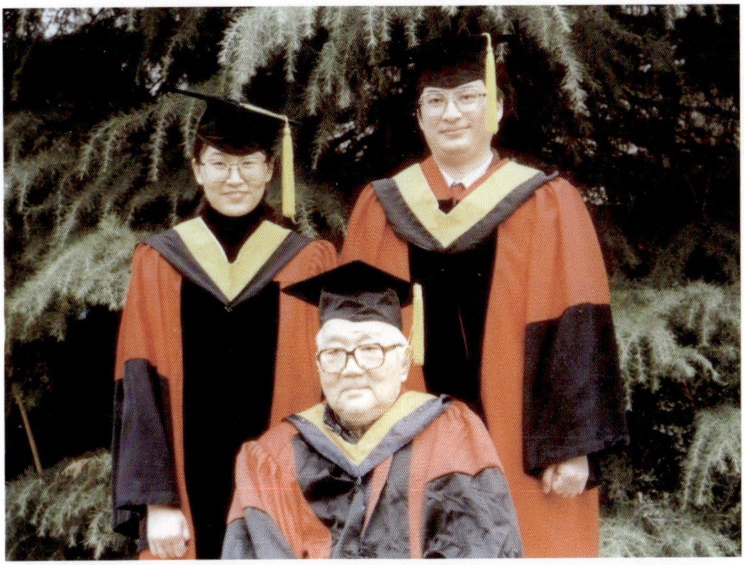

1998 年与获得博士学位的弟子 (韩鲁佳 , 滕光辉) 合影 2

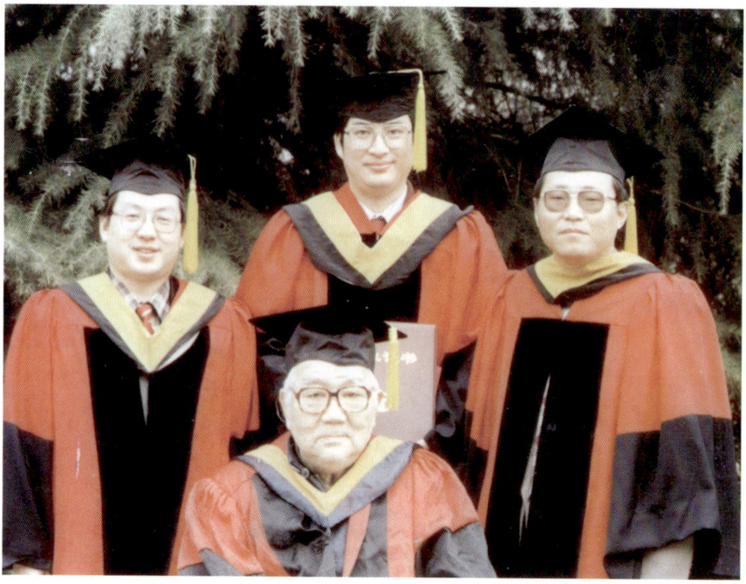

1998 年与获得博士学位的弟子（张天柱，滕光辉，董仁杰）合影

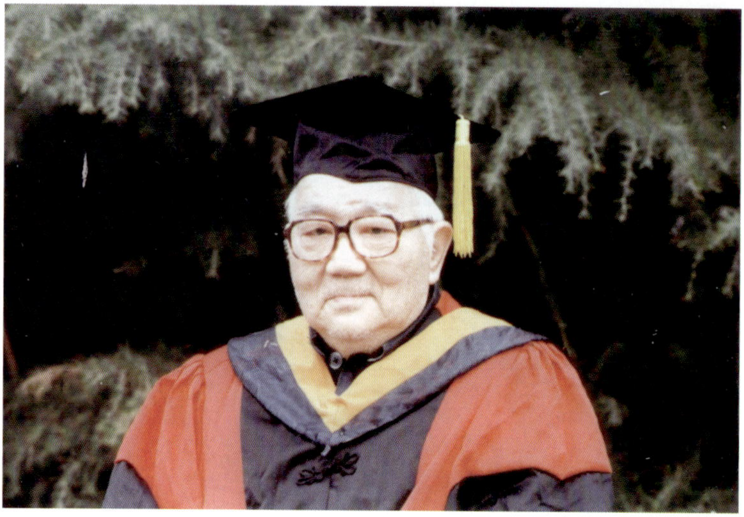

1998 校庆时摄于农大

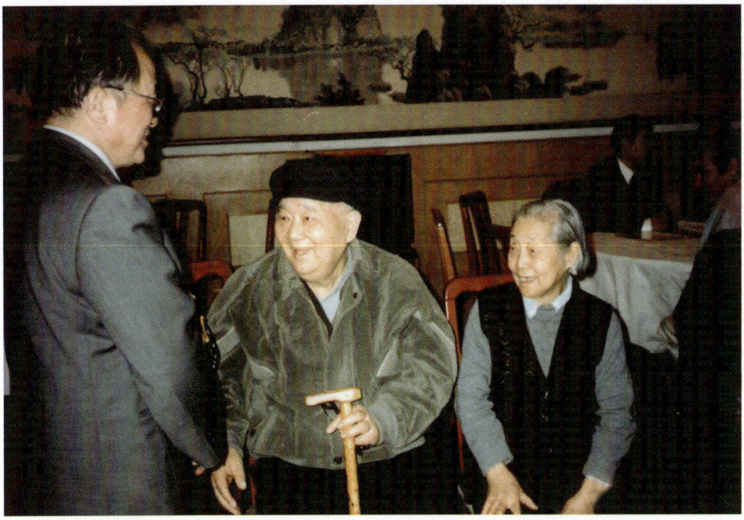

1999 年崔老师携老伴参加国际农业工程学术会议

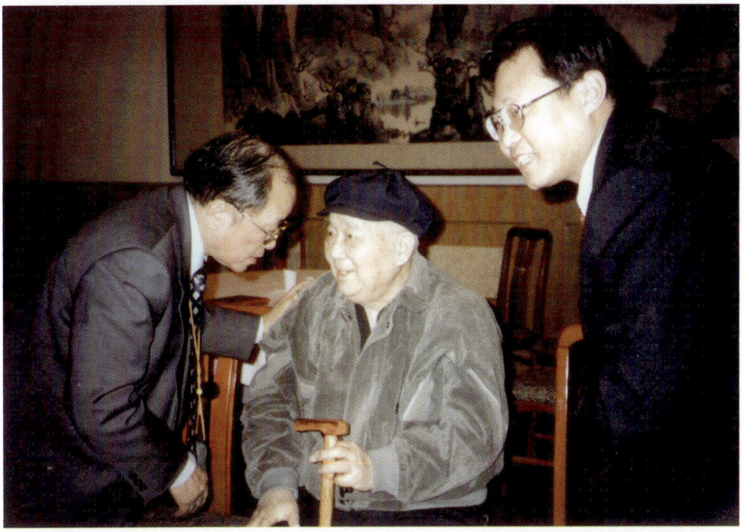

1999 年国际农业工程学术会议中汪懋华教授问候崔先生

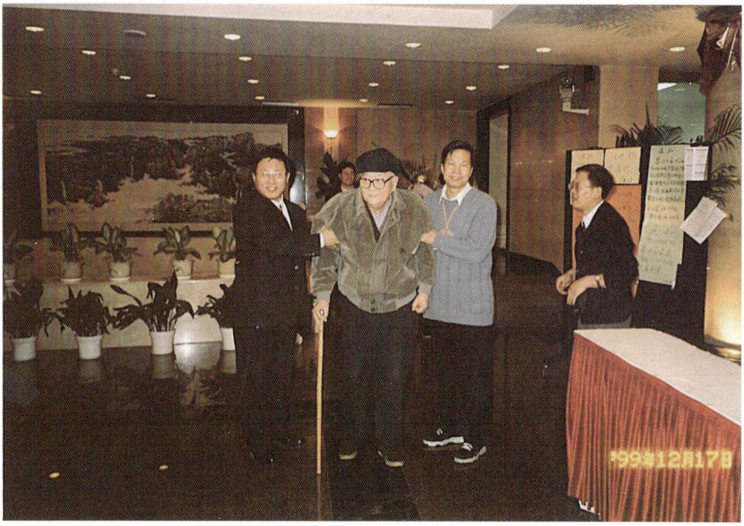

1999 年崔老师参加国际农业工程学术会议 1

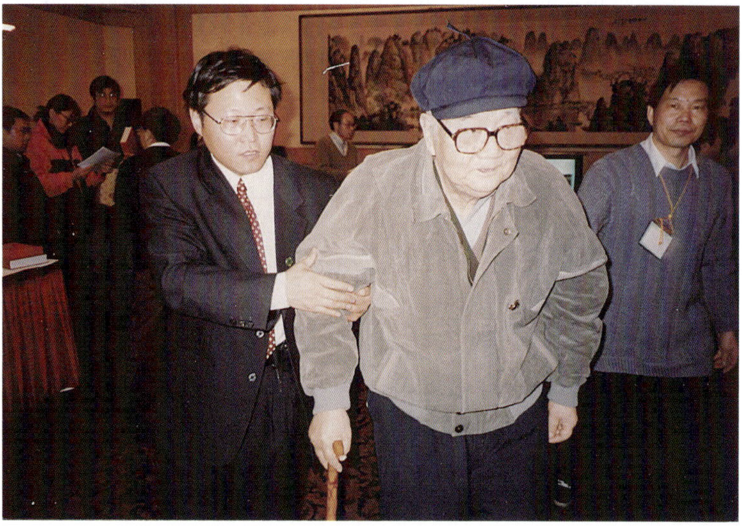

1999 年崔老师参加国际农业工程学术会议 2

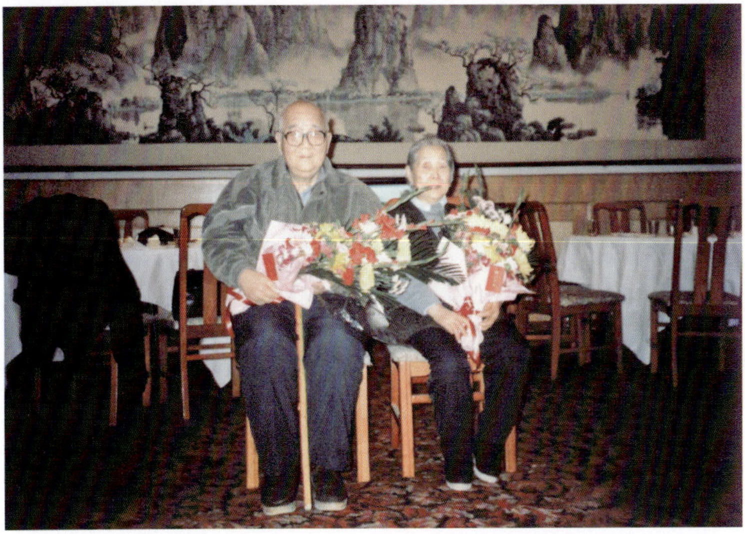

1999 年崔老师携老伴参加国际农业工程学术会议接受给老一辈专家的献花

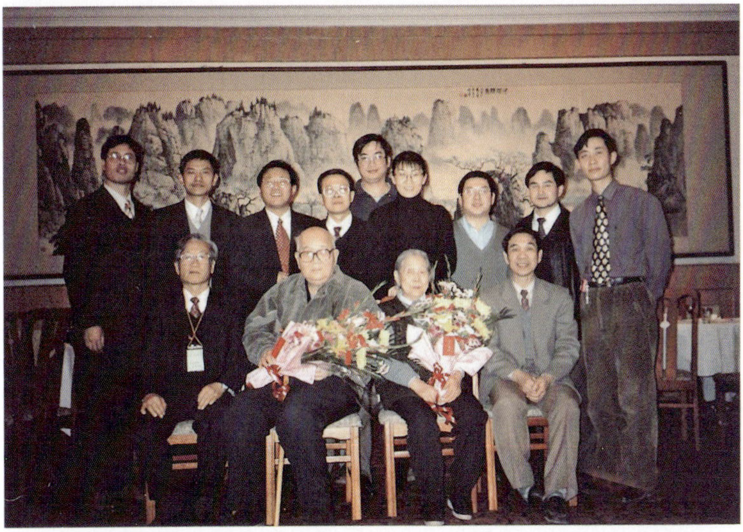

1999 年国际农业工程学术会议后崔老师与弟子们合影

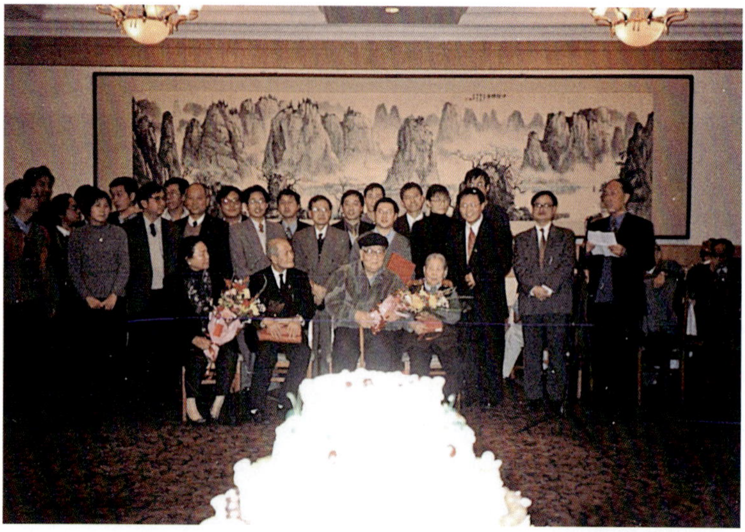

1999 年国际农业工程学术会议后崔引安老师、曾德超老师与中国农大参会人员合影 1

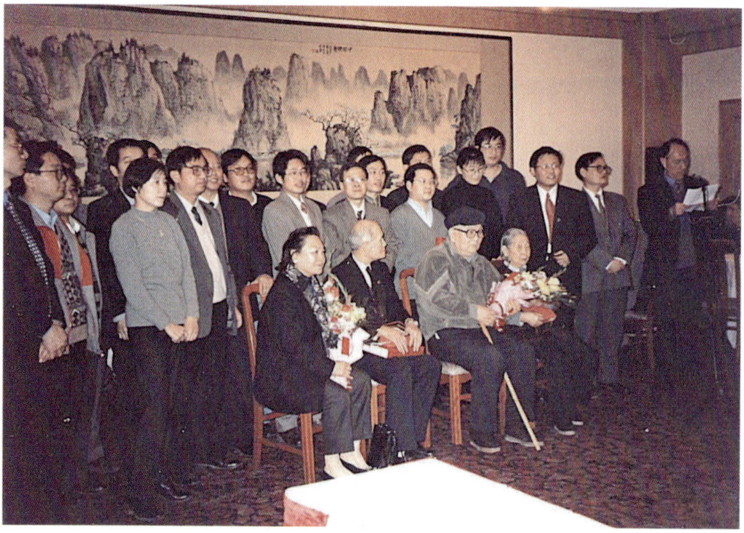

1999 年国际农业工程学术会议后崔引安老师、曾德超老师与中国农大参会人员合影 2

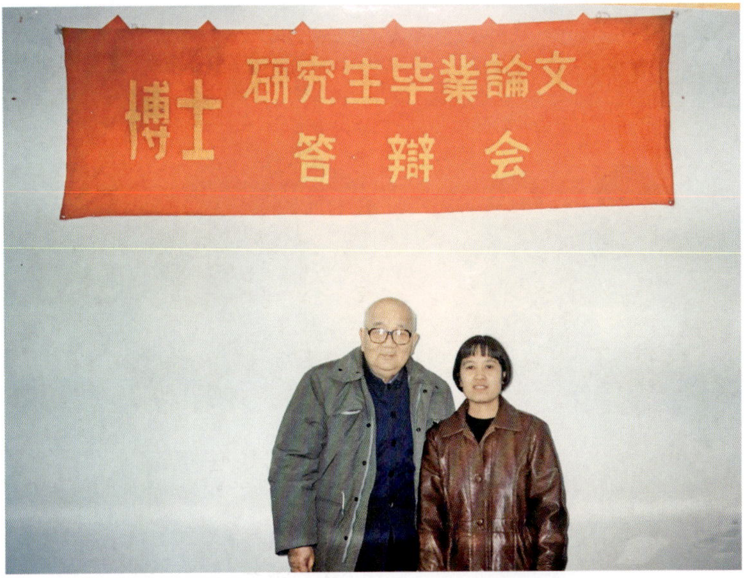

1999 年李秀辰博士毕业时与导师合影

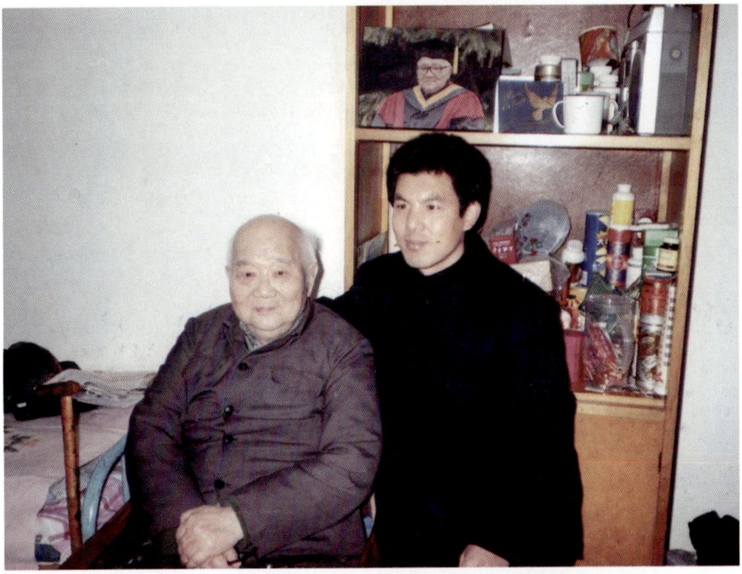

2002 年 12 月胡玉才论文答辩后与崔教授合影

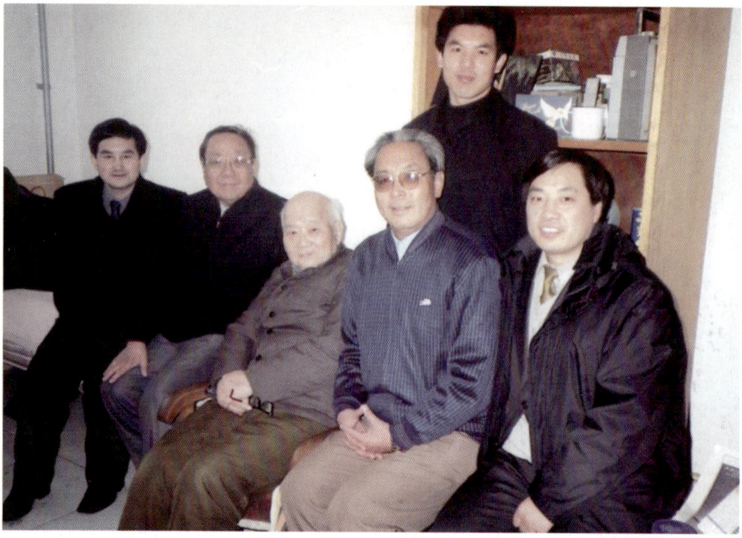

2002 年胡玉才博士论文答辩会后 1

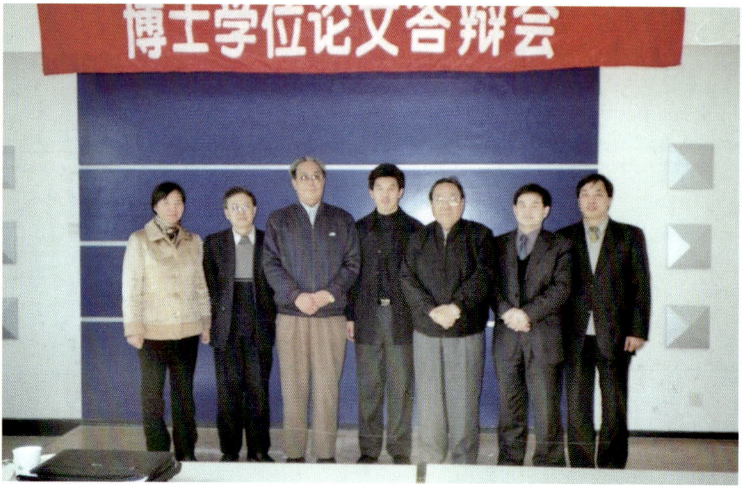

2002 年胡玉才博士论文答辩会后 2

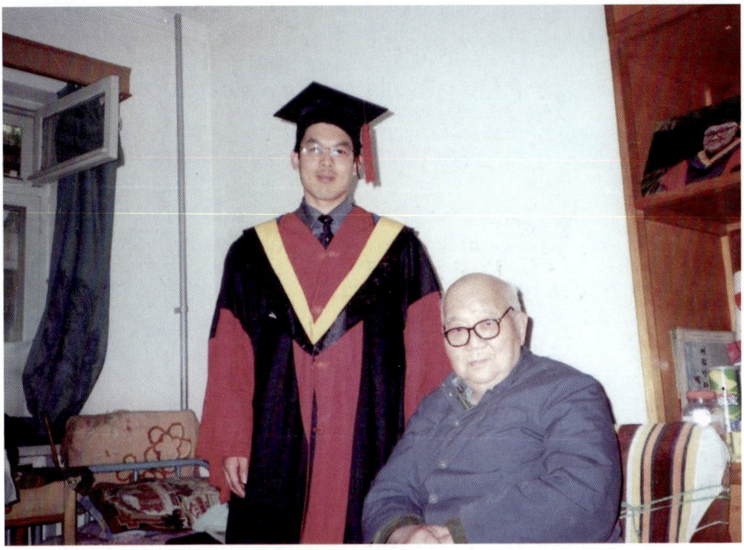

2003 年 4 月研究生毕业典礼后胡玉才与导师在一起 1

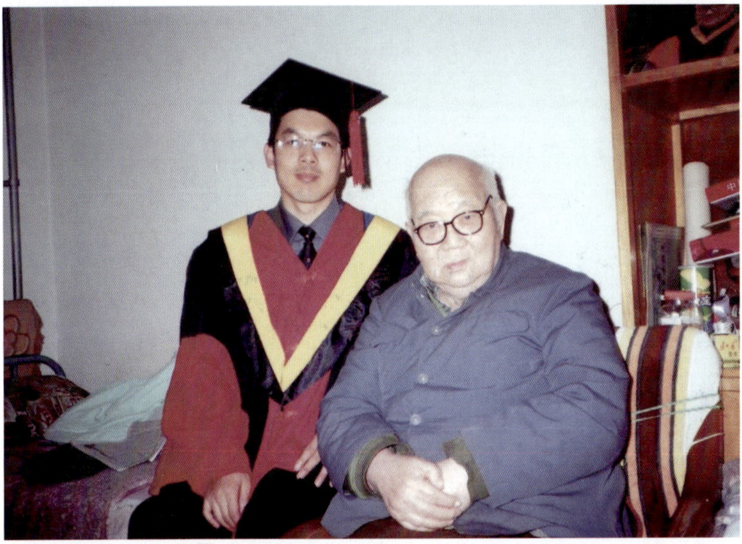

2003 年 4 月研究生毕业典礼后胡玉才与导师在一起 2